『금궤요략』 강해

『金匱要略』講解

金匱要略講解

『금궤요략』 강해

이한영 지음 • 서광진 감수 • 방철호 교정

집문당

저자 소개

이한영(李漢榮)

1978~1984. 경희대학교 한의과대학 졸업

1978~1984. 전남 화순 소재 道南齋에서 晩翠 魏啓道 선생님 문하에서 漢學 수학

현 속초시민한의원 원장

『금궤요략』 강해

『金匱要略』講解

2023년 9월 10일 1판 1쇄

저자 | 이한영(李漢榮)
발행인 | 임동규
발행처 | **(주)집문당**
등록 | 1971. 3. 23. 제2012-000069호
주소 | 03134 서울시 종로구 돈화문로 82, 5층
전화 | +82-1811-7567
이메일 | sale@jipmoon.com
홈페이지 | www.jipmoon.com

ISBN 978-89-303-1954-6 93510

가격 70,000원

(주)집문당 이순신돋움체B (저작권자 아산시, 무료글꼴)

추천사

황우석

경희대학교 한방내과 전문의, 한방내과 박사
제1회 대한한의학회 학술상 우수상 수상
경희대학교 한방내과 외래교수(2008~2021)
現 수원참잘함한방병원 면역·암·대사센터 센터장

이한영 선생님께 추천사를 부탁 받고서는, 부족한 제가 과연 추천사를 쓸 만한 사람인가 고민을 많이 하다가 결국 쓰게 되었습니다. 우선 선생님과의 인연을 간단히 말씀드리겠습니다. 선생님과의 인연은 1991년으로 거슬러 올라가게 됩니다. 1991년 경희대학교 한의과대학에 입학 후 최소한 '전공문맹자'는 면해야 되겠다는 생각에 후배들에게 무상으로 강의해 주시는 선생님에게서 대학 졸업 때까지 주 2회 이상 사서삼경과 한의학 고전을 공부하였습니다. 세월이 흘러 저도 여러 곳에서 강의를 하게 된 입장에서 생각해 보면 새삼 그게 얼마나 대단하고 감사한 인연인지 알게 되었습니다.

최근 기술의 발달로 우리는 다양한 경로를 통해서 지식을 습득할 수 있습니다. 지식의 양과 전파속도의 빠르기는 과거랑 비교할 수 없을 정도입니다. 하지만 한 인간에 대해 잘 안다는 것은 단순히 그 사람의 책과 강의만 가지고는 여전히 알기 힘들고, 그 사람의 삶의 궤적을 장기간 지켜봐야만 어느 정도 알 수 있다고 생각합니다. 즉 함께 지낸 시간, 공간 및 대화를 공유하지 않는 한 온전히 그 사람의 학문적 정수를 알기는 힘들 것입니다. 이러한 관점에서 보면 그래도 30년 이상 옆에서 지켜봐 온 제가 선생님 책에 추천사를 쓸 수 있는 기본적인 자격은 되는 것 같습니다.

제가 선생님의 『금궤요략 강해』를 추천하는 가장 확실한 이유는 책에 나오는 모든 내용에 동의해서라기보다는 선생님의 교습법, 인식론, 인생관에 동의하기 때문입니다.

최근 메타인지(metacognition) 이론이 최고의 학습법으로 인기를 끌면서 유대인들의 학습법인 '하브루타(Havruta)'가 같이 주목을 받고 있습니다. 하브루타(Havruta)는 유대교 경전인 『탈무드』를 공부할 때 주로 사용되는데, 나이와 성별, 계급에 차이를 두지 않고 두 명씩 짝을 지어 공부하며 논쟁을 통해 진리를 찾아가는 방식입니다. 『탈무드』 같은 경전을 공부할 때 선생님이 강의하는 방식이 아니라 하브루타를 통해 열린 결말을 추구했다는 것이 인상적인데, 놀랍게도 선생님이 제자인 저랑 사서삼경 및 한의학 고전을 강의하셨던 방법이 하브루타랑 거의 비슷했습니다. 30년 전에도 제자인 제가 먼저 읽고 해석하면, 저의 생각을 먼저 물어보시고 시비(是非)가 명확한 부분이 아니면 항상 일리가 있다고 말씀해 주셨습니다.

『논어(論語)』「위정(爲政)」편에 나오는 유명한 구절인 "知之爲知之, 不知爲不知, 是知也."(아는 것을 안다고 하고, 모르는 것을 모른다고 하는 것, 이것이 바로 아는 것이다.)을 메타인지 이론에서 많이 인용하고 있습니다. 하지만 현실에서 이것을 실천하고 살기는 아주 힘듭니다. 하지만 지난 30년간 지켜봐온 저는 누구보다 선생님이 이런 부분에서 지행합일(知行合一) 해 오셨기 때문에 선생님의 책을 자신 있게 추천할 수 있는 첫 번째 이유입니다.

우리가 상식이라고 알고 있는 많은 한의학적 이론들마저도 만고불변의 진리가 아닐 수 있습니다. 따라서 새로운 혁신적인 한의학을 이야기할 때는 지금까지 내가 알고 있는 이론이 불변의 진리가 아니라 언제든 비판을 받아들여 고칠 수 있다는 태도를 갖는 것이 중요합니다. 그래야 더 많은 사람들이 신뢰하는 21세기 한의학이 될 것입니다. 선생님은 모든 비판에 열려있고, 다른 증거가 제시되면 지금까지의 주장을 고칠 수 있는 열린 과학적 태도를 가진 분이기 때문에 선생님의 책을 자신 있게 추천할 수 있는 두 번째 이유입니다.

선생님의 『금궤요략 강해』의 한 조문에 나오는 선생님의 견해입니다.

"條文一例에 各有一法하니
是非一朝可得之理오
今日格一物하고

異日又格一物하야
經驗積年이라야 可得其法이라"

"조문의 한 가지 例에는 각각 하나의 법이 있는데
이것은 어느 날 하루에 얻을 수 있는 이치가 아니라
오늘은 이 조문의 예를 이해하고
훗날 또 따른 조문의 예를 파악하여
오랜 경험이 누적되어야만 그 방법을 얻을 수 있다."

선생님이 보내주신 원고를 읽으면서 어떤 부분은 '이렇게 과감하게 당신의 견해를 밝히면 많은 사람들에게 공격 받을 텐데...' 걱정되기도 하고, 어떤 부분은 '나도 속마음으로는 이 조문은 삭제하고 싶었는데 속 시원하게 날리시는구나' 하고 용기에 감탄하기도 했습니다. 하지만 위의 글을 읽고 나서, '지난 세월 선생님을 알아 왔다고 해도 세월이 흐르면서 선생님의 인식론이 바뀌지 않았을까' 걱정했는데 기우였음을 알았습니다.

제자가 스승에게 배워야 할 것은 단순한 지식이 아니라, 새로운 시대를 보는 안목과 변화를 두려워하지 않는 마인드셋(Mindset)일 것이라고 생각합니다. 마인드셋은 자신의 능력과 지능이 고정되어 있다고 믿는 고정 마인드셋(fixed mindset)과 개발이 가능하다고 믿는 성장 마인드셋(growth mindset)으로 나눌 수 있습니다. 한의계에 뛰어난 후배님들이 많은데, 선생님 책을 통해서 성장 마인드셋(growth mindset)을 확인하는 계기가 되길 바라면서 마지막으로 선생님의 책을 추천합니다.

끝으로 선생님께 제대로 배운 제자라면 앞으로 나아가기 위해서는 기존의 틀을 부숴야 한다는 것도 알고 있고, 부숴야 할 틀 중에는 선생님의 가르침도 포함되어 있다는 것도 알고 있지만, 노력이 부족해서 청출어람(青出於藍)하지 못해서 늘 죄송한 마음으로 추천사를 마무리합니다.

2023년 8월

제자 황우석

머리글

예로부터 『상한론』은 傷寒(상한)을
『금궤요략』은 雜病(잡병)을 치료하는
중경의 글로 기정사실화해 왔다.
淸代(청대) 柯琴(가금)은 "육경변증론은
전적으로 상한만을 위해 입안된 것이 아니며,
금궤요략은 중경의 글이 아니라고 했다".

이러한 가금의 주장은 한의학 역사에서
새로운 지평을 연 의안으로 찬사를 받았지만
육경변증론이 후인(왕숙화로 추정)에 의해서
편제된 것임을 의심하지 않았고
심지어 內經(내경)에 경도되어 經絡說(경락설)과 臟腑論(장부론)을
인용한 해석은 증후의 개념을 종종 난해하게 만들었다.

『의종금감』을 편집한 吳謙(오겸)에 따르면
"금궤요략의 문장은 뜻이 예스럽고 오묘하나
빠진 문장이 또한 적지 않고 계승 중에 訛傳(와전)되어
자못 의심되는 뜻이 많아 읽기 어렵다고 하였다."
그러나 이 견해 또한 잘못된 평이다.

금궤요략을 읽기 어려운 이유는

뜻의 오묘함과 문자의 闕略(궐략) 때문이 아니다.

그 오묘함이란 학설의 깊이에서 온 것이 아니라

五行論(오행론)의 모호한 표현으로 빚어진 허구와

사실보다 과장된 신비주의를 오묘함으로 잘못 인식한 것이다.

진정한 오묘란

病勢(병세)에 따라 나타나는 일련의 증상들을 근거로

病源(병원)을 파악하고 處方(처방)을 정하는 데 있다.

이 일련의 의안은 옛날에도 경험되고

오늘에도 재현되며

미래에도 신뢰할 수 있는 명명백백한 것이다.

초기 고전이 전수과정 중에 와전, 궐략되어

문의가 난해한 부분이 많지만

현상의 본질을 이해한 그 대의는

이런 지엽적인 문제에 의해 결코 가려지지 않는다.

중경 이전 古醫(고의)들의 관점에서

인체 현상의 본질은 水(수)이다!

水에 대한 올바른 인식 없이 한의학의 원형을

이해하기 어려우며

水-火-氣의 상관성을 이해하기란 더욱 요원하다.

지구의 70%는 물이며 인체의 성분 70%를
차지하고 있는 것도 물이다.
이 관점에서 보면
생리, 병리현상이 물에서 시작하여
물에서 끝난다고 해도 지나치지 않다.
古醫(고의)들이 병증의 시작을 물에서 찾았고
治病(치병)을 물에서 시작한 것은 결코 우연이 아니다.
이 현상이 옛날과 현재 변하지 않았다면
그 醫案(의안)은 여전히 유용한 가치를 지닌다.

다만 현상과 그 현상을 설명하는
언어와 문자 사이에는
극복하기 어려운 간격이 있다.
즉 그 현상에 대한 표기에는
일정부분 왜곡이 따르기 마련이다.
그렇다고 언어와 문자를 통하지 않고
달리 현상을 설명하거나 이해할 수 없다.

우리는 현상을 보지 않고
그 현상에 대한 표기를 통하여
현상을 보는 데 익숙해져 있다.
그 표기는 과연 올바른 것인가?
신뢰할 수 있는가?

이 문제는 과학이 발전한 시대에서도
여전히 해결하기 어려운데
하물며 수백, 수천 년 전의 글을 통하여
현상을 보는 것은 어떠하겠는가!

누구나 글을 쓸 수 있다.
어느 시대에서나 글은 있었다.
그러나 모든 글이 글은 아니다.
그렇다면 누가 글을 쓸 수 있는가?
어떤 글이 신뢰를 주는가?
"현상의 본질을 통찰한 사람은
쉽고 간결하게 쓸 수 있다"고 한다.
한의학 역사에서 여기에 해당하는 것은
상한론과 금궤요략의 일부이다.

서지학의 관점에서
이 책이 누구의 글이며,
어떠한 전수 과정을 거쳤으며,
누구에 의해 편집, 교정되었고,
현존하는 판본이 마침내 누가 출판한 것이며,
그 판본의 종류를 파악하는 것이 분명히 중요한 것이나
무엇보다 이 책의 내용과 그 효용성의 가치를
입증하는 것이 더 중요한 일이다.

한 철학자의 말처럼

“표현할 수 있는 것은 간결하게

표현할 수 없는 것은 침묵을~”

경험되는 현상은 표현할 수 있다.

不可知論(불가지론)은 표현할 수 없다.

표현할 수 없는 것을 억지로 표현하면

신비주의를 조장하면서 혼란을 초래할 뿐이다.

『중경서독법강해』『중경서조문강해』에 이어

『금궤요략강해』에 바로 현상과 해석이라는 고민을 담았다.

2023년 8월 이한영

목차

『금궤요략』 강해 범례

1 - 예로부터 금궤요략을 중경의 잡병론이라고 규정한 것에 대해 반대하는 관점에서 '금궤요략 강해'를 기술했다.

1 - 금궤요략 조문은 네이버 블로그에서 검색하여 底本으로 삼았지만 의종금감의 순서를 따라 조문1편의 1조(人稟五常)와 2조(上工治未病)로 정했다.

1 - 1조와 2조의 내용상 금궤요략의 서문에 해당하는 듯한 人稟五常으로 시작한 글을 1조로 보는 것이 맞다고 생각한다.

1 - 판본에 따라 편제의 일부 순서와, 조문의 글자가 간혹 다르지만 다른 판본과 비교하여 순서와 글자의 同異與否를 일일이 확인하지 않았다.

1 - 여러 판본이 있지만 『금궤요략』의 대의를 이해하는 데 큰 차이가 없어 편집에 의한 순서를 중요하게 생각하지 않았다.

1 - 조문의 譯은 '한의학연구원'에서 발간한 내용과 '금궤요략강화'을 참고하여 누구나 알 수 있는 기본적인 용어와 관용적인 어휘는 편의상 그대로 인용하고 대의는 병세의 관점에서 자의적으로 해석했다.

1 - 조문의 현토는 병세의 관점에서 병증의 흐름을 일목요연하게 파악할 수 있도록 했지만 읽는 사람의 관점에 따라 다를 수 있다.

1 - 한문을 쉽게 읽을 수 있도록 현토한 것이니 가급적 한문을 먼저 읽고 이해가 잘 안 되는 부분은 해석을 참고하는 것이 좋다.

1 - 病症인 경우 症으로 통용하고 證據라는 개념에서만 證이라고 표기했지만 혼용하여 사용한 경우도 있으므로 특별히 구별하지 않았다.

1 - 증상은 개별적 현상이나 증후라는 구조적 관점에서 보면 이 개별적인 증상은 일련의 상관성에서 이해했다.

1 - 譯이나 解에서 일반적인 관용어는 脚註로 달리 표현하지 않았지만 의미가 있는 부분은 각주에서 그 출처를 모두 밝혔다.

1 - 조문 가운데 病因, 病理, 病名으로 보이는 주관적 명분보다 病症이라는 객관적 사실을 근거로 病位 病性 病毒 病勢 病情 病機를 파악한 見病知源의 의안을 따랐다.

1 - 조문에서 증상 이외의 개념은 후인들의 주해문자(僭補 竄入 僞托)로 인지한 가운데 寒水留飮 痰飮 등 水氣變調의 1차 가설은 그 효용과 증명이 가능하기 때문에 취하고 그 외 과장된 개념은 취하지 않았다.

1 - 맥상에서 趺陽脈, 少陰脈에 연계한 장부개념과 衛氣營血, 五行配屬에 의한 황제내경의 방법론은 취하지 않았다.

1 - 조문 가운데 증상이 미비하나 처방이 갖추어진 경우 『皇漢醫學』에서 언급한 여러 주해가의 견해와 다른 조문에서 인용하여 보완한 증상의 출처를 각주에서 일일이 표기하지 않았다.

1 - 『傷寒全生集』에서 인용한 글 가운데 그 출처를 정확하게 밝히지 않고 단순이 인용했다고 표기한 부분도 있다.

1 - 寸關尺을 지나치게 구분하여 해설한 조문은 正文으로 인식하지 않았고 하나의 병증을 하나의 맥상으로 규정하거나 하나의 맥상으로 하나의 병증을 규정한 조문도 상황에 따라 취사선택했다.

1 - 가급적 증상을 근거하고 지나치게 확장된 병리적인 개념은 취하지 않았다.

1 - 『仲景書讀法講解』에서 빠진 본초 해설은 吉益東洞의 『藥徵』과 淺田宗伯의 『古方藥義』를 참고하고 일부는 웹에서 인용했다.

1 - 약물의 분량은 원문 그대로 인용하였다. 현대적인 분량으로 환산한 대총경절의 『상한론해설』 중에 약물의 분량을 참고하기 바라며, 수치법과 복용법은 생략했다.

1 - 조문에서 언급한 증상은 시대에 따라 그 해석과 병명이 얼마든지 다를 수 있지만 여기서는 조문 내용을 따른다.

1 - 한문을 위주로 대역하기 위해 기본적인 문장 단락 배열을 따르지 않고 한글 해석을 임의적으로 배치했다.

1 - 전해오는 본문 가운데 雜療方第二十三, 禽獸魚蟲禁忌幷治第二十四, 果實菜穀禁忌 幷治第二十五는 생략했다.

1. 臟腑經絡先後病脈證第一

1-1. 夫人稟[1]五常[2]하야 **因風氣而生長**하니

風氣 雖能生萬物호대 **亦能害萬物**이 **如水能浮舟**나 **亦能覆舟**라

若五臟元眞이 **通暢**하면 **人卽安和**로대 **客氣邪風**이 **中人**하면 **多死**라

千般疢難도 **不越三條**하니

一者 經絡受邪하야 **入臟腑**면 **爲內所因也**오

二者 四肢九竅의 **血脈相傳**에 **壅塞不通**하면 **爲外皮膚所中也**오

三者 房室, 金刃, 蟲獸所傷이라 **以此詳之**컨대 **病由都盡**이라

若人能養愼하야 **不令邪風**으로 **干忤經絡**하고

適中經絡이라도 **未流傳臟腑**하야 **旣醫治之**라

---

1) 稟 : 『淮南子 · 原道訓』 稟授無形 (무형에서 稟受한다.) 즉 사람의 기질과 성향은 하늘에서 부여받는다는 것으로 稟과 授는 같은 뜻이다. 稟賦라는 글자는 훗날 性理學의 氣質論 형성에 영향을 주었음을 朱子의 『大學』 서문 ~其氣質之稟 或不能齊 (~타고난 기질이 사람마다 간혹 한결같지 않다.)에 보인다. 또한 이제마의 體質論은 주자의 영향을 받았다는 의미에서 보면 稟字는 중요한 개념을 담고 있는 글자이다.

2) 五常 : 五行은 『尙書 · 洪範』에 처음 보이지만 陰陽과 五行說은 戰國時代에 유행하기 시작하여 이후 중국 철학사에서 중요한 개념인 陰陽五行說로 자리 잡았다. 다만 五常이라는 용어는 孟子의 四端(仁義禮智)설에 漢의 董仲舒가 四端에 信을 더해 역사적으로 새롭게 부각되었다. 『금궤요략』에서 언급한 五常은 五行의 木→火→土→金→水라는 순환관계가 아니라 木, 火, 土, 金, 水의 개별적 개념을 뜻한다. 즉 타고난 氣質性品에 따라 木人, 火人, 土人, 金人, 水人이나 太陽人, 少陽人, 太陰人, 少陰人으로 이것이 개별적 개념의 구분이다. 본문에서 五行이라고 표기하지 않고 굳이 五常으로 표기 한 것으로 보아 董仲舒가 고안한 용어를 차용한 것으로 보인다.

譯 : 인간은 하늘로부터 五常을 부여받고 風氣에 따라 나고 자란다.

풍기는 비록 만물을 생하게 할 수 있지만, 또한 만물을 해칠 수도 있는 것이 마치 물이 배를 띄우기도 하면서 배를 엎어버리는 것과 같다.

만약 오장의 眞氣가 통하면 사람이 건강하지만, 邪氣와 邪風이 침범하여 심한 경우에는 죽는 사람이 많다.

온갖 질병의 원인도 결국 세 종류를 벗어나지 못하는데

첫째는 經絡이 사기를 받아 장부로 들어가 內因이 되는 것이오,

둘째는 四肢九竅의 血脈이 서로 전하는데 막히어 통하지 않으면 외부의 피부로 침범하여 外因이 되는 것이며,

셋째는 지나친 성관계로 발생한 房室과, 쇠붙이에 의한 사고 즉 전쟁에서 부상한 金刃, 벌레에 감염되거나 짐승에 물려 손상되는 것이다.

이것을 기준으로 자세히 살피면 병의 유래를 모두 알 수 있다.

만약 사람이 精氣를 기르고 삼가 지키면 邪風이 경락을 침범하지 못하며, 경락에 적중하였더라도 장부에 전하기 전에 바로 치료해야 한다.

四肢가 **纔**[3]**覺重滯**하면 **卽導引, 吐納, 鍼灸, 膏摩**하야

勿令九竅閉塞하고 **更能無犯王法**[4]하며 **禽獸災傷**하고

房室을 **勿令竭乏**하고 **服食**을 **節其冷, 熱, 苦, 酸, 辛, 甘**하야

不遣形體有衰하면 **病則無由入其腠理**라

腠者는 **是三焦通會元眞之處**니 **爲血氣所注**오

理者는 **是皮膚臟腑之文理也**라

解 : 人稟五常者는 宋儒所謂 "得五行之秀者 爲人"[5]者也라

但人稟之於天也에 其本然之性[6]은 人人雖同하나

然其氣質之性[7]은 不同할세 故未嘗不五常偏在하야 而體質不齊라

---

3) 纔 : 纔字는 '조금이라도 ~하게 되면 반드시 ~하게 된다.'이다. 그러므로 뒷 문장에서는 반드시 卽이나 則字로 연결한다.

4) 王法 : 고대사회부터 국가질서를 위해 각종 법이 제정되었을 뿐만 아니라 入山, 釣魚, 採取, 伐木시기가 법으로 규정되어 있었고 이것을 위반할 경우 다양한 신체적 형벌을 행했다.

5) 『論語 · 雍也』 集註 程子曰 ~天地儲精 得五行之秀者 爲人 (정자가 말하기를 ~천지가 정기를 쌓아 오행의 빼어난 기운을 얻은 것이 곧 사람이다.)

6) 本然之性 : 道義之性, 天命之性이라고도 한다. 孟子 이후로 性善說과 性惡說, 性善惡混淪說이 나오면서 논란이 분분하였다. 송대에 이르러 張載와 程頤가 인물의 性을 둘로 나누어서 하나는 本然의 性이라 하고 다른 하나는 氣質의 性이라 하였지만 性은 본래 하나이지 둘이 아니다. 즉 氣質之性 가운데 本然之性이 있는 것이지 氣質之性 밖에 별도로 本然之性이 있는 것이 아니다. 다만 성선설은 본연지성의 관점에서 말한 것이라면 성악설과 성선악혼륜설 등은 기질지성의 관점에서 말한 것이다.

7) 氣質之性 : 송대 유학자들은 맹자의 性善說을 정통으로 보고 이 설을 계승하였지만 인간이 실제 생활에서 惡한 면모도 있기 때문에 이를 보완하기 위해 하늘로부터 부여받은 본연지성인 理는 純善이지만 氣質의 영향을 받아 善惡이 혼재한 기질지성을 氣라고 하였다. 즉 본연지성은 누구나 같지만 기질지성은 사람에 따라 五常의 편차가 있다. 장횡거에 따르면 '군자는 기질지성을 본연지성이라고 말하지 않는다.'고 하였고 정자는 '理를 논하고 氣를 논하지 않은 것은 不備며, 氣를 논하면서 理를 논하지 않는 것은 不明이니 두 경우 모두 옳지 않다.'고 하였다.

사지가 조금이라도 무거우면 바로 안마를 하여 혈액순환을 촉진하고, 호흡조절을 하여 기를 북돋으며 침구를 사용하거나 환부에 약을 바르고 마찰하여 九竅가 막히지 않도록 해야 하며, 또한 법을 어기거나 금수 재해 등에 저촉하여 상하지 않도록 해야 한다.

성관계는 精이 고갈될 정도에 이르지 않도록 하고, 의복과 음식은 寒熱과 苦, 酸, 辛, 甘, 鹹의 五味를 조절하여 형체가 쇠약하지 않게 하여 병이 나더라도 腠理까지 들어가지 않도록 해야 한다.

腠는 三焦의 원기가 통하는 곳으로 혈기가 주행하고,

理는 피부와 장부의 文理(체액을 배설시키고 기혈을 유통시키는 문호이며, 외사의 내침을 막는 기능)이다.

解 : 사람이 하늘로부터 五常을 받았다는 것은 宋儒가 말한 "五行의 빼어난 기운을 얻은 것이 사람이다."라는 뜻이다. 다만 사람이 하늘로부터 받는 중에 本然의 性은 누구나 비록 같더라도 그 氣質의 性은 같지 않기 때문에 미상불 五常이 偏在하여 體質이 사람마다 같지 않다.

夫然則 稟賦之際에 或有木氣之强者하고 或有火氣之盛者하며

或有金氣之餘者하고 或有水氣之多者라

此際에 土不在他오 卽在其木火金水(四象)하니 此所以體質稟賦之分也라

若如所論 則仲景書와 要略條文에 奈之何不論體質乎아

否矣라 體質稟賦는 盡在病症일세

故古醫는 但憂不述病症이오 不憂不辨體質이라 何以知之오

風寒客形에 邪氣雖同하고 汗吐下 倂行若同하나

其反應之症과 壞病之症이 不相似者는 卽以稟賦不齋也일세라

是以로 察其見病하면 則其人素有病毒과 稟賦體質을 可得而知也어늘

是之不察하고 外病症而論體質者는 不善讀仲景書,要略者也니라

夫風氣는 五行之氣니

總而言之하면 則風氣也오 分而言之하면 則風暑濕燥寒也라

吾聞之하니 "古人 論辯之際에 造端托始[8]"라하니

'因風氣而生長'者는 以氣而語其運行之序也오

'天一生水'者는 以質而語其發生之序也라

古醫 述病之始에 據其風하고 治病之始에 調其水者는 以此也라

---

8) 造端托始 : 朱子 解-周茂叔「太極圖說」曰 木(3)→火(2)→土(5)→金(4)→水(1) 運行之序也 水(1)→火(2)→木(3)→金(4)→土(5) 發生之序也 以氣而語其行之序 則木火土金水 以質而語其生之序 則水火木金土 (주자가 주무숙의「太極圖說」을 해석하면서 말하기를 기로 운행한 순서를 말하면 木-火-土-金-水이며 질로 발생한 순서를 말하면 水-火-木-金-土이다.) 오행의 발생순서와 운행순서는 전국시대 이후로 내려온 설을 주자가 통합한 假說이다.

그러므로 사람이 선천적으로 타고 날 때 간혹 木氣가 유독 강한 사람이 있거나 火氣가 성한 사람이 있으며, 金氣가 여유 있는 사람이 있거나, 水氣가 넘치는 사람이 있다. 이 상황에 土는 별도로 존재하는 것이 아니라 바로 木火金水(四象) 가운데 존재하니 이것이 體質稟賦가 나누어진 연유이다.

만약 이와 같은 논리라면 仲景書와 要略條文에서는 어찌하여 體質을 논하지 않았는가? 그렇지 않다. 體質稟賦는 전적으로 病症에 잠재해 있기 때문에 고의들은 단지 그 병증을 잘 기술하지 못하는 것을 걱정하고 체질을 구별하지 않은 것을 걱정하지 않았다. 어떻게 아는가 하면 風寒이 인체에 침범할 때 邪氣가 비록 같고, 汗吐下를 倂行하던 수법이 같으나 그 反應한 증상과 壞病의 증상이 서로 같지 않은 것은 사람마다 타고난 체질이 같지 않기 때문이다. 이런 이유로 나타난 병증을 관찰하면 그 사람이 본래 가지고 있는 병독과 체질을 알 수 있는데 이것을 관찰하지 않고 병증을 외면하고 체질을 논하는 사람은 仲景書와 金匱要略을 잘 읽지 못한 사람들이다.

風氣는 五行의 氣니 총괄적으로 말하면 風氣이며, 구분하여 말하면 風, 暑, 濕, 燥, 寒이다. 내가 듣기로는 "옛 사람은 논변할 때 일의 실마리에서 시작하고 사건의 시작에서 의뢰한다."고 하였다. '風氣로 인하여 生長한다'는 것은 氣로 運行의 시작을 말한 것이라면 '天一이 生水한다'는 것은 質로 發生의 시작을 말한 것이다.

(오행의 순서는 엄밀히 말하면 가설이다.) 고의들이 병증을 기술할 때 風을 근거하고, 병증을 치료하는 처음에 먼저 水를 조절하는 것은 이 때문이다.

夫風寒客形에 皮膚腠理가 所犯邪氣하야 氣血壅塞하면

則百體九竅가 感而應하고 應而感하야 百病蜂出하고 而或致死라

臟腑之不和도 始于風寒하고 九竅之不利도 始于風寒하니

傷寒中風은 非但止于外感一事일세 故古醫所以畏라

所謂 "風者 百病之始也며 而百病之長也"라한

若是警戒之訓이 其豈偶然表出哉리오 實經驗之得者也라

夫 '千般疢難이 不越三條'者는 非他라

千病萬症을 歸而納之하면 不過三因[9])之候일세

故畏風寒而養皮膚[10])하고 和房室而節服食하며 準王法而避禽獸라

是概論之說로 後醫之所鑑이나 然讀仲景書, 要略에 害莫甚焉하니

何則고 非他라 彼三因論이 擡頭以後에 後醫 動言曰

"仲景書는 獨爲傷寒而立하고 金匱要略은 專爲雜病而立"이라 하니

於是乎 桂麻, 承氣湯이 始囿於外感하야 而終乃困焉하니 奚暇主之리오

夫然則 奈何以可乎아 非他라

內外一元之理를 豁然貫通한 然後에 仲景方이 遂活焉이라

---

9) 三因 : 소위 內因, 外因, 不內外因을 의미한다.

10) 畏風寒而養皮膚 : 『素問 · 移精變氣論』 動作以避寒 (몸을 자주 움직여서 추위를 피한다.) 일원적인 관점에서 보면 풍한을 두려워 한 것은 피부의 체온을 유지하기 위한 것이며 피부의 체온 유지는 곧 인체의 모든 장기기능의 정상화를 의미한다.

대체로 風寒이 인체에 접촉하여 皮膚와 腠理가 邪氣에 침범당하여 氣血이 壅塞하게 되면 百體와 九竅가 感하여 反應하고 反應하여 다시 感하여 많은 병증이 다투어 발생하고 혹 죽음에 이른다.
臟腑의 不和도 風寒에서 시작하고 九竅의 不利도 風寒에서 시작하니 傷寒과 中風이 단지 外感이라는 하나의 사건으로 끝나지 않기 때문에 古醫들이 두려워한 이유이다.
이른바 "風은 百病의 시작이며 百病 중에 가장 무서운 것"이라고 한 이와 같은 경계의 교훈이 어찌 우연히 나온 것이겠는가? 실로 경험으로 얻은 것이다.

'수만 가지 질병의 원인이 궁극적으로 세 종류를 벗어나지 않는다.'는 것은 다른 말이 아니라 千病의 萬症을 귀납하면 三因의 증후에 불과하다는 것이다.
그러므로 風寒을 두려워하고 皮膚의 체온을 잘 보전하며, 房室(성생활)을 무리하지 않고 의복과 음식을 잘 조절하며, 王法(시기에 따른 금기사항)을 준수하고 禽獸(교통사고, 재난)를 잘 유의해야 한다. 이것은 개략적인 설명으로 후의들이 기준으로 삼는 원칙이나 仲景書와 要略을 읽는데 그 오해가 무엇보다 심하니 왜냐하면 다른 이유가 아니다. 저 外因, 內因, 不內外因의 三因論이 대두한 후로 후세 의사들은 입만 열면 "仲景書는 오로지 傷寒을 위해 저술된 것이고 金匱要略은 전적으로 雜病을 치료하기 기술된 것"이라고 하여 계지탕, 마황탕, 승기탕이 外感만 치료한다는 명분에 얽매여 마침내 활용이 곤궁해지니 어느 겨를에 사용할 것인가?
그렇다면 어떻게 해야 옳은 것인가? 다른 것이 아니다. 內傷과 外感이 一元關係라는 이치를 확실하게 이해한 연후에야 仲景方이 활용될 수 있다.

1-2. 問曰 上工의 治未病은 何也오

師曰 夫治未病者는 見肝之病하면 知肝傳脾하야

常先實脾로대 四季脾旺하야 不受邪[11)]하니 卽勿補之라

中工은 不曉相傳하야 見肝之病호대 不解實脾하고 惟治肝也라

夫肝之病은 補用酸하고 助用焦苦하며 益用甘味之藥하야 調之하면

酸入肝하고 焦苦入心하며 甘入脾라

脾能傷腎하야 腎氣微弱하면 則水不行하고

水不行하면 則心火氣盛하며 心火氣盛하면 則傷肺하고

肺被傷하면 則金氣不行하고 金氣不行하면 則肝氣盛이라

故實脾하면 則肝自愈니 此治肝補脾之要妙也라

肝虛하면 則用此法하나 實則不在用之니

經曰 "虛虛實實하며 補不足損有餘"라 하니 是其義也니

餘臟準此라

---

11) 四季脾旺不受邪 : 天時의 衰旺을 살피고 脾土의 虛實을 살펴 時旺脾實 즉 춘하추동의 마지막 각 十八일은 土가 왕성한 시기여서 肝邪를 받지 않는다는 것을 알아 補脾하지 않고 已病한 肝만 치료하며, 만약 時衰脾虛하면 肝必傳脾할 것을 예측하여 未病인 脾를 先補하며 겸하여 已病한 肝도 치료한다. 이 이론은 오행의 相生 相克의 가설에서 출발한 것으로 중경의 치법과는 전혀 관계가 없다.

譯 : 問曰 上工은 아직 병이 들지 않았을 때 치료한다는 것은 무엇인가?

師曰 병이 아직 들지 않았을 때 치료한다는 것은 肝이 병든 것을 보고 간이 脾로 전할 것을 알아 마땅히 먼저 脾를 충실하게 하지만 四季 즉 土用의 시기인 음력 3, 6, 9, 12월은 脾의 기능이 왕성하여 간의 사기를 받지 않으므로 비를 補하지 않아도 된다.

中工은 서로 전하는 원리를 이해하지 못하여 간이 병든 것을 보고 脾를 實하게 할 줄 모르고, 오직 간만을 치료한다. 대체로 간이 병든 경우에는 酸味의 약을 써서 補하되 焦苦한 약을 써서 보조하며 甘味의 약을 써서 조화시키면 酸味는 간으로 들어가고 焦苦한 맛은 心으로 들어가며 甘味는 脾로 들어간다.

(土는 水를 이기므로) 脾가 능히 腎氣를 상하게 하여 腎氣가 약해지면 水氣가 운행되지 못하고, 水氣가 운행되지 못하면 心火가 盛해지며, 心火가 성해지면 肺를 상하게 하고, 肺가 상하게 되면 金氣가 행해지지 못하며, 金氣가 행해지지 못하면 肝氣가 성해진다. 그러므로 脾가 實하면 肝이 저절로 낫게 되니 이것이 肝을 치료할 때 脾를 보하는 오묘한 뜻이다.

肝이 虛하면 이 법을 사용하지만, 肝이 實하면 이 법을 사용하지 않는다.

經에서 "虛한 것을 虛하게 하고, 實한 것을 實하게 하며 부족한 것을 보강하며 남는 것을 덜어내라."고 하였는데, 바로 이 뜻이다. 나머지 臟도 이것을 기준으로 한다.

解 : 若夫此條者 去仲景筆法이 遠矣라 何以知之오

大凡病勢未劇之際와 及其病毒未固之前에

汗吐下併行하야 而欲早拔邪氣者는 嘗聞之어니와

然見肝之病하고 云云而卽勿補之者는 未嘗聞之호라

彼相剋之理를 及其至極하면 必落於無限逆行[12)]하니

其肝病之所來者 肺實之故乎아

其肺病之所來者 心火之故乎아 否則腎水不足之故乎아

反而求之에 終乃不知其所止也라

所謂肝病者 肝氣鬱結乎아 肝陰不足乎아 肝相火之虛乎아 實乎아

否則 肝主藏血 肝主筋 肝主目할세 故血病, 筋病, 目病乎아

當今之世라도 乃欲徵其實이나 未可得矣온

何況 "肝之病 補用酸 助用焦苦 益用甘味之藥"乎아

仲景書中에 相剋之理와 配屬之說[13)]이 曾有一語似此者否아

彼末流文字之害는 "罄南山之竹이라도 書罪無窮"[14)]이라

---

12) 無限逆行 : 어떤 병이 생긴 원인을 相生과 相剋의 관계를 근거하여 역으로 추적하다 보면 그 끝을 규정하기 어렵다.

13) 配屬之說 : 風暑濕燥寒은 五行의 氣이며, 酸苦甘辛鹹은 五行의 맛이며, 靑赤黃白黑은 五行의 色이며 肝心脾肺腎은 五行의 臟이다. 자연의 모든 현상을 오행으로 분류한 학설을 말한다.

14) 『通鑑節要』 李密 移檄郡縣 數煬帝十罪 且曰~~~ (李密이 각 군현에 격소를 보내어 수양제의 열 가지 죄상을 낱낱이 밝혀 말하기를 남산의 대나무 <종이>를 다 쓴다 해도 그 죄상을 모두 기록하기 어렵다고 했다.)

解 : 이와 같은 조문은 仲景의 筆法과 거리가 멀다. 어떻게 그런지 아는가?

대체로 病勢가 아직 극심하지 않을 때와 病毒이 고착되기 전에 汗吐下법을 병행하여 邪氣를 앞서 제거하려 한다는 것은 일찍이 들었지만 肝病을 보고 이러이러하니 補하지 말라는 말은 일찍이 들어 보지 못했다.

저 相剋의 이치를 극한까지 미루어 간다면 반드시 무한히 역으로 미루게 되는 함정에 빠지게 된다.

저 肝病이 유발된 원인이 肺實 때문인가?

저 肺病이 유래된 원인이 心火 때문인가? 아니면 腎水不足 때문인가?

역으로 그 원인을 구하는데 마침내 어디서 끝나는지 알 수 없게 된다.(무한역행)

이른바 肝病이라는 것이 肝氣鬱結인가? 肝陰不足인가? 肝相火의 虛인가? 實인가?

아니면 肝은 藏血을 주관하고 筋을 주관하며 目을 주관하므로 血病, 筋病, 目病을 말하는 것인가?

현재 상황에서도 그 사실들을 증거 삼으려 해도 증거가 되기 어려운 일인데 하물며 "肝病에 補할 때 酸味를 쓰고 보조로 焦苦한 맛을 쓰며 도움을 주기 위해 甘味한 약을 쓰는 것"을 증거할 수 있겠는가?

仲景書 가운데 相剋의 이치와 오행배속과 같은 가설이 일찍이 한 마디라도 이와 비슷한 것이 있었는가?

저 황당무계한 말류문자들의 해악은 "무수한 종이에 그 잘못을 기술해도 종이가 부족할 지경이다."

不幸 學術傳授之間에 其植之也固久하야 其除之也實難이라

徒使後人으로 徘徊於支離滅裂之間하니 志仲景者 不足置之齒牙間15)이어늘

都是何人이 讚金匱要略曰 "方書之鼻祖며 醫方之經典"이라호아

此人輩者는 非獨不知仲景書오 而亦不知要略者也로

乃以金匱要略을 爲仲景雜病者는 皆妄論也라

或詰難曰 "吾醫古經은 文略旨深할세 故三四讀에 尙不能通曉어늘

吾子之評이 善則善하나 吹毛洗垢16)하니 其無乃侮經已甚乎"잇가

答曰 "嗚呼 是何言也오 古今諸醫 以金匱要略으로 爲仲景手筆하야

吾醫之所宜法이나 然徐而察之하면 殆半이 後世好事者之所編일세

故臆測空理之癖이 蔓延於條文하고 穿鑿附會之說이 錯雜於文意라

後世註解家 是之不覺하고 猶敷衍其說하고 而强解其意하니

此所謂 '以火救火하고 以水救水하니 名之曰益多'17)라호라

千載之間에 其惟柯琴18)이 乃知其非하야 無所肆其害라

---

15) 西漢 司馬遷『史記 · 叔孫通傳』此皆群盜, 鼠竊狗盜耳, 何足置之齒牙間 (이는 모두 도적떼나 좀도둑일 뿐이니 그것을 가지고 어찌 입에 담아 논의할 것인가?) 즉 이와 같은 글들은 좀도둑과 같은 말류의 문자들로 마음에 담아둘 필요가 없다.

16)『韓非子 · 大體』不吹毛而求小疵, 不洗垢而察難知 (터럭을 불어서 작은 흠집을 찾지 않고, 알기 어려운 것을 때를 씻어내면서까지 살피지 않는다.) 남의 글이나 행위에서 작은 결점이나 사소한 문제를 들추어 내어서는 안 된다는 뜻이다.

17)『莊子 · 人間世』以火救火 以水救水 名之曰益多 (불을 끄려고 하면서 불을 더하고, 물을 막으려고 하면서 물을 붓는 일로 잘못을 더욱 초래하는 것이다.) 공자의 제자 안회가 衛나라로 떠나기에 앞서 공자에게 작별을 고하면서 자신의 견해를 말하자 이에 대한 답변으로 공자가 이렇게 말했다. 人間世의 내용은 가상의 대화로『금궤요략』의 본문 가운데 잘못된 부분에 후세 주해가들이『내경』의 가설들을 인용하여 현학적으로 해석했지만 결과적으로 본문을 더욱 혼란하게 한 것을 비유했다.

불행하게도 학술이 전수되는 중에 그 뿌리가 견고하고 오래되어 그것을 제거하는데 실로 어려운 상황이다. 헛되이 후세 사람들에게 지리멸렬한 상태에서 배회하게 하니 仲景학술에 뜻을 둔 사람은 이런 글들을 마음에 담아 두어서는 안 되는데 도대체 누가 金匱要略을 칭찬하여 "方書의 시작이며 醫方의 經典"이라고 했는가?

이와 같은 무리배는 仲景書를 모를 뿐 아니라 要略도 모르는 자들로 金匱要略을 仲景의 雜病이라고 여기는 것은 모두 妄論이다.

누군가 힐난하여 말하기를 "우리 의학의 古經은 글은 간략하지만 뜻은 심오하여 몇 차례 읽어도 오히려 능히 밝혀낼 수 없는데 그대의 평론이 좋다면 좋지만 터럭을 불면서 남의 작은 흠을 찾으며 때를 씻어 알기 힘든 상처를 찾는다는 것과 같으니 고경을 모욕하는 것이 너무 심하지 않은가?"

답하기를 "아! 이 무슨 말인가? 古今의 많은 의사들이 金匱要略을 仲景의 手筆로 여겨 우리들이 마땅한 법으로 삼았지만 가만히 살펴보면 태반이 후세의 일 꾸미기를 좋아하는 사람들이 편집한 것으로서 臆測空理의 나쁜 습벽이 條文에 만연하고 견강부회한 가설들이 文意에 뒤섞인 것이다. 그런데 후세 주해가들은 이 사실을 깨닫지 못하고 그 가설에 부연 설명하거나 그 문의를 억지로 해석하니 이것은 '불을 끄려고 불을 더하고, 물을 막으려고 물을 붓는 일로 잘못을 더욱 초래한 것이다.'

한의학 역사에서 오직 柯琴만이 그 잘못을 알아 그 해악이 퍼지게 하지 않게 했다.

---

18) 『傷寒論翼 · 全論大法第一』에서 『孟子 · 滕文公』 有若之似聖人 惟曾子 不可爲强乎 (<공자가 돌아가시고 나서 제자들인 子貢 子張 子游가> 有若이 공자와 비슷하다 하여 공자를 섬기던 바로써 유약을 섬기자고 曾子에게 강요하니 증자가 말하기를 불가하다고 하였다.) 『금궤요략』을 중경의 글이라는 주장에 대해 柯琴은 단호하게 아니라고 말하면서 이 고사를 인용했다.

吾讀要略에 文有所不通이어나 理有所可疑면

折諸仲景하야 惟是之求하니 安有無故 而乃敢貶毁乎리오

設令要略이 出於仲景이라도 無徵之僭者는 不取하고

編於後人이라도 有徵之信者는 取之"호라

1-3. 問曰 病人이 有其色見於面部라 하니 願聞其說호라

師曰 鼻頭色靑하면 腹中痛이니 苦冷者死하고 (一云腹中冷, 苦痛者死.)

鼻頭色微黑者는 有水氣하고 色黃者는 胸上有寒하고

色白者는 亡血也니 設微赤非時者는 死하고

其目正圓者는 痙이니 不治라

又色靑爲痛이오 色黑爲勞오 色赤爲風이오

色黃者는 便難하고 色鮮明者는 有留飮이라

解 : "病諸中하면 則形諸外"라 하니 是古醫之案이나

然 '肝病則目不能視하고 心病則舌不能言하며

脾, 肺, 腎病 則口不知味, 鼻不聞香臭, 耳不能聽聲'者는 內經之案이라

개인적으로 要略을 읽을 때 글에 不通하거나 理致에 의심이 들면 仲景書 본의를 기준으로 오직 사실만을 추구하였으니 어찌 아무런 이유도 없이 감히 폄훼하였겠는가? 설령 要略이 仲景의 글이라 하더라도 근거에 기반을 두지 않은 참람한 것은 취하지 않고, 후인이 편집한 것이라도 근거가 있어 믿을 만한 것은 취할 뿐이다."

譯 : 問曰 환자의 氣色이 얼굴에 드러난다고 하는데 그 설명을 듣고 싶다.

師曰 코끝이 푸르면 뱃속이 아플 수 있으며 코끝이 몹시 차면 죽는다.

(어떤 판본에는 '腹中冷, 苦痛者死'로 되어 있다.)

코끝이 약간 검으면 水氣가 있는 것이고, 노랗다면 흉중에 寒飮이 있는 것이다. 색이 하야면 亡血이니 가령 그 때가 아닌데 붉은색이 나온다면 죽는다. 그 눈이 깜빡임이 없이 동그란 상태를 뜻하는 正圓인 사람은 痙痓(근육의 경직과 경련)로 치료하기 어렵다. 또한 색이 푸르면 腹痛이 있는 것이고, 검으면 虛勞證이 있는 것이며, 붉으면 風證이 있는 것이고, 노라면 소변이 잘 나오지 않으며, 선명하면 留飮이 있다는 것이다.

解 : "병독이 내부에 있으면 그 병증은 외부로 나타난다." 이것은 古醫들의 의안이나 肝이 병들면 目으로 사물을 보지 못하고, 心이 병들면 舌로 능히 말하지 못하며, 脾, 肺, 腎이 병들면 입으로 맛을 알지 못하며, 코로 향기와 냄새를 맡지 못하며, 귀로 소리를 듣지 못한다는 것은 (五行配屬에 의한) 내경의 의안이다.

但擬諸仲景書 金匱要略하야 而考之하면

病諸中者는 所謂氣分, 血分, 水分, 便分之病毒也며

形諸外者는 所謂病色, 病形, 病症, 病情之症候也라

病毒者는 藏而不見者也오

症候者는 露出而可見者也니

有是病毒하면 則有是症候하고 有是症候하니 則有是病毒이라

夫病症者는 不過病毒之候니 是乃所謂症候論也라

反面 "蓋五臟有五色하고 六經有六色하니 皆見於面하야

以應五行하니 相生者吉하고 相剋者凶"[19]이라 하니 是五行配屬之假說로

太不類於 '見病知源'일세 故未可足信이라

假令 鼻頭의 色青, 微黑, 色黃者는 其色雖殊나

然腹中冷, 有水氣, 胸上有寒者는 寒水也라 何以知之오

寒冷者는 水之性也오 水者는 寒冷之質也오 疼痛者는 寒水之症故也일세라

條文에 或以性而言之하고 或以質而言之하며 或以症而言之하니

其言不同하나 其意同也라

可驗之症은 厥冷疼痛也오 推論之因는 寒水也니

此際에 不逐寒水하고 乃欲治厥冷疼痛者 未之有也니라

不然則 見其病而已足矣어늘 奈何以謀其源乎哉리오

19) 陶節菴『傷寒全生集·治傷寒症病所察病人色法第二十』

다만 仲景書와 金匱要略에 빗대어 고찰해 보면 病이 내부에 있다는 것은 소위 氣分, 血分, 水分, 便分(대변)이라는 病毒이며 病이 외부로 반응하는 것은 病色, 病形, 病症, 病情이라는 症候이다. 病毒은 감추어져 보이지 않는 것이라면 症候는 노출되어 볼 수 있는 것이니, 이런 病毒이 있으면 이러한 症候가 있기 마련이고 이런 症候가 있다는 것은 이러한 病毒이 있기 때문이다.
그러므로 病症은 病毒의 현상에 불과한 것이니 이것을 症候論이라고 한다.

반면에 "五臟에는 五色이 있고 六經에는 六色이 있어 모두 얼굴에 나타나 五行의 이치에 반응한 것으로 相生한 경우는 吉하고 相剋한 경우는 凶하다."고 하는데 이것은 五行配屬의 가설로 '병증을 관찰하여 병원을 파악한다.'는 가르침과 큰 차이점이 있으므로 믿을 만한 것이 못된다. 가령 鼻頭의 색이 靑, 微黑, 黃이라는 색깔이 비록 다르지만 腹中冷, 有水氣, 胸上有寒은 寒水을 말하는 것이다. 어떻게 아는가? 寒冷은 水의 性이며, 水는 寒冷의 質이며, 疼痛은 寒水의 症이기 때문이다.

條文에 어떤 경우는 性으로 말하며, 어떤 경우는 質로 말하며, 어떤 경우는 症으로 말하는데 그 말은 같지 않지만 그 뜻은 같은 것이다. 경험되는 증상은 厥冷疼痛이며 추론되는 병인은 寒水이니 이 경우 寒水를 구축하지 않고 厥冷疼痛이 치료되지 않는다. 그렇지 않다면 그 병증을 보는 것으로 이미 (처방을 사용할 수 있는) 요건을 갖추었는데 어떤 이유로 그 병원을 모색하였겠는가?

又 '色白者 亡血也' 是推論之說이니 若不訊其緒하고 盡信亡血하면

則鮮不以四物湯主之하니 是非條文之意라

但其目正圓者는 以其痙痓일세 其目不得開闔하야 而正圓者也로

是必有憑據하니 良察之나 然色靑爲痛 以下者는 蓋然之論이라

1-4. 師曰 病人 語聲이 寂然喜驚呼者는 骨節間病이오

語聲이 喑喑然不徹者는 心膈間病이오

語聲이 啾啾然細而長者는 頭中病이라 (一作痛)

解 : 病人語聲은 病性之候로 大凡病情[20]이 莫不蓋然하니

察其人 '語聲之高下와 舌苔之有無와 咳唾之淸濁~'하면

則其所謂寒熱, 虛實, 濕燥, 急緩者를 可得而知也라

雖然 若夫此條者는 臆測之論이니 未可足信者也니 何則고 非他라

夫以語聲의 高下淸濁으로 酌其濕燥(寒熱虛實)者는 猶可也나

然以 '寂然喜驚呼, 喑喑然不徹, 啾啾然細而長'으로

知其 '骨節間, 心膈間, 頭中病'者는 未可也라

其治者는 雖骨節間病, 心膈間病, 頭中病이나

其所治者는 但在氣血水變調之毒이니 百病皆然이라

20) 病情 : 모든 병증이 병의 정황이지만 여기서는 특히 喜唾, 喜忘, 喜嘔, 善噫, 喜欠, 善嚔, 喜太息과 같은 일반적인 습관을 말한다.

또한 '色白은 亡血'이라는 말은 추론적인 해설인데 만약 그 단서를 살펴보지 않고 亡血이라는 말을 맹목적으로 믿으면 四物湯으로 치료하지 않을 사람이 적으니 이것은 條文의 뜻이 아니다.

다만 目이 正圓한 것은 痙痓로 눈이 開闔하기 어려워 正圓해진 것으로 이것은 반드시 근거가 있는 것이니 잘 살펴야 하지만 色靑爲痛이하는 개론적인 말이다.

譯 : 師曰 환자가 말이 없다가 자꾸 비명소리를 내는 경우는 骨節에 병이 있는 것이고, 목소리가 약해서 웅얼거려 소리가 또렷하지 않은 경우는 心膈 사이에 병이 있는 것이며, 목소리가 가늘면서 낮은 경우는 머리에 병이 있는 것이다.

('病'은 어떤 판본에는 '痛'으로 되어 있다.)

解 : 病人의 음성은 病性의 반응으로 (喜唾, 喜忘, 喜嘔, 善噫, 喜欠, 善嚔, 喜太息과 같은) 병정도 모두 병성의 정황이 아닌 것이 없다. 病人의 '音聲 高下와 舌苔의 有無와 咳唾의 淸濁~'을 살펴보면 이른바 寒熱과 虛實과 濕燥과 急緩을 어느 정도 알 수 있다.

그러나 이와 같은 조문은 臆測의 논리로 믿을 만한 것이 못되니 왜냐하면 다른 이유가 아니다. 음성의 高下와 淸濁으로 그 사람의 濕燥(寒熱虛實)를 짐작하는 것은 그래도 옳지만 '寂然喜驚呼, 喑喑然不徹, 啾啾然細而長'으로 '骨節間, 心膈間, 頭中病'을 파악한다는 것은 옳지 못하다.

치료는 비록 骨節間病, 心膈間病, 頭中病이지만 그 치료의 대상은 氣血水 變調의 병독이니 모든 병증이 이와 같다.

1-5. 師曰 息搖肩者는 心中堅하고

息引胸中上氣者는 咳하며

息張口短氣者는 肺痿唾沫이라

解 : 息者는 一呼一吸也니 搖肩者는 謂擡肩也라

病人呼吸之間에 因其病勢하야 而或息搖肩하고

或息引胸中上氣하며 或息張口短氣하니 條文之意는 非他라

心胸病毒이 發作而壓迫할세 故咳, 唾沫, 擡肩, 上氣, 短氣니

自其病勢而觀之하면 則是一連之症候者를 可知也라

此際에 心中堅은 病根也오 咳는 病症也 肺痿는 病名也며

唾沫, 擡肩, 上氣, 短氣는 病情也니

醫者 觸壓心中堅이오도 須察其病情하면 則痰飮之爲病毒者를 可知也라

1-6. 師曰 吸而微數하면 其病在中焦니

實也어든 當下之卽愈오 虛者는 不治라

在上焦者는 其吸促하고 在下焦者는 其吸遠하니 此皆難治라

呼吸動搖振振者는 不治라

譯 : 師曰 숨 쉴 때 어깨를 들썩이는 것은 心中이 단단한 것이고,

숨 쉴 때 흉중이 당기면서 上氣하는 경우는 咳嗽病이며,

숨 쉴 때 입을 벌리고 호흡이 짧은 것은 肺痿病으로 가래침을 뱉는다.

解 : 息은 한번 呼하고 한번 吸하는 것이니 搖肩은 호흡하는 중에 어깨를 들썩이는 것이다.

환자가 호흡하는 중에 그 병세로 인하여 혹 숨 쉴 때 어깨를 들썩이거나, 혹 숨 쉴 때 胸中이 당기면서 上氣하며, 혹 숨 쉴 때 입을 벌리고 호흡이 짧은 증상이 있으니 조문의 뜻은 다른 것이 아니다.

심흉간의 病毒이 발작하면서 압박하기 때문에 咳, 唾沫하고 擡肩, 上氣, 短氣가 나타나는 것이니 병세의 관점에서 보면 이것은 일련의 증후라는 것을 알 수 있다.

이 경우 心中堅은 病根이오, 咳는 病症이며, 肺痿는 病名이며, 唾沫, 擡肩, 上氣, 短氣는 病情이니 의사는 심중견을 촉압하고도 반드시 병증의 정황을 살피면 담음이 병독이라는 것을 파악할 수 있다.

譯 : 師曰 들이 쉬는 숨이 약간 급해지면 병이 中焦에 있는 것이니 實한 경우는

마땅히 下하면 낫지만 虛한 경우는 치료가 안 된다.

병이 上焦에 있으면 흡기가 촉급하고 下焦에 있으면 흡기가 느리니

모두 치료하기 어렵다.

숨을 쉴 때 온몸을 요동하고 떠는 경우는 치료가 잘 안 된다.

解 : 條文所謂不治, 難治者는 蓋然之言이오 非必然之事라

且夫虛字, 實字는 是僭補文字로

或以病症輕重而言이어나 或以病勢進退而言이라

實者는 內實也니 以實로 爲大黃口實하고

虛者는 寒水也니 以虛로 爲附子口實이라

腹滿而喘者는 下之하고 心下痞鞕而喘者는 解之하며

無汗而喘者는 汗之하고 食滯而喘者는 吐之하니

焉可以病在上焦, 中焦, 下焦로 辨其治, 難治乎아

但因其病毒所在하야 而汗之, 吐之, 下之, 和之而已矣니라

1-7. 師曰 寸口脈動者는 因其旺時而動하니

假令肝旺이면 色靑이니 四時에 各隨其色이라

肝色 靑이어늘 而反色白하면 非其時의 色脈이니 皆當病이라

解 : 吾聞之하니 君子之言은 不僭不妄[21)]이라 하니

若夫此條者 君子之言乎아 小人之言乎아

當今에 吾醫所以嘲笑於世間者는 何則고 非他라

彼僭妄無徵之說이 至于今히 不息하고 而橫行일세라

---

21) 揚子『法言』無徵而言之謂僭 無驗而言之謂妄 (증거 없는 말을 僭이라고 하며, 경험할 수 없는 말을 妄이라고 한다.) 이 관점에서 보면『황제내경』『신농본초경』『상한론』『금궤요략』이하 수많은 전적에 대한 전반적인 성찰이 필요하다.

解 : 조문에서 언급한 不治, 難治는 대체적으로 그렇다는 말이지 반드시 그렇다는 것은 아니다. 또한 虛字, 實字는 누군가가 몰래 보충한 문자로 혹 病症의 輕重으로 말한 것이거나, 혹 病勢의 進退로 말한 것이다. 實은 內實을 뜻하며 實이라고 표기하여 大黃을 사용하기 위한 구실이라면 虛는 寒水를 뜻하며 虛라고 강조한 것은 附子를 사용하기 위한 구실이다. 腹滿而喘한 경우는 瀉下하고, 心下痞鞭而喘한 경우는 和解하며, 無汗而喘한 경우는 發汗하고, 食滯而喘한 경우는 吐해야 하거늘 어찌 病이 上焦, 中焦, 下焦에 있는 것으로 그 병의 治, 難治를 판별하겠는가?

다만 病毒의 소재에 따라 發汗하거나 吐하게 하거나 瀉下시키거나 和解하는 것뿐이다.

譯 : 師曰 寸口脈의 변동은 五臟의 氣가 왕성할 때에 따라 변동하는데 가령 肝氣가 왕성할 시기에는 색도 파랗고 사계절에 각기 해당하는 색을 따라 변동한다.

간의 색이 푸른 시기인데 반대로 白色이 나타나면 그 시기에 맞는 色脈이 아니므로 모두 병에 해당한다.

解 : 내가 듣기로는 지식인의 말은 증거가 없지 않고 경험되지 않는 것이 없다고 하였는데 이 조문 같은 것은 지식인(군자의 말은 신뢰할 만한 증거가 있다.)의 말인가 아니면 무지한 사람(소인의 말은 참람하여 증거가 없다.)의 말인가?

오늘날 우리 학문이 세상의 일부에서 조롱받는 이유는 무엇 때문인가? 다름이 아니다.

저와 같이 僭妄하여 근거 없는 가설들이 지금까지 불식되지 않고 횡행하기 때문이다.

1-8. 問曰 有未至而至하고 有至而不至하며

又至而不去하고 有至而太過라 하니 何謂也오

師曰 冬至之後 甲子夜半에 少陽이 起하니

少陽之時에 陽始生하야 天得溫和어늘

以未得甲子호대 天因溫和하면 此爲未至而至也오

以得甲子호대 而天未溫和하면 爲至而不至也오

以得甲子호대 而天大寒이 不解하면 此爲至而不去也오

以得甲子호대 而天溫이 與盛夏五六月時하면 此爲至而太過也라

解 : '甲子夜半에 少陽 起者'는 非他라

冬至는 陰極之時22)로 當坤卦(䷁)로대

冬至之後 甲子夜半에 陽始生於下하야 變爲復卦(䷗)라

天時도 或有至未至하고 或有過不去나

然此際에 起居飮食과 皮膚腠理와 性情出入을 無犯時宜니

與其探索於天文 而迷奧론 曷若要其歸於實用 以愼養가

---

22) 陰極之時 :『周易』坤卦의 주석, 南宋 蔡淵曰 十月爲純坤之月 六爻 皆陰然生生之理 無頃刻而息 一陽雖生於子 而實始於亥 十月之陽 特未成爻耳~ (남송시대 채연이 말하기를 10월은 純坤의 달로 육효가 모두 음이지만 생명이 연속하는 이치는 잠시라도 멈출 수 없다. 一陽이 비록 子時에 생하지만 실로 亥時에 시작한 것으로 표기한 것은 10월의 양이 하나의 효를 이루지 못했기 때문이다.) 즉 육효의 음효가 순음이 되는 순간 바로 초효에 양의 조짐이 있지만 그 에너지 양과 시간의 흐름이 극미하고 순간이기 때문에 전체 에너지 양으로 보면 대부분이 음이므로 陰爻로 표시한 것이다. 즉 陽이라고 하더라도 일정 부분 陰의 요소가 있으며, 陰이라도 해도 다소 陽의 성질이 있다. 그렇지 않으면 완전히 獨陰, 獨陽이 되는 순간 生生하는 이치는 끊어지고 만다. 아래 10조문을 참고하기 바란다.

譯 : 問曰 아직 시기가 이르지 않았는데 그 징후가 오는 경우가 있고,

시기가 되었는데도 氣가 오지 않는 경우가 있으며,

시기가 되었는데도 이전의 기가 가지 않는 경우가 있고,

시기가 되었는데 기가 太過한 경우가 있으니 무엇을 말하는 것인가?

師曰 冬至후 첫 번째 甲子日 夜半에 少陽이 일어나는데,

소양일 때 陽氣가 처음 발생하므로 기후가 온화해진다.

갑자일이 되지 않았는데 기후가 온화해진 것을 '未至而至'라 하고,

갑자일이 되었는데도 기후가 온화하지 않은 것을 '至而不至'라 하며,

갑자일이 되었는데도 큰 추위가 풀리지 않는 것을 '至而不去'라 하고,

갑자일이 되어서 기후가 온화하되 5, 6월의 한여름과 같은 것을 '至而太過'라 한다.

解 : '甲子의 한밤중에 少陽이 일어난다는 것'은 다른 뜻이 아니다.

冬至는 陰極한 시기로 坤卦(䷁)에 해당하지만 冬至가 지나 甲子의 밤중에 陽이 처음으로 아래에서 생하여 復卦(䷗)로 된다는 의미이다.

천시에도 시기가 이르고 이르지 않음과, 氣가 太過한 경우와 가지 않는 경우가 있으며, 시기가 되었는데도 이전의 기(氣)가 가지 않는 경우가 있지만 일상생활에서 起居飮食과 皮膚腠理와 性情出入을 시기의 상황에 위배하지 말아야 하니 天文을 탐색하여 오묘함에 미혹되는 것이 어찌 실용적인 생활로 돌이켜 몸을 조심하고 정신을 함양하는 것만 같겠는가?

1-9. 師曰 病人脈浮者 在前하면 其病在表하고

浮者在後하면 其病在裏니

腰痛背强하야 不能行하고 必短氣而極也라

解 : 大凡病人云云者는 通外感內傷하야 而言者也라

脈浮 病在表者는 猶可也어니와

然浮在前在後하면 則病在表病在裏者는 未可也라 何以知之오

夫脈狀은 爲症候之一이며 病勢之徵이니

故立其方意에 所須之要나

然仲景이 述症之際에 嘗述病位, 病性, 病毒之症이로대

而未備脈狀이 不少하니 何則고 非他라

脈狀之意는 只在症候間하니 一有外病症 而論其脈하면

則其脈所以爲其脈者를 終乃不知也일세라

一例 脈遲者는 果然陰脈乎아 陽脈乎아 虛症乎아 實症乎아

脈遲者는 多屬少陰病이나 然陽明病에도 種種有之하니

不訊端緖하고 乃主脈狀하면 則不以遲脈으로 爲四逆湯症者 無之라

且夫 '病在表者는 腰痛背强 不能行하고

病在裏者는 必短氣而極也'라 하니 非必如此之分이라

病根在表라도 其症候는 非必限於表症하고

病根在裏라도 其症候는 非必止於裏症은 其病勢之故也일세라

譯 : 師曰 환자의 浮脈이 寸部에 있으면 그 병이 表에 있는 것이고, 부맥이 尺部에 있으면 그 병이 裏에 있는 것이다. 병이 표에 있으면 허리가 아프고 등이 뻣뻣하여 걸을 수 없다가 裏에 있으면 반드시 호흡이 짧고 심해진다.

解 : 대체로 病人이라고 말할 때는 外感과 內傷을 통틀어 말한 것이다. 脈浮하면 病在表라는 것은 그런대로 옳지만 浮가 前에 있으면 病在表하고 後에 있으면 病在裏라는 말은 옳지 않다. 어떻게 그런지 아는가?
대체로 脈狀은 증후의 하나이며 병세의 표징이므로 方意를 세울 때 필요한 요소지만 仲景이 병증을 기술할 당시 病位, 病性, 病毒에 해당하는 증상은 일찍이 기술하면서 脈狀을 갖추지 않은 경우가 적지 않은데 왜냐하면 다른 이유가 아니다. 脈狀의 의미는 단지 症候간에 있으므로 조금이라도 病症 밖에서 脈을 논한다면 그 맥이 그 맥이 된 연유를 마침내 알 수 없기 때문이다.

일례로 脈遲인 경우 과연 陰脈인가? 陽脈인가? 虛症인가? 實症인가?
脈遲는 대부분 少陰病에 속하지만 陽明病에서도 종종 나타나므로 그 단서를 확인하지 않고 오로지 脈狀만 주력한다면 遲脈를 四逆湯症으로 여기지 않을 사람이 없다.
또한 '病在表者 腰痛背强 不能行하고 病在裏者 必短氣而極也'라고 하지만 반드시 이처럼 구분되는 것이 아니다. 病根이 表에 있더라도 그 증후가 반드시 表症에만 한정되는 것이 아니며 病根이 裏에 있더라도 그 증후가 반드시 裏症에만 국한되는 것이 아닌 것은 病勢 때문이다.

1-10. 問曰 經云 厥陽獨行이라 하니 何謂也오
師曰 此爲有陽無陰일세 故稱厥陽이라

解 : 天地現象에 有陽無陰하고 有陰無陽者는 無之라

吾聞之하니 "獨陽不生하고 獨陰不生"[23)]이라 하니

至其陽極하야 微陰繼之하고 至其陰盛하야 少陽生之하야

循環之理가 復焉하나 纔獨陽獨陰하면 則生生之理가 絶焉하니

彼所謂 '厥陽獨行'과 '有陽無陰'者는 過論也라

"一陰一陽之謂道니 繼之者善也오 成之者性也"[24)]라 하니 卽此之謂也라

然則 雖謂之陽者라도 其中有陰하고 陰者라도 其中有陽이라

夫一氣(Energy100%)之中에 陽性51% 陰性49%者도 陽也며

陽性99% 陰性1%者도 其亦陽也오

又自陰性51%로 而至于99%히 一有陰性이 過陽性하면 則皆陰也라

以此考之컨대 其陰陽之名이 雖同하나 其陰陽之質은 不同하니

須據病症輕重과 病性程度하야 而論陰陽者는 可也라

然無故 而論陰陽하면 則其所謂陰陽者는 終乃不知其質하니 未可也라

---

23) 『春秋 · 穀梁傳』 獨陽不生 獨陰不生 獨天不生, 三合然後生 (독양도 홀로 생하지 못하고 독음도 홀로 생하지 못하며, 독천도 홀로 생하지 못하니 이 세 가지가 합한 이후에 생한다.)하고, 『帝內經素問集注 · 上古天眞論』에서는 陰陽之道, 孤陽不生, 獨陰不長(음양의 도는 양 홀로 생성을 이룰 수 없고, 또한 음 혼자서도 성장을 할 수 없다.)고 하니 여러 문헌에서 비슷한 뜻이 전해온다.

24) 『周易 · 繫辭』

譯 : 問曰 經에서 厥陽이 홀로 행한다고 한 것은 무엇을 말한 것입니까?

師曰 이는 陽만 있고 陰이 없기 때문에 厥陽이라고 하였다.

解 : 자연 현상에서 陽은 있는데 陰이 없거나 陰은 있는데 陽이 없는 경우는 절대로 없다.

듣기로는 "獨陽不生하고 獨陰不生"이라고 하였는데 이것은 陽極한 상황에 이르면 미미한 陰이 그 뒤를 잇고 반면에 陰盛한 상황에 도달하면 少陽이 생하여 순환하는 이치가 반복하나 조금이라도 완전한 獨陽이나 獨陰이 되면 바로 생명이 순환하는 작용이 끝나므로 조문에서 언급한 '厥陽獨行'과 '有陽無陰'은 지나친 논리이다.

"한번 陰이되고 한번 陽이 되는 것을 말하여 道라 하고 이것을 이어가는 것이 善이며 이루는 것이 性이다."라고 하는데 바로 이것을 말한다. 그러므로 비록 陽이라고 하더라도 그 가운데 陰이 있는 것이고, 陰이라 해도 그 가운데 陽이 있다.

하나의 氣(Energy100%) 가운데 陽性이 51%를 차지하고 陰性이 49%라도 陽이 되며 陽性이 99%를 차지하고 陰性이 1%인 경우도 陽이며, 또한 陰性이 51%에서부터 99%에 이르기까지 조금이라도 음성이 양성보다 많으면 모두 陰이라고 한다.

이것으로 고찰해 보면 그 陰陽이라는 명칭이 비록 같더라도 그 음양의 質(에너지 量)은 같지 않으므로 반드시 병증의 경중과 병성의 정도를 근거로 음양을 거론하는 것이 옳다.

아무런 근거도 없이 음양을 거론하면 언급한 음양이 마침내 어떤 바탕인지 알 수 없으므로 옳지 않다.

1-11. 問曰 寸脈이 沈大而滑하면 沈則爲實이오 滑則爲氣니
實氣相搏하야 血氣入臟하면 則死하고 入腑卽愈하니
此爲卒厥이라 하니 何謂也오
師曰 脣口靑하고 身冷하면 爲入臟이니 卽死하고
如身和汗自出하면 爲入腑니 卽愈라

解 : 自其病勢 而論脈狀하면 則沈微, 沈遲, 沈弱, 沈緊者는 有之也나
然沈大而滑者는 未有也온 而況爲實爲氣乎아
若是之脈이 設令有之라도 爲實爲氣者는 病因乎아 病症乎아
乃欲徵之나 未可得矣니 是非僭妄之說而何오

問答之間에 頗多疑義하고 文理不順하며
亦有傳寫之誤하니 不敢强解나
竊謂 "其人 本是脈沈而厥이라가 暴見大而滑하니 其或非 '回光返照'乎아
大凡脈沈 而厥者는 常例也오
脈大而滑하나 脣口靑하고 身冷者는 變例也"라 不敢自信일세 暫待之호라
脣口靑身冷은 卽死하고 身和汗自出은 卽愈者는 經驗之事로 可徵也나
然入臟入腑者는 臆度之說이니 否徵也라

譯 : 問曰 촌맥이 沈大하면서 滑한 경우, 침맥은 實이 되고, 활맥은 氣가 된다.

實과 氣가 서로 치받아 血氣가 臟에 들어가면 죽고 腑에 들어가면 낫는데 이것은 卒厥이 된 것이라고 하는데 무슨 뜻인가?

師曰 입술이 푸르고 몸이 냉하면 장으로 들어간 것이니 죽고, 만약 몸이 따뜻하면서 땀이 저절로 나오면 부로 들어간 것이니 낫는다.

解 : 病勢의 관점에서 脈狀을 거론하면 沈微, 沈遲, 沈弱, 沈緊한 경우는 있지만 沈하면서 大하고 滑한 경우는 없는데 하물며 무슨 근거로 實이 되고 氣가 된다는 것인가? 이런 맥상이 설령 있다 하더라도 實이 되고 氣가 된다는 것은 병인인가 병증인가? 이에 그 증거를 삼으려 해도 얻을 수 없으니 이것이 僭妄한 설이 아니라면 무엇인가!

문답 가운데 자못 의심되는 점이 많고 文理가 매끄럽지 못하며 책을 베끼는 과정 중에 오류가 있어 억지로 해석하기 어려우나 개인적인 생각에 "이 사람이 본래 脈沈하고 궐랭하였는데 갑자기 大而滑한 것은 혹 '해가 지기 전에 잠깐 밝아진 경우'가 아니겠는가? 대체로 脈沈하면서 수족이 궐랭한 것은 일반적인 예라면 脈이 大하고 滑하지만 脣口靑身冷한 것은 변칙적인 예이다." 장담할 수 없어 잠시 후일을 기약한다.
脣口靑身冷하면 사망하고 身和 汗自出하면 회복된다는 것은 경험적 사실로 증거가 되지만 入臟入腑한다는 것은 억지의 가설로 증거가 될 수 없다.

1-12. 問曰 脈脫호대 入臟卽死하고 入腑卽愈는 何謂也오

師曰 非爲一病이오 百病皆然이라

譬如浸淫瘡이 從口起하야 流向四肢者는 可治오

從四肢하야 流來入口者는 不可治니

病在外者는 可治오 入裏者는 卽死라

解 : 夫病勢之始終을 不述하고 而乃無端云云曰 脈脫하니

其所謂脈脫者는 沈微乎아 無力乎아 否則暴不見乎아

且夫入臟入腑는 難徵之事로 條文之意는 非他라

大凡病向外者는 可治하고 入裏者는 難治나

然而 是概論之理로 未必斷定之事니 須讀此條에 以意逆志라야 可也라

1-13. 問曰陽病十八은 何謂也오

師曰頭痛, 項, 腰, 脊, 臂, 脚掣痛이라

問曰陰病十八은 何謂也오

師曰咳, 上氣, 喘, 噦, 咽, 脹鳴, 脹滿, 心痛, 拘急이며

五臟病 各有十八하야 合爲九十病이라

人又有六微하고 微有十八病하니 合爲一百八病이로대

五勞, 七傷, 六極과 婦人의 三十六病은 不在其中이라

譯 : 問曰 脈脫한 경우 臟에 들어가면 죽고 腑로 들어가면 낫는다는 것은
무엇을 말하는 것인가?

師曰 이 한 가지 병만 그러한 것이 아니라 모든 병이 그렇다.
예를 들면 浸淫瘡(조금씩 확산되는 피부병)이 입에서 발생하여 사지로 퍼지는 것은 치료할 수 있지만, 사지로부터 입으로 들어가면 치료할 수 없다.
병이 비교적 外位에 있으면 치료할 수 있고 裏位로 들어가면 죽는다.

解 : 病勢의 始終을 기술하지 않고 무단히 脈脫이라고 언급하니 조문에서 말한 脈脫은 沈微인가? 無力인가? 아니면 갑자기 맥상이 나타나지 않은 것인가?
또한 入臟入腑는 입증하기 어려운 일로 조문의 뜻은 다름이 아니라 대체로 병증이 외부로 나타나는 것은 치료되고 안으로 들어가는 것은 치료하기 어렵다는 것이다.
그러나 이것은 개론적인 논리로 반드시 단정할 수 있는 일이 아니니 이런 조문을 읽을 경우에는 자신의 생각으로 글 쓴 사람의 의도를 헤아리는 것이 옳다.

譯 : 問曰 陽의 병이 18가지라 하니 무엇을 말하는가?

師曰 머리가 아픈 것과 뒷목 · 허리 · 등뼈 · 팔 · 다리가 당기면서 아픈 것이다.

問曰 陰의 병이 18가지라 하니 무엇을 말하는가?

師曰 咳 · 上氣 · 喘 · 噦 · 咽 · 腸鳴 · 脹滿 · 心痛 · 拘急이며 오장의 병이 각기 18가지이니 합하면 90가지이다. 또한 사람에는 6가지 微가 있고, 미에는 18가지가 있으니 총 108가지이나 五勞 · 七傷 · 六極 · 부인 36병은 여기에 포함되지 않는다.

清邪居上하고 **濁邪居下**하며 **大邪中表**하고 **小邪中裏**하며

䅽飪之邪가 **從口入者**는 **宿食也**라

五邪中人에 **各有法度**하니

風中於前하고 **寒中於暮**하며 **濕傷於下**하고 **霧傷于上**이니

風令脈浮하고 **寒令脈急**하며 **霧傷皮腠**하고 **濕流關節**하며

食傷脾胃하고 **極寒傷經**하며 **極熱傷絡**이라

解 : 醫宗金鑑曰 "曰十八 曰九十等文은 乃古醫書文이나

今不可考일세 難以强釋"이라 하니 吾亦從之라

但五邪中人에 各有法度者는 非他라 各從其類也[25)]라

陽邪之風이 中於前하면 則陰邪之寒은 中於後를 不言可知오

寒中於暮하면 則風中於早를 不言可知라

濕重於霧하나 霧亦濕하니 濕何獨傷於下며 霧何必傷于上이리오

中風傷寒은 本是一氣니 風非必令脈浮하고 寒非必令脈急이라

但脈浮者는 病症緩和오 脈急者는 病勢急迫이라

食傷脾胃는 槪論也나 極寒極熱이 何但及于傷經傷絡이리오

於是乎 仲景之術이 變焉을 可見也라

---

25) 各從其類 : 『周易』 乾卦 本乎天者 親上 本乎地者 親下 (하늘에 근본하는 것은 上과 친하고 땅에 근본하는 것은 下와 친하다.) 즉 병증을 六經, 臟腑, 六氣, 體質로 분류할 수 있고, 吉益東洞처럼 君藥으로도 분류할 수 있다. 분류학의 관점에서 이해할 수 있다.

비교적 맑은 풍사는 상부에 머물고 탁한 습기는 하부에 머물며, 큰 사기(풍사)는 表를 침범하고 작은 사기(습기)는 裏를 침범한다. 음식의 사기는 입으로 들어와서 宿食이 된다. 五邪가 인체를 침입할 때도 각기 법도가 있으니, 풍사는 인체 앞부분으로 침입하고 寒邪는 인체 뒷부분으로 침입하며, 濕邪는 하부를 손상하고 霧邪는 상부를 손상한다. 風邪는 맥을 浮하게 하고 寒邪는 맥을 急하게 하며, 霧邪는 피부를 손상하고 濕邪는 관절로 흐르며, 음식은 脾胃를 손상하고, 寒이 지극하면 經을 손상하며 熱이 지극하면 絡을 손상한다.

解 : 醫宗金鑑에서 말하기를 "曰十八 曰九十 등의 글은 古醫의 글이지만 오늘날 고증할 수 없으므로 억지로 해석할 수 없다."고 하니 이 뜻을 따른다.
다만 五邪(風 寒 霧 濕 食)가 사람에게 병을 유발할 때
각각의 법칙이 있다는 것은 다른 뜻이 아니다.
그 성질에 따라 그 부류를 따른다는 것이다. 陽邪의 風이 인체 앞부분으로 침입한다면 陰邪인 寒은 인체 뒷부분을 침범한다는 것을 말하지 않아도 알 수 있고, 寒이 저녁에 침범하면 風은 아침에 침범한다는 것을 말하지 않아도 알 수 있다.

濕은 霧보다 무거우나 霧 또한 濕이니 濕이 어찌 아래부위만 傷하게 하고 霧는 하필 윗부위만 상하게 하겠는가? 中風과 傷寒은 본래 一氣로 風은 반드시 脈浮하지 않으며 寒은 반드시 脈急하게 하지 않는다. 다만 脈浮한 경우는 病症이 緩和한 것이라면 脈急한 것은 病勢가 急迫한 것이다.
食은 脾胃를 손상한다는 것은 일반적인 논리나 극심한 寒과 熱이 어찌 다만 經絡만을 손상하겠는가? 이로서 중경의 학술이 변한 것을 볼 수 있다.

1-14. 問曰 病에 有急當救裏 救表者라하니 何謂也오

師曰 病을 醫下之하야 續得下利 清穀不止하고

身體疼痛者는 急當救裏오

後에 身體疼痛하고 清便自調者는 急當救表也라

解 : 所謂救裏엔 宜四逆湯이오 救表엔 宜桂枝湯이라하니

古今諸醫가 不敢容喙於此案이라

嘗竊以爲 先救裏後救表는 是非仲景本意라하야

『仲景書讀法講解』 60條文과 及要略 17-36條文에 嘗辯之하니 良察之하라

1-15. 夫病痼疾에 加以卒病하면 當先治其卒病하고

後에 乃治其痼疾也라

解 : 夫氣血水變調에 拔之不早拔하면 則其病毒之漸이

日月愈邁히 胸腹愈積하야 一朝難治者 曰痼疾이오

一朝之病者 曰卒病이라

先治其卒病하고 後治其痼疾은 一見當然之事나

然放置卒病하면 則或痼疾劇病이 因此而發하니 良察之하라

譯 : 問曰 급히 裏를 치료한 후에 表를 치료해야 하는 경우가 있다고 하는데 무엇을 말하는가?

師曰 어떤 병증을 의사가 下하여 계속해서 설사를 하는데 소화되지 않은 설사가 그치지 않으면서 몸에 통증이 있는 경우는 급히 裏를 구해야 한다.

이후에 몸에 통증이 있으면서 묽은 변이 저절로 조절되면 급히 表를 구해야 한다.

解 : 소위 救裏에 四逆湯이 합당하고 救表에는 桂枝湯이 합당하다는 주장에 古今의 많은 의사들이 이 의안에 감히 별다른 이의를 제기하지 않았다.

일찍이 개인적으로 先救裏 後救表는 仲景의 本意가 아니라고 생각하여 『仲景書讀法講解』 60條文과 요략 17-36조문에 변론하였으니 잘 살펴보기 바란다.

譯 : 대체로 고질을 앓고 있는 중에 갑자기 새로운 병이 더해진 경우에는 먼저 새로운 병을 치료하고 나서 고질을 치료해야 한다.

解 : 대체로 氣血水 변조에 그 병독을 빨리 제거하지 않으면 그 병독이 점차로 뿌리를 내려 세월이 경과할수록 흉복에 더욱 쌓이게 되어 하루아침에 치료하기 어려운 병을 痼疾이라 하고 어느날 갑자기 생긴 병을 卒病이라고 한다.

갑자기 생긴 병을 먼저 치료하고 나서 고질병을 뒤에 치료하는 것은 일견 당연한 일 같으나 卒病을 방치하면 간혹 잠재한 고질병과 극심한 병증이 돌발할 수 있으니 잘 살펴야 한다.

1-16. 師曰 五臟病에 各有所得者는 愈하고 五臟病에 各有所惡하야 各隨其所不喜者는 爲病이라 病者 素不應食이어늘 而反暴思之하면 必發熱也라

解 : 或解[26]曰 怒傷肝이나 得悲而愈는 悲勝怒也일세며

內經曰 病在肝이나 愈於夏는 春生夏也일세니

此相生相剋之說이 玄則玄 妙則妙나 不過假說이라

夫五行配屬이 雖出於諸家書[27]나 其配屬이 或同或異라

五行之中에 一有配屬不同하면 則其屋上屋者는 恰似沙上樓閣也니

終身爲學하야 欲辯其說이라도 何益之有리오 徒弊精神이라

1-17. 夫諸病在臟을 欲攻之면 當隨其所得하야 而攻之니 如渴者는 與猪苓湯이니 餘皆倣此라

解 : 條文所謂病在臟者는 病在裏者也나

然病症不據하고 奈何之徵으로 而知其病在裏乎아

然則 其如渴者는 潮熱乎아 蓄水乎아 亡陽乎아 燥屎乎아 瘀血乎아

---

26) 이 조문에 해당하는 『醫宗金鑑』의 주해를 인용함.

27) 諸家書 : 『管子』『呂氏春秋』『淮南子』『春秋繁露』『太玄』『白虎通』『靈樞』『素問』 등을 말한다. 자세한 내용은 『仲景書讀法講解 · 自序辯 1』에서 논했으니 참고하기 바란다.

譯 : 師曰 오장병에 그 각각에 알맞은 음식을 얻어야 낫고, 오장병에 그 각각에 꺼려하는 것이 있는데 그 좋아하지 않는 것을 따르면 병이 된다.

환자가 평소 먹지 않다가 도리어 갑자기 식욕을 느끼면 반드시 열이 난다.

解 : 어떤 사람이 이 조문을 해석하여 말하기를 怒氣는 肝을 상하게 하지만 悲哀가 들면 낫는 것은 상극관계에서 悲가 怒를 이기기 때문이며, 內經에서 말하기를 病이 肝에 있으나 여름이 되면 낫는 것은 상생관계에서 春이 夏를 생하기 때문이라고 하였는데 이 相生, 相剋의 설이 현묘하다고 하지만 알고 보면 假說에 불과한 것이다.

대체로 五行配屬은 전국시대 이후 諸家書에서 뒤섞여 나왔으나 그 배속관계가 책마다 같은 부분도 있고 다른 부분도 있다.

조금이라도 배속 관계가 다른 곳이 있다면 그 집(가설) 위에 올린 집(학설)은 사상누각과 같은 것인데 죽을 때까지 공부하여 그 가설들을 변론할지라도 무슨 도움이 되겠는가? 도리어 정신을 피폐하게 할 뿐이다.

譯 : 대체로 臟에 있는 병을 공격하려면 마땅히 그 병에 알맞은 것을 따라서 공격해야 한다. 예를 들어 갈증이 있는 경우 猪苓湯을 준다. 나머지도 모두 이 경우를 따른다.

解 : 조문에서 말하는 病在臟은 病이 裏에 있다는 것이지만 病症을 근거하지 않고 무슨 증거로 병이 裏에 있는 것을 알 수 있는가? 渴과 같은 증상은 潮熱 때문인가? 蓄水 때문인가? 亡陽 때문인가? 燥屎 때문인가? 瘀血 때문인가?

其症은 雖相似나 其因은 不相似하니

當隨其病毒하야 而攻之니

所謂 '淸火生津, 利水散飮, 逐水回陽, 下燥屎, 驅瘀血'이

攻之之法이라

或曰 "如渴者之下에 當有小便不利四字"라 하니 此言是之라

若不然則 如渴에 與猪苓湯者는 未免一偏之見者也라

그 증상은 비록 유사하지만 그 원인은 서로 같지 않기 때문에 마땅히 그 病毒에 따라 공격하니 소위 '白虎湯의 淸火生津, 五苓散의 利水散飮, 眞武湯의 逐水回陽, 承氣湯의 下燥屎, 桃核承氣湯의 驅瘀血'이 공격하는 법이다. 누군가 말하기를 "如渴者 아래에 마땅히 小便不利라는 네 글자가 있어야 한다."고 하였는데 이 말이 옳다. 그렇지 않다면 渴에 猪苓湯을 주는 것은 한쪽으로 치우친 견해를 면하기 어렵다.

2. 痓濕暍病脈證幷治第二

2-1. 太陽病에 發熱無汗호대 反惡寒者를 名曰强痓이오

解 : 痓之爲症이 條文不見이어늘 奈何之徵으로 而知其痓乎아

此條文이 雖若似仲景正文이나 實不相似라

强痓者는 病名乎아 病症乎아 "辭不足하니 不可以爲成文"[1]이라

太陽病 發熱無汗 惡寒 而口噤角弓反張[2]者를

名曰强痓이라야 始可以爲成文이라

若不然則 '太陽病 發熱無汗 惡寒에 麻黃湯主之'라

或曰 反惡寒之反字는 衍文이라 하니 此言是之며 條文에 雖不見脈狀이나

據無汗, 强痓하야 而論之하면 則脈浮緊者를 可知也라

夫惡寒之中 所謂振戰, 瘧疾之狀이 潛在焉하니 以此考之컨대

惡寒이 彌甚하면 則振戰, 瘧疾이 彌甚焉하니 戰慄之謂惡寒也라

竊謂 此際에 方意는 據諸無汗호대 而參諸强痓하니 何則고 非他라

無汗(小便不利, 大便鞭)은 病機之症일세 故特書라

病機也者는 病勢之軸이니 大凡病症이 自此而作也라

---

1) 『唐宋八家文』 韓愈答-尉遲生書

2) 口噤角弓反張 : 『東醫寶鑑 · 雜病篇』 河間-痓者 筋勁强直而不柔和也 丹溪-痓病者 口噤角弓反張者 是也 (하간은 痓은 근육이 경직되어 유화하지 않은 것이라고 하였고, 단계는 痓病은 입이 다물어지지 않은 상태에서 각궁이 반대로 당겨지는 것이다.)라고 하였다.

譯 : 태양병으로 發熱하나 無汗한데 오히려 惡寒하는 것을 剛痓이라고 부른다.

解 : 痓이라는 증상이 조문에 보이지 않는데 무슨 근거로 痓을 알 수 있는가?

이 조문이 비록 仲景의 正文과 유사하나 사실은 서로 같지 않다.

强痓은 病名인가? 病症인가? "글이 갖추어지지 않으니 온전한 글이 아니다."

太陽病으로 發熱無汗 惡寒하면서 口噤 角弓反張한 경우를 强痓이라고 해야 비로소 온전한 글이 된다.

만약 이와 같지 않다면 '太陽病 發熱無汗 惡寒 麻黃湯主之'인 것이다.

혹자는 말하기를 反惡寒의 反字는 글 가운데 잘못하여 들어간 쓸데없는 글귀(衍文)라고 하는데 이 말이 옳으며, 조문에 비록 脈狀이 보이지 않지만 無汗과 强痓을 근거로 논하면 脈浮緊한 것을 알 수 있다.

대체로 惡寒에는 소위 振戰, 瘧疾이라는 증상이 잠재하니 이것으로 고찰해 보면 惡寒이 심하면 심할수록 振戰, 瘧疾의 증상도 더욱 심해지니 戰慄 이것을 가리켜 惡寒이라고 한다.

내 생각에 이 경우 처방의 기준은 無汗을 근거로 强痓을 참고해야 하니 왜냐하면 다른 이유가 아니다.

無汗(小便不利, 大便鞭)은 病機에 해당하는 증상이기 때문에 특별히 기술한 것이다.

病機라고 하는 것은 病勢의 축으로 모든 병증이 이 병기로부터 발생한다.

2-2. 太陽病에 發熱汗出호대 而不惡寒을 名曰 柔痓이라

解 : 若夫此條者는 與其溫病條文[3)]과 雖同類나

'發熱而渴 不惡寒'을 謂之溫病者는 猶可也어니와

'發熱汗出 而不惡寒'을 謂之柔痓者는 未可也라 何則고 非他라

溫病情況이 只在病症이나 柔痓情況은 未備故也일세라

發熱汗出 而惡寒하면 病在表하고 不惡寒하면 則可知病不在表로대

然痓之爲症을 終乃不知其爲何症이라

若病症具備하면 則不待曰傷寒, 曰中風, 曰溫病, 曰剛痓, 曰柔痓,

曰虛勞, 曰黃疸이라도 而自知其爲症이니 何必要其病名乎아

作此條文者는 非唯不知仲景之筆이오 而亦不知症候之意者也니라

强痓者는 病勢急迫也오 柔痓者는 病症緩和也니

然則實邪, 虛邪之爲强痓柔痓 云云者는 多囿於名分者也니라

夫剛柔之所分者는 不在邪氣盛衰오 但在汗出, 不出이라

汗出하면 則邪氣越外하야 病勢亦緩할세 故其痓症也 柔하고

不出하면 則邪氣不泄하야 病勢反急할세 故其痓症也 强이라

大凡方意는 不在痓症强柔이오 只在汗出不出하니

是以로 條文에 特書 '汗出不汗出'者는 卽以此也일세라

---

3) 溫病條文 : 『仲景書讀法講解』 4조 太陽病 發熱而渴 不惡寒者 爲溫病 (태양병으로 발열하면서 갈증이 있으나 오한하지 않는 것은 온병이 된 것이다.)

譯 : 태양병으로 발열하고 汗出하지만 惡寒하지 않는 것을 柔痓이라고 부른다.

解 : 이와 같은 조문은 溫病의 조문과 비록 같은 종류지만 '發熱而渴 不惡寒'을 溫病이라고 말하는 것은 오히려 괜찮지만 '發熱汗出 而不惡寒'을 柔痓이라고 말하는 것은 옳지 않다. 왜냐하면 다른 이유가 아니다.
溫病의 정황이 病症 가운데 있지만 柔痓의情況은 未備하기 때문이다.
發熱汗出하고 惡寒하면 病이 表에 있고 不惡寒하면 病이 表에 있지 않음을 알 수 있지만 痓이라는 증상이 마침내 어떤 증상인지 알 수 없다.
만약 病症이 온전히 구비되면 曰傷寒, 曰中風, 曰溫病, 曰剛痓, 曰柔痓, 曰虛勞, 曰黃疸이라고 하지 않아도 자연히 그 병증을 알 수 있는데 하필 그 病名이 필요하겠는가? 이 조문을 쓴 사람은 중경의 필법을 알지 못할 뿐 아니라 또한 증후의 개념도 알지 못하는 사람이다.

强痓은 病勢가 급박한 것이며 柔痓은 病症이 다소 완화한 상태이다.
그러므로 實邪, 虛邪가 强痓과 柔痓을 유발한 것이라고 말하는 사람은 모두 名分에 얽매인 사람들이다.
强痓과 柔痓이 나누어지는 것은 邪氣의 盛衰에 있지 않고 단지 汗出, 不出에 달려있다.
汗出하면 邪氣가 외부로 배출되어 病勢 또한 완만해지기 때문에 痓症이 柔하고 不出하면 邪氣도 배설되지 못하여 病勢가 오히려 급박해지므로 痓症이 强해진 것이다.
대체로 처방의 기준은 痓症과 强柔에 있지 않고 오로지 汗出과 不出에 있으므로 조문에 '汗出, 不汗出'을 특별히 기술한 것은 바로 이 때문이다.

2-3. 太陽病에 發熱호대 脈沈而細者를 名曰痙이니 爲難治라

解 : 條文未備어늘 乃名曰痙이라 하니

於是乎 其必有拘急者를 可知焉이라

或曰 "發熱은 太陽病也오 脈沈細는 少陰病也니

~以太陽痙症에 而見少陰之脈하니 表裏兼病也라 하고

且云曰 太陽之邪가 鬱於外할세 故病發熱하고

少陰之邪가 凝於內할세 故脈沈細"라호니

若是之解者는 多執泥名分하야 以牽强附會者也니라

蓋太陽病으로 發熱汗出하면 則脈浮緩하고 汗不出하면 則脈浮緊이어늘

反脈沈而細者는 卽以裏有虛寒하야 正氣衰微也일세니

是乃所謂 '亡陽'之候로 當不可發汗이어늘

此際에 若主之大青龍湯[4]하면 則或轉屬少陰病 而爲狼狽라

吾聞之하니 "太陽脈似少陰하고 少陰症似太陽"[5]者가

種種有之라 하니 良察之하라

---

4) 『仲景書讀法講解』 25조 太陽中風 ~~若脈微弱 汗出惡風者 不可服 服之則厥逆筋惕肉瞤此爲逆也. (태양중풍에 맥이 미약하고 땀을 흘리면서 오풍하는 경우에 대청룡탕을 복용하면 안 되는데 복용하면 사지가 궐역하고 근육이 놀라면서 떨리게 되니 이것은 역치이다.)

5) 陶節菴 『傷寒全生集』 傷寒太陽脈似少陰 少陰症似太陽 用藥不同 (상한에 太陽脈 가운데 少陰脈과 비슷한 경우가 있고, 少陰症 가운데 太陽症과 비슷한 경우가 있지만 사용하는 약은 같지 않다.)

譯 : 태양병으로 발열한데 맥이 沈하면서 細한 것을 痓이라고 부르니
치료하기 어렵다.

解 : 조문이 갖추어져 있지 않는데 오히려 痓病이라고 말한 것으로 보아 반드시
근육이 경직된 증상이 있음을 알 수 있다.
누군가 말하기를 "發熱은 太陽病이오 脈沈細는 少陰病이니~以太陽痓症에
少陰脈이 보이므로 表裏의 兼病이라 하고 또 말하기를 太陽의 邪가 外에
울체하였기 때문에 發熱하고 少陰의 邪가 內에 응체하였기 때문에 脈沈細"한
것이라고 하였는데 이 같은 해석은 대체로 명분에 집착하여 억지로 끼워 맞춘 것이다.

太陽病으로 發熱汗出하면 脈이 浮緩하고 汗不出하면 脈浮緊해야 하나 도리어
脈沈而細한 것은 裏가 虛寒하여 正氣가 쇠약해진 것이다. 이것이 소위 '亡陽'의
증후이니 發汗해서는 안되는데 만약 대청룡탕으로 투여하면 혹 소음병으로
전속하여 낭패를 보는 수가 있다.
듣기로는 "太陽病의 脈 가운데 少陰病의 脈과 유사하고, 少陰病의 증상 중에
太陽病의 증상과 유사한 경우가 종종 있다."고 하니 잘 살펴보기 바란다.

2-4. 太陽病에 發汗太多하면 因致痓이라

解 : 此條文을 可信乎인댄 其所以致痓者는 卽以津液不足也일세니
或者 於是에 桂枝加附子湯主之라 하니
其不幾於 '太陽病 發熱 脈沈而細者 發汗太多'乎잇가
若不然則 其爲一偏之見이니 何以知之오
夫發汗過多에 設有津液不足하더라도 或歸屬亡陽하고 或歸屬亡陰하니
屬亡陽이어든 桂枝加附子湯主之하고 屬亡陰이어든 白虎加人蔘湯主之라
發汗過多한 其誤治 雖同하나 其壞病이 不同者는 其人素有性向이 不齊也일세라

2-5. 夫風病을 下之則痓하고 復發汗하면 必拘急이라

解 : 大凡風病에 或下之하고 復發汗이 雖非不可나
然不得其宜하야 脫津液하면 則拘急而痓이라
痓之症이 拘急也며 拘急之名이 痓也니 同意反復語라
此條文은 "凡病 若發汗 若吐 若下 若溫鍼하야
亡津液亡血"之例니 觀其脈症하고 知犯何逆하야 隨症治之라

譯 : 태양병에 發汗을 지나치게 하면 이로 해서 痙病을 일으킨다.

解 : 이 조문을 신뢰할 수 있다면 致痙의 원인은 바로 津液이 부족해서이다.

혹자는 이 경우에 桂枝加附子湯으로 치료한다고 하는데 이것은 거의 앞 조문의 '太陽病 發熱 脈沈而細者 發汗太多'한 경우가 아니겠는가?

만약 그렇지 않다면 이 주장은 한쪽으로 치우친 견해이다. 어떻게 아는가?

發汗을 과다한 후에 설령 진액이 부족하더라도 어떤 경우는 亡陽으로 귀속하고, 어떤 경우는 亡陰으로 귀속하니 亡陽으로 귀속하면 桂枝加附子湯으로 치료하고, 亡陰으로 귀속하면 白虎加人蔘湯으로 치료한다.

지나치게 發汗한 그 誤治가 비록 같더라도 그 壞病이 같지 않은 것은 그 사람의 본래의 성향이 같지 않기 때문이다.

譯 : 대체로 風病을 下하면 痙이 되고 다시 發汗하면 반드시 근육이 땅겨지고 급하게 된다.

解 : 대체로 감기 증에 간혹 설사시키고 다시 發汗하는 것이 비록 잘못된 것은 아니지만 그 합당한 치료를 얻지 못하여 津液이 손상되면 근육이 땅겨지고 급해지면서 痙이 된다.

痙이라는 증상이 拘急이며, 拘急의 병명이 痙이니 이것은 동의 반복어이다.

이 조문은 "凡病 若發汗 若吐 若下 若溫鍼하여 亡津液亡血"한 사례니 脈과 症을 살펴 어떠한 역치를 범해서 (괴병이) 된 것인지 알아 나타나는 증상을 따라 치료하면 된다.

2-6. 瘡家 雖身疼痛이라도 不可發汗이니 汗出則痓이라

解 : 大凡身疼痛에 一但發汗之는 當時慣例之治나

因爾多驗壞病하야 乃知其逆治하고

於是乎 其不可發汗之症을 特擧焉이라

今之爲今이 是誰之功가 盡在汗吐下法이라

2-7. 病者 身熱足寒하고 頸項强急하며 惡寒하나 時頭熱, 面赤, 目赤하고 獨頭動搖하며 卒口噤 背反張者는 痓病也라 若發其汗者는 寒濕相得하야 其表益虛하면 卽惡寒甚하니 發其汗已에 其脈如蛇라 (一云其脈浛)

解 : 獨頭動搖 卒口噤 背反張之症을 可信乎인댄

其痓病之因을 雖不敢知나 其或非今所謂破傷風乎아

若夫然則 痓之爲病은 非必發汗過多之故也라

後醫之於彼痓也에 大凡小續命湯主之하니 參考之하라

夫病症은 古今不變하나 其解釋은 因時因人而變하니 非必固守古書之案이라

但條文之症者는 或不得汗出이어나 或汗出不徹하야 而陽氣怫鬱之候也니

譯 : 평소에 종기를 앓고 있는 사람은 몸에 통증이 있더라도 發汗해서는 안 되니, 땀을 내면 痓이 되기 때문이다.

解 : 대체로 身疼痛에 일단 發汗하는 것은 당시의 관례적인 치료나 이로 인하여 많은 壞病을 경험하고 나서야 그것이 역치임을 알고 發汗해서는 안 되는 증상을 알아서 특별히 예로 삼은 것이다. 오늘날의 치료법이 오늘날 이르게 된 것이 누구의 덕인가? 모두 汗吐下法에 있는 것이다.

譯 : 환자가 몸에서 열이 나지만 발은 차고 頸項이 뻣뻣하면서 당기며 惡寒이 있지만 때때로 머리에 열이 나면서 얼굴과 눈이 붉고 머리만 흔들다가 갑자기 입이 꽉 다물어지고 등이 뒤로 젖혀지면 痓病이 된 것이다. 만약 땀을 내서 寒과 濕이 서로 만나 表가 더욱 虛해지면 오한이 심해지므로 땀내기를 그쳤더니 맥이 뱀이 기어가듯하다.

解 : 獨頭動搖 卒口噤 背反張의 증상이 신뢰할 만한 것이라면 痓病의 원인을 비록 감히 안다고 할 수 없지만 혹 오늘날 말하는 破傷風이 아니겠는가? 만약 그렇다면 痓이라는 병증은 반드시 發汗過多로 인한 사유가 아니다. 후의들은 저 痓痓에 대해 대체로 小續命湯으로 치료하였으니 참고하기 바란다. 病症이라는 현상은 古今에 관계없이 不變하지만 그 解釋은 시대에 따라 사람에 따라 변하므로 반드시 옛 글의 의안을 고집할 필요는 없다. 다만 조문의 증상은 혹 땀을 흘리지 않았거나 혹 발한이 철저하지 못하여 陽氣가 표위에서 울결된 증후니

'無汗脈浮緊'이 雖不見條文이나 未嘗不在其中者를 可知也라

然則 此際에 當發其汗하면 乃愈나

特書惡寒甚者는 轉屬亡陽之兆者也오

發其汗 以下의 '寒濕相得 其表益虛'은

此所謂病理之說이며 註解之文이니

'若發其汗 脈如蛇 惡寒甚者는 卽以寒濕相得하야 其表益虛也'일세라

如此之讀이라야 文理接하고 而文意立하니 於是乎 其爲顚倒者를 可知也라

2-8. 暴腹脹大[6]者는 爲欲解오 脈如故어나 反伏弦者는 痓이라

解 : 若夫此條者는 必有憑據로대 條文未備하니 不可臆解也라

吾聞之하니 "感破傷風하면 因痓攣益甚하야 角弓反張[7]하고 而腹下陷커늘

暴腹脹大者에 知其反張自解也"[8]라 하고

又聞之하니 "痓攣之甚 暴腹脹大者는 爲欲解"라 하니 此言有理라

6) 腹脹大 : 『靈樞 · 脹論』 岐伯曰 夫脹者 皆在于藏府之外 排藏府而廓胸脇 脹皮膚 故名曰脹 (기백이 말하기를 대체로 脹이라는 것은 모두 장부의 바깥에 있으니 장부를 밀치고 가슴, 옆구리로 확장되어 피부를 부풀어 오르게 하므로 이것을 창이라고 한다.)

7) 角弓反張 : 환자의 목덜미가 뻣뻣해지고(强直), 허리와 등이 뒤로 젖혀져서 마치 활처럼(角弓) 휘어지고 비뚤어진 상태를 말한다. 이런 증상은 驚風, 破傷風 및 腦膜炎 등에서 나타나기도 한다.

8) 大塚敬節 『金匱要略講話』에 나오는 내용을 漢譯함.

'無汗脈浮緊'이 비록 조문에 보이지 않지만 미상불 이 가운데 있음을 알 수 있다. 그러므로 이 상황에서 당연히 발한하면 치료되지만 (발한한 후에) 惡寒이 심하다고 특별히 기술한 것은 亡陽으로 전속하려는 조짐이기 때문이다.

發其汗 이하의 '寒濕이 相得하여 其表가 益虛'하다는 것은 (당시 사람들의) 일종의 病理的인 해설이며 주해문자니 '若發其汗 脈如蛇 惡寒甚한 것은 바로 寒濕이 相得하여 其表가 더욱 虛해진 연유이다.' 이렇게 읽어야 문리가 연결되고 글의 의미가 세워질 수 있으니 이것으로 앞뒤가 뒤바뀐 글임을 알 수 있다.

譯 : 갑자기 배가 脹滿해지면 병이 풀리려는 것이고, 맥이 여전하거나 반대로 잠복하면서 弦하면 痓이다.

解 : 이와 같은 조문은 반드시 어떤 증거가 있지만 조문이 미비하므로 억지로 해석해서는 안 된다.

듣기로는 "破傷風에 걸리면 이로 인하여 痓攣이 더욱 심해져 角弓反張이 나타나며 복부는 下陷하는데 갑자기 腹脹大하면 이것으로 角弓反張이 풀렸다는 것을 알 수 있다" 하고 또 듣기로는 "경련이 심한 경우에 갑자기 복부가 창대해지는 것은 병증이 해소되려는 것이다"라고 하는데 이 해석이 설득력이 있다.

2-9. 夫痓脈은 按之緊如弦하야 直上下行이라 (一作筑筑而弦)

(『脈經』云 : 痓家 其脈伏堅 直上下)

解 : 按脈에 緊如弦者는 大凡病勢急迫者也니 非但止于痓病이라

夫脈狀은 因病勢而變하니 何常之有리오

然則 以一時而定脈者도 未可也며 以一症而論脈者도 未可也라

要略之所以鶻突[9]者는 卽以太主脈狀也일세라

2-10. 痓病에 有灸호대 瘡하면 難治라

解 : 痓病에 有灸는 當時治法이니 非不可나

不幸 "灸處에 化膿爲瘡호대 偶然感染破傷風菌"[10]者는 難治라

醫道無窮하고 疾醫不絶하니 設有難治라도 何必待斃리오

2-11. 太陽病의 其證備하고 身體强 几几[11]然호대 脈反沈遲하면 此爲痓이니 栝樓桂枝湯主之라

---

9) 明朝 顧起元『客座贅語 · 方言編』南都方言, 其不聰敏者, 曰鶻突, 曰糊塗, 曰懵懂, 曰勺鐸. (중국 남부지방의 방언으로 총민하지 못한 것을 골돌, 호도, 몽동, 작탁이라고 부른다.) 즉 애매모호하다는 뜻이다.

10) 大塚敬節『金匱要略講話』의 주해를 漢譯으로 옮김

11) 几几 : 道節庵『傷寒全生集』如短羽之鳥 不能飛騰 動則伸縮其頸 而兩翅聳動 欲飛之貌 其病者頭項 一伸一縮 故几几也 (깃털이 짧은 새가 능히 날지 못하고 움직일 때 그 목을 폈다 수축하면서 양 깃털이 솟아올라 마치 나는 모습으로 사람이 항강한 경우 목주위가 한번 폈다 한번 수축하기 때문에 새의 几几한 모습을 형용한 것이다.)

譯 : 痙病의 맥은 눌러보면 활시위처럼 긴장하여 上下로 미친다.

解 : 진맥에 緊이 弦한 경우는 대체로 病勢가 급박한 것으로 痙病만 해당하는 것은 아니다. 脈狀은 병세에 따라 변하므로 어찌 항상 일정하다고 할 수 있겠는가? 그러므로 일시적인 상황으로 맥을 규정하는 것도 옳지 못하며 하나의 증상으로 맥상을 논하는 것도 옳지 못하다.

요략의 조문이 애매모호한 이유는 지나치게 맥상만을 근거로 하기 때문이다.

譯 : 경병에 뜸을 뜨고 나서 化膿된 종기가 아물지 않으면 치료하기 어렵다.

解 : 痙病에 灸하는 것은 당시의 치료법으로 잘못된 것은 아니지만 불행하게 "뜸뜬 자리가 化膿되어 瘡이 생겼는데 우연히 破傷風菌에 감염된" 경우는 치료하기 어렵다고 한다.

의학의 이치는 무궁하고 질병을 치료하는 의사는 항상 있으니 조문에 설령 치료하기 어렵다 해도 어찌 돌이킬 수 없는 상황을 기다리겠는가?

譯 : 태양병의 증상이 갖추어지고 몸이 다 뻣뻣하여 几几한 형상이 있는데 맥은 오히려 沈遲하면 이는 痙病이니 栝樓桂枝湯으로 치료한다.

解 : 太陽病에 几几然身體强하면 則其脈狀은 當浮緊, 緊弦이어늘
意外沈遲할세 故反字를 特書者는 使其後人으로 警覺之호라
夫症脈相負에 或有主症而立方하고 或有主脈而立方이라
此際엔 主脈而不可發汗일세
與其主之大青龍湯, 葛根湯으론 不若主之桂枝加葛根湯, 栝樓桂枝湯이라
服湯已에 不愈어든 可與桂枝加附子湯이라

栝樓根 : 主治 生津液而潤枯燥 治消渴而利水道

【栝樓桂枝湯】 栝樓根二兩, 桂枝三兩, 芍藥三兩, 甘草二兩, 生薑三兩, 大棗十二枚

2-12. 太陽病에 無汗而小便反少하야 氣上衝胸하고 口噤不得語하면 欲作剛痓이니 葛根湯主之라

解 : 氣上衝胸 口噤不得語는 劇症也나
然首擧無汗하야 而列病症者는 何則고 非他라
一切病症이 因此而作故也일세니
方意之謀는 但在病勢之始오 不在病症之劇이라
然則病勢之症이 其備乎인댄 何待乎僞托之解며 何須乎臆測之理이리오

解 : 太陽病에 身體强하여 경직되면 脈狀은 마땅히 浮緊하거나 緊弦하는데 의외로 沈遲하므로 反字를 특별히 기술하여 후인들에게 경각케 한 것이다. 대체로 증상과 맥상이 서로 맞지 않은 경우에 증상을 위주로 처방을 세우기도 하고, 맥상을 위주로 하여 처방을 세우기도 한다. 이 경우엔 맥상을 근거로 발한해서는 안 되는 것이므로 大青龍湯이나 葛根湯으로 치료하기보다는 桂枝加葛根湯이나 栝樓桂枝湯으로 치료해야 한다. 약을 복용하고 나서 치료가 잘 되지 않으면 桂枝加附子湯을 사용할 수 있다.

譯 : 태양병으로 땀이 나지 않는데 소변량이 오히려 적고, 氣가 가슴으로 上衝하면서 입이 꽉 다물어져 말을 하지 못하면 剛痙이 발작하려는 것이니 葛根湯으로 치료한다.

解 : 氣上衝胸과 口噤不得語는 극심한 병증이나 조문 시작에 無汗을 들어 병증을 나열한 것은 왜냐하면 다른 것이 아니다. 일체의 병증이 이로 인하여 발생하기 때문이니 처방을 도모하는 것은 다만 병세의 시작에 있으며 병증의 심한 것에 있는 것이 아니다. 그러므로 병세의 증상을 갖추고 있다면 어찌 후인들이 위탁한 註解를 기대할 것이며 어찌 억측한 空理가 필요하겠는가?

此際無汗하나 而小便利하면 則彼劇症이 多少緩和어늘

小便反少하니 於是乎 氣上衝胸이 甚焉하야 而剛痓劇症이 作焉이라

太陽病 身體强几几에 或葛根湯主之하고 或栝樓桂枝湯主之者는

不以其剛痓柔痓이오 卽以其無汗有汗也일세라

【葛根湯】葛根四兩, 麻黃三兩, 桂枝三兩, 芍藥二兩, 甘草二兩, 生薑三兩, 大棗十二枚

2-13. 痓爲病에 (一本痓字上有剛字) 胸滿, 口噤하고 臥不着席하며 脚攣急하고 必齘齒니 可與大承氣湯이라

解 : 剛痓之爲病이 劇則劇 危則危라도 其着眼者는 但在病機라

然則方意는 不在劇症하고 多在無汗, 大便鞕, 小便不利니

丁寧 古醫之治이 不過如此라면 則醫道之理는 蔑以加茲焉이라

古醫之法은 非他니 無有外感內傷히 而遂作無汗, 大便鞕, 小便不利하면

則病名不問하고 劇症無關하며 而一但 發汗之 下之 利小便之라

以此考之컨대 '腹滿 譫語 大便鞕'이 不見條文이나

內實之候가 多少潛在者를 可知焉이라

若不然則하면 葛根湯, 栝樓桂枝湯主之어늘 何必主之大承氣湯乎아

"不于病名上分解하고 病根上講求"라 하니 是吾醫立方에 第一義也라

이 경우에 無汗하지만 小便利하면 저 극심한 증상이 그래도 다소 완화하나 小便의 요량마저 오히려 적어지면 氣上衝胸이 심해져 剛痙과 劇症이 발생한다. 太陽病 身體强几几에 어떤 경우 葛根湯으로 치료하고 어떤 경우 栝樓桂枝湯으로 치료하는 것은 剛痙과 柔痙 때문이 아니라 바로 無汗과 有汗 때문이다.

譯 : 痙病으로 (어떤 판본에는 '痙' 앞에 '剛'이 있다.)
가슴이 갑갑하고 입이 꽉 다물리며 눕혔을 때 등이 다 바닥에 닿지 않고 다리가 뒤틀리고 반드시 이빨을 가니 大承氣湯을 줄 수 있다.

解 : 剛痙의 증상이 극심하고 위급하지만 눈여겨보아야 하는 것은 오직 病機에 있다. 그러므로 처방의 기준은 劇症에 있지 않고 대부분 無汗, 大便鞕, 小便不利에 있으니 정녕 고의의 치료법이 불과 이와 같다면 의학의 이치는 이것에 하나도 더할 것이 없다. 고의의 치료법은 다른 것이 아니다! 外感과 內傷에 관계없이 마침내 無汗, 大便鞕, 小便不利가 나타나면 病名을 따지지 말고 劇症에 관계없이 일단 發汗하거나 下하거나 利小便하는 것이다.
이것으로 보면 '腹滿 譫語 大便鞕'이 조문에 보이지 않지만 內實의 증후가 다소 잠재한 것을 알 수 있다. 만약 그렇지 않다면 葛根湯이나 栝樓桂枝湯으로 치료해야 하는데 하필 大承氣湯으로 치료했겠는가? "병명에서 이해하지 말고 病根에서 강구해야 한다."(柯琴 『傷寒論翼·六經正義第二』) 이것이 우리 의학에서 처방을 세우는 데 가장 중요한 교훈이다.

【大承氣湯】 大黃四兩, 厚朴半斤, 枳實五枚, 芒硝三合

2-14. 太陽病에 **關節疼痛而煩**하고 **脈沈而細者**는(一作緩)

此名濕痺라(『玉函』云中濕)

濕痺之候는 **小便不利**하고 **大便反快**하니 **但當利其小便**이라

解 : 濕痺之爲病은 關節疼痛而煩하고 脈沈而細라

竊謂 此際에 麻黃細辛附子湯加蒼朮主之라

濕者는 病因也오 痺者는 病症也나

然着眼者는 實在關節疼痛而煩이오 不在濕痺니 何則고 非他라

其病症具備면 乃知其病因하니 所謂濕痺者는 不過贅言이라

於是乎 正文之體가 變者를 可見焉이라

玉函所謂利其小便者는 非必謂之五苓散, 猪苓散이오

猶蒼朮附子之逐水劑者也라 何以知之오

五苓散類의 其藥力은 可以利胸腹之蓄水나

然不達於關節之濕痺니 雖云云曰 其利小便이라도

實則逐水回陽이라 是古醫가 經驗之得者也라

治水에 各因其水氣의 新舊淺深하야 而分其方藥者는 卽以藥力之差也라

譯 : 태양병으로 관절이 아프고 煩躁하며 맥이 沈하면서 細한 경우 (일설에 緩이라함) 이를 濕痺라고 한다. 습비의 증상은 小便不利하고 대변은 반대로 잘 나오므로 단지 소변을 잘 나가게 해야 한다.

解 : 濕痺의 병증은 關節疼痛하고 煩하며 脈이 沈하면서 細한 것이다. 개인적으로 이 경우 麻黃細辛附子湯加蒼朮로 치료한다. 濕은 病因이며 痺는 病症이나 눈여겨보아야 하는 것은 실로 關節疼痛而煩에 있고 濕痺에 있지 않으니 왜냐하면 다른 이유가 아니다. 그 병증이 구비되면 이것으로 그 병인을 추론할 수 있으니 濕痺는 군더더기에 불과하다. 비로소 올바른 글쓰기 방식이 변한 것을 알 수 있다.

玉函에서는 利小便하라고 하였지만 반드시 五苓散이나 猪苓散을 말하는 것이 아니라 오히려 蒼朮과 附子와 같은 逐水劑이다. 어떻게 아는가? 五苓散類의 藥力은 흉복부의 蓄水를 다스리지만 關節의 濕痺에는 영향력이 미치지 못하므로 비록 利小便이라고 언급했더라도 사실은 逐水하여 回陽하는 것이다. 이것은 옛사람이 경험으로 얻은 것이다. 治水에 각각 水氣의 新舊와 淺深에 따라 처방과 약물을 구분하는 것은 바로 약력의 차이 때문이다.

2-15. 濕家之爲病은 一身盡疼하고(一云疼煩) 發熱하며 身色如熏黃也라

解 : 濕家者는 本是肥厚多濕之人也니

如其症者는 不過排泄不利之候니 法當汗出而解라

萬若不得其治하야 以薰蒸皮膚하면 則至於發黃이어늘

古今 註解家12)는 多擬諸五行配屬하야 而曰

"濕盛之發黃은 屬脾之瘀濕일세 故其色暗如煙熏"이라호라

古醫는 徵實而述之어늘 後醫는 僞托而解之하니

讀者는 可不深思而熟慮哉아

2-16. 濕家로 其人但頭汗出하고 背强하며 欲得被覆向火어늘 若下之早하면 則噦하고 或胸滿 小便不利하며 (一云利) 舌上如胎者는 以丹田有熱하나 胸上有寒하니 渴欲得飮호대 而不能飮하면 則口燥煩也라

解 : 條文冒頭에 已云濕家하면 則其有關節疼痛을 可知矣라

特書但頭汗出者는 以其發黃之兆일세 故警戒未然也라

12) 古今 註解家 : 『醫宗金鑑』에서 『金匱要略』을 주해한 여러 주해가를 말함

譯 : 濕家의 병은 온몸이 아프고 (일설에는 疼煩이라고 함) 열이 나며 피부색이 열기에 그을린 듯이 누렇다.

解 : 濕家는 태생적으로 몸집이 비후하고 濕氣가 많은 사람으로서 이와 같은 증상은 배설기능이 원만하지 못하여 나타나는 증후에 불과하니 치법으로는 마땅히 땀을 내어 병증을 해소해야 한다.

만약에 적절한 치료를 하지 못하여 열기가 皮膚로 薰蒸하게 되면 發黃이 되는데 고금의 註解家 대부분은 五行配屬 관계를 헤아려 "濕盛의 發黃은 脾의 瘀濕에 속하기 때문에 색깔이 열기에 그을린 듯이 누렇다."고 하였다.

古醫는 실재하는 증상을 근거로 기술하였는데 後醫들은 내경을 僞托하여 해석하였으니 독자는 이런 차이점을 깊이 생각하고 또 생각하지 않을 수 있겠는가?

譯 : 濕家로서 환자의 머리에서만 땀이 나고 등이 뻣뻣하며 이불을 덮고 불을 가까이하려고 하는데 만약 너무 빨리 下하면 딸꾹질을 한다.

혹 가슴이 갑갑하고 소변이 不利하며 ('利'로 되어 있는 판본도 있다.)

혀에 苔가 끼는 경우는 丹田에는 열이 있으나 흉부에는 寒이 있기 때문이니 갈증이 나서 물을 마시고 싶지만 마실 수 없으면 입이 마르고 煩하다.

解 : 조문 머리에 이미 濕家라고 언급하면 關節疼痛이 있음을 알 수 있다.

但頭汗出이라고 특별히 기술한 것은 發黃의 조짐이기 때문에 미연에 경고한 것이다.

若夫此條者 文理不順하고 文意生梗하나 然自其病勢而觀之하면

則 '濕家로 其人但頭汗出하고 小便不利하야 背强 舌上如胎하고

口燥煩하야 渴欲飮水로대 而不能飮'이라 不過如此라

濕家者 餘處無汗하고 小便不利者는 發黃之兆오

背强 欲得被覆向火者는 欲其發汗이나 無汗惡寒之候오

或噦 或胸滿者는 下之太早하야 心下痞니 結胸之候오

舌上如胎 口燥煩者는 渴欲飮水로대 猶不能飮하니 水逆之候라

此病症者는 非必以胸中有熱이오 卽以留飮이라

'丹田有熱 胸上有寒'者는 是後人竄入之案으로

上熱下寒者는 嘗聞之어니와 下熱上寒者는 未嘗聞之호니

彼丹田有熱은 其或非濕熱淫於內乎아

大凡 '胃中有寒, 胸上有寒'者는 謂之水飮이며 留飮也어늘

庸醫 但知有熱之爲口渴하고 不知留飮之爲渴欲飮水라

2-17. 濕家下之호대 額上汗出하고 微喘하며

小便利(一云不利)者는 死하고 若下利不止者도 亦死라

이와 같은 조문은 文理가 순조롭지 못하고 文意가 억지스럽지만 病勢의 관점에서 보면 '濕家로 이 사람이 다만 머리부위에서만 땀이 나고 小便不利하여 背强하고 혀에 태가 있으며 口燥煩하여 飮水하고 싶지만 능히 마실 수 없다.' 불과 이 정도이다.

濕家로 신체 부위에서 無汗하고 小便不利하면 發黃의 조짐이 되고, 背强하고 이불을 덮고 불을 가까이하려고 하는 것은 땀을 내려고 하나 無汗하면서 惡寒하는 증후이며, 간혹 噦하고 간혹 胸滿한 것은 지나치게 빨리 下하여 心下痞하니 結胸의 증후이며, 舌上如胎 口燥煩하는 것은 갈증으로 물을 마시고 싶으나 오히려 마실 수 없는 것은 水逆의 증후로 이러한 病症은 반드시 胸中에 熱이 있어서가 아니라 바로 留飮 때문이다.

'丹田有熱 胸上有寒'은 후세사람이 몰래 삽입한 병인의 개념으로 上熱下寒이라는 말은 일찍이 들었으나 下熱上寒은 일찍이 들어보지 못하였으니 丹田有熱은 혹시 습열이 內로 浸淫한 것이 아니겠는가?
대체로 '胃中有寒, 胸上有寒'이라는 표현은 水飮과 留飮을 뜻하는데 평범한 의사들은 단지 熱로 인하여 口渴하는 것만 알고 留飮이 渴欲飮水의 원인이 되는 것을 알지 못한다.

譯 : 濕家에게 下했는데 이마에 땀이 나고 숨이 약간 차며 소변이 利하면 (不利로 되어 있는 판본도 있다.) 죽는다. 설사가 멎지 않아도 죽는다.

解 : 濕着於四肢關節하면 當發汗利水, 逐水回陽, 利其小便이라

此際 下之호대 額上汗出 微喘하니

於是乎 水氣不得外越하야 而上衝之候者를 可知也라

此也 '小便利(一云不利)者 死하고 若下利不止者 亦死'라 하니

自其病勢而論之하면 與其以小便利론 不若以小便不利라

濕家에 特書額上汗出 小便不利者는 卽以發黃之兆也일세니

未然不防하면 將至危急而或死라

2-18. 風濕相搏하야 一身盡疼痛하면 法當汗出而解라

値天陰雨不止하야 醫云此可發汗이라 하고 汗之호대 病不愈者는 何也오

蓋發其汗하야 汗大出者는 但風氣去하고 濕氣在하니 是故不愈也라

若治風濕者는 發其汗호대 但微微似欲出汗者라야 風濕俱去也라

解 : 風濕相搏엔 法當汗出而解者는 治法之大義라

病人이 偶然 當値天陰雨不止하면 則濕着更甚하야

一身盡痛이 甚於平常이라 此際 麻黃湯으로 急迫發汗호대 猶不愈者는

卽以 "風性急 可驟驅로대 濕性滯 當漸解"라 是經驗之得일세

故麻黃加朮湯主之하야 以微微似欲出汗하면 則風濕俱去也라

但不値天陰雨라도 其人濕着之甚者어든 宜當從此法이라

解 : 濕氣가 四肢關節에 침착하면 마땅히 發汗利水하거나 逐水回陽하거나 利其小便해야 하는데 이 경우 下하였더니 이마에 땀이 나고 숨이 약간 차니 水氣가 외부로 발설하지 못하여 上衝의 증후가 나타난 것을 알 수 있다. 이 조문에서 '小便利(一云不利)하면 死하고 만약 下利不止한 경우도 死한다.'고 하니 病勢의 관점에서 논하면 小便利 때문이라기보다는 차라리 小便不利 때문이라는 것이 낫다.

濕家에 額上汗出과 小便不利를 특별히 기술한 것은 發黃의 조짐 때문이니 미연에 예방하지 않으면 조만간 위급한 상태에 이르러 사망할 수도 있다.

譯 : 風濕이 서로 치받아서 전신이 쑤시고 아프면 마땅히 땀을 내서 풀어야 한다. 날씨가 흐리고 비가 그치지 않는 때를 만나 의사가 말하기를 이 경우 발한해야 한다고 하면서 땀을 냈는데도 병이 낫지 않는 것은 어떤 이유인가? 대개 땀을 낼 때 땀을 너무 많이 내면 風氣만 제거되고 습기는 여전히 남게 되어 낫지 않은 것이다. 만약 風濕을 치료할 때 땀을 내되 서서히 조금씩 땀을 나오게 하면 풍과 습이 함께 제거된다.

解 : 風濕이 相搏한 경우 의당 汗出하여 병증을 해소하는 것은 治法의 대의이다. 이 사람이 우연히 날씨가 흐리고 비가 그치지 않는 때를 만나면 습기가 더욱 침착하여 전신의 통증이 평상보다 심해진다. 이 경우 麻黃湯으로 급하게 發汗했는데도 낫지 않는 것은 즉 "風의 성질은 급하여 빨리 몰아낼 수 있지만 濕의 성질은 잘 정체하므로 마땅히 점차 해소해야 한다."는 때문이다. 이것은 경험으로 얻은 것이므로 麻黃加朮湯으로 조금씩 땀을 내게 하면 風濕 모두를 제거할 수 있다. 다만 날씨가 흐리고 비가 그치지 않는 때가 아니어도 그 사람이 체질상 습기의 침착이 심한 경우라면 의당 이 치법을 따라야 한다.

2-19. 濕家病에 **身疼發熱**하고 **面黃而喘**하며 **頭痛鼻塞而煩**하고 **其脈大**호대 **自能飮食**하야 **腹中和無病**이면 **病在頭**하야 **中寒濕**할세 **故鼻塞**이니 **內藥鼻中**하면 **則愈**라

(『脈經』云 病人喘 而無濕家病以下至而喘十一者)

解 : 此條文이 雖屬濕家病이나 自其病勢而觀之하면

則脈經之文이 是也라 何以知之오

濕家 面黃에 當發汗 利小便이오도 未能愈病이온 而況內藥鼻中乎아

據症方而校定之하면 本是條文은 不過如此하니

'頭痛鼻塞 而煩 脈大 自能飮食者는 內藥鼻中하면 則愈'라

以此考之컨대 '腹中和無病 病在頭 中寒濕'은 是推論之理니

於是乎 後人之竄入者를 可知也라

醫宗金鑑 解曰 "惟宜納藥鼻中하야 取黃水從涕出하야 而寒濕以泄하면

病可愈니 ~~所納之藥은 如瓜蒂散之類"라하니 此言有理라

2-20. 濕家 身煩疼하면 **可與麻黃加朮湯**하야 **發其汗爲宜**오 **愼不可以火攻之**라

譯 : 습가의 병으로 몸이 쑤시고 열이 나며 얼굴이 노랗고 숨이 차며 머리가 아프고 코가 막히면서 가슴이 煩하며 맥이 大한데, 음식을 능히 먹고 마시며 뱃속이 편안하여 아픈 데가 없으면 (이것으로 보아) 머리 부위가 寒濕을 맞아서 코가 막힌 것이니 콧속에 약을 넣으면 낫는다. (『脈經』에서는 '病人喘'이라 하였고, '濕家病' 이하 '而喘'까지 11자가 없다.)

解 : 이 조문이 비록 濕家病에 속하지만 病勢의 관점에서 보면 脈經의 말이 옳다. 어떻게 아는가? 濕家로 面黃에 당연히 發汗하고 利小便하여도 능히 병증이 치료되지 않는데 하물며 약을 코 안으로 삽입하여 치료할 수 있겠는가? 증상과 처방을 근거로 교정하면 본래 조문은 다음과 같으니 '頭痛鼻塞 而煩 脈大 自能飮食者 內藥鼻中 則愈'다.

이것으로 판단해 보면 '腹中和無病 病在頭 中寒濕' 이 문구는 추론적인 병리로 후인들이 몰래 삽입한 것을 알 수 있다.

醫宗金鑑의 주해에서 말하기를 "마땅히 콧속에 약을 넣어 黃水가 콧물을 따라 나오게 하여 寒濕이 배출하면 병증이 해소되니~콧속에 넣는 약은 瓜蒂散같은 종류"라고 하니 이 말이 그래도 설득력이 있다.

譯 : 濕家가 몸이 煩하면서 쑤시면 麻黃加朮湯을 주어 땀을 내는 것이 마땅하고 절대로 火法으로 공격해서는 안 된다.

解 : 風濕相搏하야 身煩疼하면 發其汗爲宜니
可與麻黃加朮湯하야 微微似欲出汗이라
然則火攻과 薰蒸이 非不可나 但不可以刦迫之하야 暴發汗也라
萬若 暴發汗하야 而脫津液하면
則或至於奔豚煩驚이어나 或至於譫語口渴이라

【麻黃加朮湯】 麻黃三兩, 桂枝二兩, 甘草一兩, 杏仁七十個, 白朮四兩

2-21. 病者 一身盡疼하고 發熱호대 日晡所劇者를 名風濕이라 此病은 傷於汗出當風이어나 或久傷取冷하야 所致也니 可與麻黃杏仁薏苡甘草湯이라

解 : 若如條文하면 則一身盡疼 發熱者는 病在表하니 麻黃湯主之라
但發熱이 日晡所劇者는 潮熱之候로 宜當加石膏어늘
去石膏加薏苡仁하니 於是乎 其有咳喘浮腫[13]者를 可斟也라
本方은 多適於急性關節炎之症[14]이라 하니 參考之하라

---

13) 咳喘浮腫 : 吉益東洞『藥徵』薏苡仁 互考 -去石膏加薏苡仁 則用之於咳喘浮腫 可也
14) 急性關節炎之症 : 湯本求眞의 견해

解 : 風濕이 相搏하여 身煩疼한 경우 發汗하는 것이 당연하니 麻黃加朮湯을 주어 조금씩 땀을 내는 듯이 해야 한다. 그러므로 火攻과 薰蒸요법 등이 잘못은 아니지만 겁박하여 갑자기 발한시켜서는 안 된다.

만약 갑자기 발한을 과다하여 津液이 손상되면 경우에 따라 奔豚煩驚으로 빠지거나 혹은 譫語口渴로 빠지게 된다.

譯 : 환자가 온몸이 쑤시면서 열이 오르지만 일포(日晡-초저녁) 무렵에 심해지는 것을 風濕이라고 한다. 이 병은 땀을 흘리는 중에 바람을 쏘였거나 오랫동안 냉기를 쐬어 발생한 것이니 麻黃杏仁薏苡甘草湯을 줄 수 있다.

解 : 조문과 같다면 一身盡疼하고 發熱하는 것은 病이 表에 있는 것이므로 麻黃湯으로 치료한다.

다만 發熱이 일포(日晡-초저녁) 무렵에 심해지는 것은 潮熱의 증후로 石膏를 추가해야 하나 石膏를 빼고 薏苡仁을 추가한 것으로 보면 咳喘와 浮腫이 있다는 것을 짐작할 수 있다.

本方은 대체로 急性關節炎의 증상에 적용한다고 하니 참고하기 바란다.

‘傷於汗出當風 或久傷取冷’者는 風濕之所致나 不過推論也라

夫濕家, 風濕의 其病症相似일세 故法當汗出而解나

然 “濕家之痛 則重著不能轉側하고 風濕之痛 則輕掣不可屈伸하며

濕家之熱 則朝暮不分微甚하고 風濕之熱 則日晡必劇”[15]이라한대

大凡風濕之症은 甚於濕家나 然立方意엔 謀諸病情하고 不謀諸名分이라

薏苡仁 : 主治 浮腫 傍治 咳喘 癰膿

【麻黃杏仁薏苡甘草湯】 麻黃半兩, 甘草一兩, 薏苡仁半兩, 杏仁十個

2-22. 風濕에 脈浮 身重하고 汗出惡風者는 防己黃芪湯主之라

解 : 萬若冒頭에 不云風濕하면 則如其症者에 可與桂枝湯類나

對其防己黃芪湯의 方意하면 大有徑庭하니

於是乎 條文未備者를 可知也라

非得已 取東洞之案[16]하야 而備之하면

‘風濕 脈浮 身重 汗出惡風 四肢浮腫 咳喘 或不得臥

黃汗盜汗 及皮水 皮膚不仁者에 防己黃芪湯主之’라

15) 『醫宗金鑑』 註解

16) 東洞之案 : 諸方或無其證 證或無其方 則據傍例 攈摭之 (처방은 있는데 혹 증상이 없거나 증상은 있는데 약물이 없으면 방례를 근거로 증거를 모은다.) 諸方或無其證 證或無其方 이 부분은 『금궤요략』 序文에 나오는 내용이다.

소위 '傷於汗出當風 或久傷取冷'은 風濕을 일으키는 원인이나 추론에 불과하다. 濕家와 風濕의 병증이 서로 비슷하여 치료법은 당연히 땀을 내어 해소하지만 "濕家의 통증은 重著하여 不能轉側하다면 風濕의 통증은 輕掣하여 不可屈伸하며, 濕家의 열증은 아침 저녁으로 微甚이 구별되지 않고, 風濕의 열증은 日晡必劇한다."고 하니 대체로 風濕의 증상이 濕家보다 심하지만 처방을 세우는 기준은 병증의 정황에서 도모하는 것이지 風濕 濕家라는 명분에서 도모하는 것은 아니다.

譯 : 풍습으로 맥이 浮하고 身重하며 汗出하면서 惡風하는 경우는 防己黃芪湯으로 치료한다.

解 : 만약 조문 앞에 風濕이라는 단서가 없다면 이와 같은 증상에 桂枝湯類로 치료하나 防己黃芪湯의 방의와 비교하면 사뭇 다른 정황이 있으니 이것으로 조문이 미비한 것임을 알 수 있다. 부득이 東洞의 의안을 취하여 조문을 갖추면 '風濕 脈浮 身重 汗出惡風 四肢浮腫 咳喘 或不得臥 黃汗盜汗 及皮水 皮膚不仁에 防己黃芪湯으로 치료한다.'이다.

防己 : 主治 治水(支飮) 咳喘不得臥 四肢浮腫 身重腫及陰

【防己黃芪湯】 防己一兩, 甘草半兩, 白朮七錢半, 黃芪一兩一分

2-23. 傷寒八九日에 風濕相搏하야 身體疼煩하고 不能自轉側하며 不嘔不渴하고 脈浮虛而澁者는 桂枝附子湯主之로대 若大便堅하고 小便自利者는 去桂枝加白朮湯主之라

解 : 傷寒八九日이 經過하면 大凡轉屬裏位하야 或嘔或渴이어늘 猶不嘔不渴者에 知其非少陽病 陽明病也호라
此條文은 日數雖多나 但見表症 而脈浮者어든 宜汗之之例어늘 猶不主之麻黃加朮湯者는 卽以脈浮虛而澁也일세라
大凡條文에 脈浮虛, 浮實의 虛實二字는 是僭補니 何以知之오 脈浮緩, 浮緊者는 猶可也나 然脈浮虛, 浮實者는 未可也일세라
夫條文之意는 非他라 如其症者에 不可汗之 不可下之일세 故僭補虛字하니 讀者 良察之하라

夫風濕相搏에 佐附子者는 以逐濕氣於肌肉이오 不以回其亡陽이니 古醫以爲不逐水하고 而乃能治其病症者가 未之有也니라
所謂小便自利者는 小便不禁也니 小便不禁 而奪津液者는 大便必鞭하나 然不議下者는 以其非內實之鞭也일세라

譯 : 傷寒으로 8~9일 경과에 風濕이 서로 치받아서 몸이 쑤시면서 煩하여 몸을 자력으로 돌릴 수 없지만 嘔症이 없고 갈증이 없으며 맥이 浮하고 무력하면서 깔깔한 경우는 桂枝附子湯으로 치료한다.

만약 대변이 굳고 소변이 잘 나오는 경우는 去桂加白朮湯으로 치료한다.

解 : 傷寒이 8~9일이 경과하면 대체로 裏位로 전속하여 혹 嘔하거나 혹 渴하는데 오히려 不嘔하고 不渴한 것을 근거로 少陽病과 陽明病이 아니라는 것을 알 수 있다.

이 조문은 경과한 일수가 비록 오래되었지만 단지 表症에 脈浮만 보이므로 마땅히 발한해야 하는 사례인데 오히려 麻黃加朮湯으로 치료하지 않은 것은 바로 脈이 浮虛하면서 澁하기 때문이다.

대체로 조문에 脈浮虛, 浮實의 虛實 두 글자는 누군가 僭補한 것이니 어떻게 아는가? 脈浮緩, 浮緊이라고 표기한 것은 그래도 옳지만 脈浮虛, 浮實로 표기한 것은 옳지 못하기 때문이다. 조문의 뜻은 다른 것이 아니다.

이와 같은 증상에 발한해서도 안 되며 사하시켜도 안 되기 때문에 虛字를 몰래 보충한 것이니 독자들은 이 사실을 잘 살펴야 한다.

風濕이 相搏하는데 附子로 보좌하는 것은 肌肉에 침착한 습기를 驅逐하려는 것이지 亡陽을 회복시키기 위한 것은 아니다. 고의들은 逐水하지 않고 병증이 치료되는 경우가 없다고 생각했다. 소위 小便自利는 小便이 不禁한 것이니 小便이 멈추지 않아 津液이 탈하면 大便은 반드시 굳기 마련이나 下法을 거론하지 않은 것은 內實로 인하여 굳은 것이 아니기 때문이다.

但之於 '去桂枝加白朮'也에 諸家解[17]의 意見紛紛하야

未知孰是일세 願待乎大方家之解라

吾聞之하니 '白朮, 附子, 茯苓이 皆治小便不利 與自利가

猶麻黃, 桂枝가 治無汗與自汗也'라호라

【桂枝附子湯】 桂枝四兩, 生薑三兩, 附子三枚, 甘草二兩, 大棗十二枚

【去桂枝白朮湯】 白朮二兩, 附子一枚半, 甘草二兩, 生薑一兩半, 大棗六枚

2-24. 風濕相搏하야 骨節疼煩掣痛하고 不得屈伸하며
近之則痛劇하고 汗出 短氣 小便不利하며
惡風不欲去衣하고 或身微腫者는 甘草附子湯主之라

解 : 此條文解를 已述於仲景書 本方條文하니 參考之하라

小便不利者는 濕內蓄也오 身微腫者는 濕外搏이라

濕氣는 重滯於水氣일세 故彼也엔 身重 身體疼痛이라 하고

此也엔 骨節疼煩掣痛하야 不得屈伸하고 近之則痛劇이라하니

---

17) 諸家解 : 東洞 解曰 小便自利 無上衝 故去桂枝, 成無己 解曰 小便利 大便鞕者 津液不足 去桂加朮程林 解曰 桂枝 近於解肌 或恐發汗 而再奪津液 故去之 白朮 佐附子 能去肌膚之濕 不妨乎渴故加之 (東洞은 소변이 자리하여 상충이 없기 때문에 桂枝를 去하고, 成無己는 소변이 편하고 대변이 굳어있는 경우 진액이 부족한 것이니 桂枝를 去한다 하며, 程林은 桂枝는 解肌하므로 혹 발한시켜 거듭 진액을 소모시킬 수 있어 桂枝를 去고 白朮이 附子를 도와 肌部의 습기를 제거하면서도 갈증을 유발하지 않으므로 加한다.)

다만 去桂加白朮한 것에 대해 여러 주해가의 의견이 분분하여 무엇이 옳은지 알기 어려워 여러분의 고견을 듣고자 한다.

듣기로는 '白朮, 附子, 茯苓이 모두 小便不利와 自利를 치료하는 것이 마치 麻黃과 桂枝가 無汗과 自汗을 치료하는 것과 같다'고 하였다.

譯 : 風濕이 서로 치받아서 뼈마디가 쑤시면서 煩하고, 당기고 아파서 굴신하지 못하며, 손을 대기만 해도 아파서 견딜 수 없는데, 땀이 나면서 숨이 짧고, 소변이 매끄럽게 나가지 않으며, 바람을 싫어해서 옷을 벗으려 하지 않거나 혹 몸이 약간 붓는 경우는 甘草附子湯으로 치료한다.

解 : 이 조문의 해석을 앞서 仲景書 本方의 조문(『중경서독법강해』 109조)에서 기술했으니 참고하기 바란다.

小便不利는 濕이 內蓄한 것이라면 身微腫은 濕이 外搏한 것이다.

濕氣는 水氣보다 무겁고 침체가 심하기 때문에 다른 곳에서는 身重 身體疼痛하고 여기서는 骨節疼煩掣痛하여 屈伸을 잘 하지 못하며 만지면 통증이 극심해진다 하니

此際 不藉白朮附子면 難以逐之니 何以知之오

汗出에 短氣 小便不利 惡風不欲去衣者는 以亡陽之情況也일세라

雖然 古醫之於辨症也에 臨機應變하야 各得其宜하니

條文之例[18]는 恰似 "春秋一事가 各是發明一例로

如看風水하야 移步換形"[19]이라 하니 後人이 "雖欲從之나 末由也已"[20]니라

【甘草附子湯】 甘草二兩, 附子二枚, 白朮二兩, 桂枝四兩

2-25. 太陽中暍은 發熱惡寒하고 身重而疼痛하며 其脈弦細, 芤遲하고

小便已에 洒洒然毛聳하고 手足厥冷이라

小有勞하면 身卽熱하고 口開하야 前板齒燥하고

若發其汗하면 則惡寒甚하고 加溫鍼하면 則發熱甚하고

數下之하면 則淋甚이라

解 : 仲景은 嘗述其症하고 而不述其病하나

然所謂 '傷風, 傷暑, 傷濕, 溫病, 熱症, 時氣, 溫疫,

冬溫, 溫毒, 風濕, 濕溫, 中暍'은 在其中矣라

---

18) 條文之例 : 『仲景全書』와 『金匱要略』 조문의 병증에 관한 사례를 의미함

19) 『朱子大全 · 答柯國材』 朱子가 『四書五經』 가운데 『春秋』를 제외하고 모두 註解한 것은 『春秋』의 필력이 변화무쌍하여 따르기 어렵다는 의미에서 나온 글이다. 같은 의미로 『중경전서』와 『금궤요략』에 보이는 병증의 변화에 따라 처방을 온전히 배우는 것은 사실 어려운 일이다.

20) 『論語 · 子罕』

이 경우에 白朮과 附子의 약력을 도움 받지 않으면 습기를 驅逐하기 어려우니 어떻게 아는가? 汗出하고 나서 短氣 小便不利 惡風不欲去衣한 것은 소위 亡陽(桂枝加附子湯의 증상과 유사하다.)의 정황이기 때문이다.

古醫들이 辨症에 있어서 임기응변하여 그 합당한 법을 얻은 조문의 예는 흡사 "춘추에 기록된 일은 각각 하나의 사례를 밝힌 것으로 (그 사례마다 어떤 이치가 담겨 있는데 후세 사람이 볼 때) 마치 바람에 따라 물결이 출렁거려 발걸음을 옮길 때마다 그 형체가 달라지는 것처럼 보인다."고 하니 후인이 "비록 따르려고 해도 어떻게 할 수 없다."

譯 : 태양병의 中暍은 즉 일사병에 걸리면 증상은 열이 나면서 惡寒이 들고 몸이 무거우면서 쑤시고 아픈데, 그 맥은 弦細하거나 芤遲하고 소변을 보고 나면 오싹오싹 털이 일어서고 손발이 逆冷하다.

조금만 일을 하면 몸에 열이 나며 입이 벌어지고 앞니가 마르고, 만약 발한하면 오한이 심해지고, 溫鍼하면 발열이 심해지며, 자주 下하면 淋症이 심해진다.

解 : 仲景은 일찍이 그 증상을 기술하고 그 병명을 기술하지 않았으나 소위 '傷風, 傷暑, 傷濕, 溫病, 熱症, 時氣, 溫疫, 冬溫, 溫毒, 風濕, 濕溫, 中暍'은 이(증상) 가운데 있다.

夫然則 '太陽中暍과 太陽中熱과 太陽中風과 太陽傷寒'等의

若夫此名者는 誰人之命乎아 設出仲景이라도 此爲私案也니

方意는 實在病症之公案이오 不在名分之私案이라

中暍은 中暑, 中熱也니 今所謂熱射病으로

當此時하야 若汗, 若下, 若吐, 若溫之法은 雖庸醫라도 知其不宜어늘

妄施汗吐下溫法 以後에 歷歷述其壞病者는 爲後人之鑑也라

傳曰 '傷寒三百九十七法이 無出於表裏, 虛實, 陰陽, 寒熱'이라 하니

是知其一하고 而不知其他라

夫三百九十七法과 及八綱辨證之案者는 歷驗壞病하고 終乃樹立焉이라

2-26. 太陽中熱者는 暍이 是也라

汗出惡寒하고 身熱而渴하면 白虎加人參湯主之라

解 : 夫方意은 不在太陽中熱(名分)이오 實在身熱而渴(證據)이라

條文에 特擧一例나 然 '中熱中暑 傷寒中風 起居飮食

出入性情 體質稟賦'를 一切莫論하고 如其症者 見焉하면 本方主之라

萬若 必待中熱中暍 以後에 白虎加人參湯主之하면

則終身待之라도 活用之日이 稀矣라

그렇다면 '太陽中暍과 太陽中熱과 太陽中風과 太陽傷寒' 등의 이와 같은 이름은 누가 명명한 것인가? 설령 仲景으로부터 나왔다 하더라도 이것은 私案으로 처방의 기준은 실로 病症이라는 公案에 있는 것이지 누군가 만든 名分의 私案에 있지 않다.

中暍은 中暑, 中熱이니 오늘날 熱射病에 해당하는데 이런 상황에 처해서 발한하거나, 사하하거나, 토하게 하거나, 온침을 사용하는 법은 비록 평범한 의사라도 그 치법이 옳지 않다는 것을 알고 있다. 그러나 망령되게 汗, 吐, 下, 溫法을 시행하고 나서 그 壞病을 하나하나 기술한 것은 후세사람이 경계 삼기 위한 것이다.

예로부터 '傷寒論의 397개의 법이 表裏, 虛實, 陰陽, 寒熱에서 벗어나지 않는다.'고 전해온 말은 하나만 알고 다른 것은 모르는 말이다.

397개의 법과8강 변증의 의안은 사실 많은 괴병을 경험하고 나서 마침내 수립된 것이다.

譯 : 太陽中熱의 대표적인 증상은 暍이다. 땀이 나면서 오한이 들며, 몸에 열이 나면서 갈증이 있으면 白虎加人蔘湯으로 치료한다.

解 : 처방의 기준은 太陽中熱이라는 名分에 있지 않고 실로 身熱하며 渴하다는 증거에 있다. 조문에 하나의 예만 들었지만 '中熱中暑와 傷寒中風과 起居飮食이나 出入性情과 體質稟賦' 등을 일체 막론하고 이와 같은 증상이 나타나면 本方으로 치료한다.

만약 반드시 中熱이나 中暍을 기다린 이후에야 白虎加人參湯으로 치료한다면 종신토록 기다려도 활용할 수 있는 날이 거의 없을 것이다.

【白虎加人參湯】知母六兩, 石膏一斤, 甘草二兩, 粳米六合, 人蔘三兩

2-27. 太陽中暍로 身熱疼重하고 而脈微弱하면 此以夏月傷冷水하야 水行皮中所致也니 一物瓜蒂湯主之라

解 : 中暍하면 則不言夏月하나 而知夏月하고 不言熱病하나 而知熱病이라

夏月中暍 傷冷水者는 非以冷水로 潠之灌之[21]면 則飮冷過多라

若不然則 其所以傷冷水者는 終乃未知其事라

大凡中暍하면 乃以冷水로 潠之飮之가 不亦當乎아

雖然 中暍에 傷冷水하야 身熱疼重 而脈微弱하면 其人은 果然何人이며

尤一物瓜蒂湯이 適於此症이라면 其方은 果然何方가

擬諸方藥而考之하면 則其人은 或非胸中痞塞乎아

若夫然則 身熱疼重하고 而脈微弱者는 胸中痞塞之候也라

竊謂 此人이 中暍에 偶然傷冷水하야 素有之症이 因益發動焉이라

'水行皮中所致'와 及 '其熱被劫不得去'[22]者는

與其 '傷於汗出當風과 及久傷取冷'으로 同類之理也라

21) 冷水 潠之灌之 : 『仲景書讀法講解』 86조 病在陽 應以汗解之 反以冷水 潠之 若灌之~ (병이 陽에 있으면 마땅히 땀을 내야 하는데 도리어 냉수로 潠하고 灌하면~)

22) 熱被劫不得去 : 『仲景書讀法講解』 86조 (냉수욕으로 열이 겁박되어 외부로 발설하지 못함)

譯 : 태양병의 中暍로 몸에 열이 나면서 쑤시고 무거운데 맥이 微弱한 경우는 여름에 찬물에 손상되어 水氣가 피부 속을 돌아다녀 생긴 것이니 一物瓜蒂湯으로 치료한다.

解 : 中暍하면 여름철이라고 말하지 않아도 여름철 이라는 것을 알고 熱病을 말하지 않아도 熱病이라는 것을 안다.

여름철에 더위를 먹어 냉수에 손상되었다는 것은 냉수욕이 아니면 냉 음료를 많이 마셨다는 것이다. 만약 그렇지 않다면 冷水에 손상됐다는 것이 마침내 어떤 일인지 알 수 없다.

대체로 中暍인 경우 냉수욕과 냉 음료를 마시는 것이 또한 당연하지 않은가?

비록 그렇지만 中暍에 冷水에 상하여 身熱疼重하고 脈微弱하다면 이런 사람은 과연 어떤 부류이며, 더욱 一物瓜蒂湯(瓜蒂二七個)이 이 증상에 적용된다면 이 처방은 과연 어떤 처방인가?

方藥을 헤아려 고찰해 보면 그 사람은 혹 胸中이 痞塞한 것이 아니겠는가?

만약 그렇다면 身熱疼重하고 脈微弱은 胸中痞塞의 증후이다.

개인적인 생각에 이런 사람이 더위를 먹고 우연히 冷水에 손상되어 본래 가지고 있던 증상이 더욱 발동하여 나타난 것이다.

'水行皮中所致'와 '其熱被劫不得去'는 21조문의 '傷於汗出當風 或久傷取冷'과 같은 종류의 추론적인 논리이다.

3. 百合狐惑陰陽毒病脈證并治第三

3-1. 論曰 百合病[1]者는 百脈이 一宗하야 悉致其病也라

意欲食이로대 復不能食 當默默하고

欲臥로대 不能臥하며 欲行이로대 不能行하고

欲飮食이로대 或有美時하고 或有不用聞食臭時하며

如寒無寒하고 如熱無熱하며 口苦, 小便赤하야 諸藥不能治라

得藥하면 則劇吐利하야 如有神靈者하며 身形如和하나

其脈微數이라

每溺時에 頭痛者는 六十日乃愈하고

若溺時에 頭不痛 淅然者는 四十日愈하고

若溺快然하고 但頭眩者는 二十日愈라

其證이 或未病而預見하고 或病四五日而出하며

或病二十日 或一月에 微見者하니 各隨證治之라

解 : 自古로 論百合之名호대 意見紛紛하야 莫能一致나 槪略有三說[2]이라

其一 "此百合病은 以百合爲主藥하니 而且以藥名病也夫"[3]라 하고

---

1) 百合病을 이 조문과 다르게 진드기(곤충)에 물려서 생긴 병증으로 보는 견해도 있다. 각자의 판단에 맡긴다.

2) 三說 : 원광대학교 원전학교실『金匱要略』의 百合病脈證治에 대한 연구에서 인용함

3) 魏荔洞『金匱要略方論本義』

譯 : 論曰 百合病이란 인체의 百脈이 하나를 宗主로 삼고 있기 때문에 百脈에 하나같이 병을 일으키는 것이다.

음식을 먹으려고 해도 먹지 못하고, 항상 묵묵히 있으며, 잠을 자려고 해도 잠을 잘 수 없고, 걸으려고 해도 걸을 수 없으며, 음식이 혹 맛이 있을 때가 있고 혹 음식 냄새도 맡기 싫을 때가 있으며, 때로 오한이 드는 듯하나 추워하지 않고 열이 있는 듯하나 열이 없으며, 입이 쓰고, 소변이 붉어 일반적인 약물로는 치료할 수 없다.

약을 복용하면 심하게 구토와 설사를 하면서 마치 귀신에 씐 것 같아서 신체는 이상이 없는 듯하지만 맥이 微數하다.

소변을 볼 때마다 머리가 아픈 경우는 60일이 지나 낫고, 소변을 볼 때 머리가 아프지 않으면서 오싹 추운 경우는 40일이 지나 나으며, 소변 볼 때 별다른 증상 없이 상쾌하지만 단지 머리가 어지러운 경우는 20일이면 낫는다.

백합병의 증후는, 병이 들지 않았는데 미리 나타나는 경우가 있고, 병을 앓은 지 4-5일 뒤에 나타나는 경우가 있으며, 20일 또는 한 달 뒤에 나타나는 경우가 있으니 각기 그 증에 따라 치료해야 한다.

解 : 예로부터 百合의 명칭을 논하는데 의견이 분분하여 일치를 이루지 못했지만 대략 세 가지 설이 있다.

그 하나는 “이 百合病은 百合이 主藥이므로 백합으로 病의 이름으로 삼았다.”

其二 "百脈一宗者는 分之則爲百脈이나 合之則爲一宗이니

悉致其病하면 則無之非病矣"[4]라하며

其三 "百合은 乃房室過度之謂니 取其因하야 以名其病이니

與其藥名百合者는 偶然耳"[5]라호라

雖然傳曰[6] "大抵汗吐下之後에 元氣虛弱하야 多變此症"이라호니

夫然則 百合病者는 不過壞病者也니라

竊謂 百脈一宗者는 非他라 百脈이 卽一脈也니 猶言百體一體[7]라

言百川은 以海爲宗也[8]니 卽百脈은 以一脈爲宗也라

夫百合病者는 應於百脈하니 總脈病也라

條文未備에 雖未知夫所謂百合病이나

或傷寒大病差後에 餘熱未解어나 或精神不定에 因而形神俱病이어나

或傷寒病을 汗吐下後에 多變此證이어나 或房室過度之所致니

其百合病之所來가 殊到나 然終歸於津液消耗라

然則以百合病으로 爲耗液致燥之症者는 猶可也나

然而以百合病으로 爲心肺陰虛之病者는 未可也라

此條 是概略之言이니 不必執泥於一句一節하야 以求其證據也라

但如其症者 見焉이어든 其來歷莫拘하고 各隨症治之하라

---

4) 尤怡의 주해

5) 飯田鼎의 주해

6) 陶節庵『傷寒全生集·辨傷寒百合例』

7) 百體一體 :『醫宗金鑑』註解

8) 百川 以海爲宗也 :『書傳·禹貢』江漢 朝宗于海 (江漢은 바다를 주종으로 여겨 拜禮한다.)

그 둘째는 “百脈이 하나를 종주로 삼고 있다는 것은 나누면 百脈이 되나 합치면 一宗이 되므로 각각의 맥에서 병이 발생하면 모든 맥에서 그 병증이 아님이 없게 된다.”

그 셋째는 “百合은 房室過度(성관계가 과도)를 말한 것이니 그 원인을 취하여 그 병명을 삼은 것으로 그 藥名이 百合인 것은 우연이다.”고 했다.

비록 그렇지만 전해오는 말로 “대체로 汗吐下한 후에 元氣가 虛弱하여 다양한 병증이 생긴 것이다.”고 하였는데 그렇다면 百合病은 壞病에 불과한 것이다.

개인적인 생각에 百脈一宗은 다른 뜻이 아니다!

百脈이 곧 一脈이니 오히려 百體가 一體라는 말이다.

모든 강물은 바다로 주종을 삼는다는 말로 곧 모든 맥은 一脈으로 宗을 삼는다.

百合病은 百脈에 반응하므로 모든 맥의 병이 된 것이다.

조문이 미비하여 이른바 百合病이라는 것을 비록 알 수 없지만 혹 傷寒과 같은 大病이 차도가 있은 후에 餘熱이 남아 있거나, 혹 精神이 불안정하여서 정신과 육체 모두 병이 생겼거나, 혹 傷寒病을 汗吐下한 후에 다양한 괴병이 나타났거나, 혹 지나친 성관계로 인하여 병증이 발생한 것이니 그 百合病을 초래한 원인은 각각 다르지만 결과적으로 津液이 소모된 것으로 종결된다.

그러므로 百合病을 津液이 소모되어 致燥한 병으로 여기는 것은 오히려 옳지만 百合病을 心肺의 陰虛한 병으로 인식하는 것은 옳지 못하다.

이 조문은 대략적인 말로 반드시 一句一節에 집착하여 그 증거를 구할 필요가 없다.

다만 이와 같은 병증이 나타나면 그 내력에 구애받지 말고 각각 그 증상에 따라 치료하면 된다.

3-2. 百合病을(이) 發汗後者는 百合知母湯主之라

解 : 發汗後에 百合病이 未必歸屬致燥나

其徵不足하니 不得已 察其方하야 而考其症하면

則津液消耗하야 心煩口渴 而致燥者는 百合知母湯主之라

竊謂 此際에 白虎加人蔘湯, 滋陰降火湯主之라

百合 : 主治 失眠多夢 精神恍惚 肺癆久嗽 咳唾痰血

【百合知母湯】 百合七枚, 知母三兩

3-3. 百合病을(이) 下之後者는 滑石代赭湯主之라

解 : 夫條文에 或有證而無方이어나 或有方而無證者가 非一非再라

若夫此條者 雖無其症하나 尙有其方하니 據其方而考其症하면

則 '小便不利 或渴[9] 心下痞鞕 噫氣不除[10]

或煩驚 或驚狂[11]'에 滑石代赭湯主之者를 可知也라

【滑石代赭湯】 百合七枚, 滑石三兩, 代赭石如彈丸大一枚

9) 小便不利 或渴 : 滑石의 주치증
10) 心下痞鞕 噫氣不除 : 代赭石의 주치증
11) 或煩驚 或驚狂 : 『仲景書讀法講解』 98조 참고

譯 : 1-백합병을 발한시켰으나 낫지 않은 경우에는 百合知母湯으로 치료한다.

2-백합병이 발한한 후 나타난 경우는 百合知母湯으로 치료한다.

解 : 發汗한 후에 백합병이 반드시 致燥로 귀속되는 것은 아니지만 그 증거가 부족하여 부득이 처방을 살펴서 그 증상을 고찰해 보면 津液이 소모되어 心煩口渴하고 致燥한 경우에는 百合知母湯으로 치료한다. 개인적인 생각에 白虎加人蔘湯이나 滋陰降火湯으로 치료한다.

譯 : 1-백합병을 下한 후 낫지 않은 경우는 滑石代赭湯으로 치료한다.

2-백합병이 下한 후에 나타난 경우는 滑石代赭湯으로 치료한다.

解 : 조문에 혹 증상은 있는데 처방이 없거나 혹 처방은 있는데 증상이 없는 경우가 비일비재 하다. 이 조문 같은 것은 비록 증상은 없으나 오히려 그 처방이 있으므로 그 처방을 근거로 그 증상을 고찰해 보면 '小便不利 或渴 心下痞鞕 噫氣不除 或煩驚 或驚狂'한 경우에 滑石代赭湯으로 치료한 것을 알 수 있다.

3-4. 百合病을(이) 吐之後者는 用後方主之라

解 : 凡病에 發汗 下之 吐之後에 歸屬百合病者는 非他라
亡津液하야 而致燥者也니 其方雖殊나 其理同也니
竊謂 此際에 方意가 不踰閑하면 多少藥物은 加減하더라도 可也라

鷄子黃 : 主治 潤燥熄風 心煩不寐 乾嘔不止 胎漏下血 盜汗咳嗽 熱瘡

【百合鷄子湯】 百合七枚, 鷄子黃一枚

3-5. 百合病에 不經吐, 下, 發汗하고 病形如初者는 百合地黃湯主之라

解 : 百合病에 不經汗吐下法이어늘 其人 素有內熱하야
而水氣不足者는 百合地黃湯主之하야 勿使至於潮熱之劇症이라
此際에 仲景은 白虎湯主之하니 清火 則津液自生하나
反面要略은 百合地黃湯主之하야 滋潤하나 然潮熱未必退清이라
於是乎 清火之法이 變者를 可知也라
所謂 '陰虛火動'엔 六味地黃湯類로 可以濟之나
當潮熱急迫之際하얀 不清火하고 務滋津液하면 難以濟之하니
竊謂 此際에 白虎湯合四物湯, 白虎加乾地黃麥門冬湯主之라

【百合地黃湯】 百合七枚, 生地黃汁一升

譯 : 1-백합병을 吐한 후에 낫지 않은 경우는 百合鷄子湯으로 치료한다.

2-백합병이 吐한 후에 나타나는 경우는 百合鷄子湯으로 치료한다.

解 : 일체의 병증에 發汗, 瀉下, 吐한 후에 百合病으로 귀속되는 것은 다른 이유가 아니다. 津液을 고갈시켜 致燥한 것이다. 그 처방이 비록 다르지만 그 이치는 같으므로 개인적인 생각에 처방의 기준이 큰 틀을 벗어나지 않는다면 얼마간의 약물은 加減하더라도 괜찮다고 생각한다.

譯 : 백합병에 토법 · 하법 · 발한을 하지 않았는데 病形이 처음과 같은 경우는 百合地黃湯으로 치료한다.

解 : 百合病에 吐法 下法 發汗法을 하지 않았는데 그 사람이 본래 內熱이 있어 水氣가 부족한 경우는 百合地黃湯으로 치료하여 潮熱이 극심한 증상에 이르지 않게 해야 한다.

이 경우에 仲景은 白虎湯으로 치료하니 淸火하면 津液이 自生하는 반면에 要略에서는 百合地黃湯으로 치료하여 滋潤하지만 潮熱이 반드시 물러나 해소되는 것은 아니다.

이것으로 淸火하는 법이 變한 사실을 알 수 있다.

소위 '陰虛火動'한 경우에 六味地黃湯類로 치료할 수 있지만 潮熱이 급박한 상황에 처해 淸火하지 않고 津液을 滋潤하는데 힘쓰면 치료가 어렵다.

개인적인 생각에 白虎湯合四物湯이나 白虎加乾地黃麥門冬湯으로 치료한다.

3-6. 百合病이 一月不解하고 變成渴者는 百合洗方主之라

解 : 一月不解하야 變成渴者는 餘熱不解하야 而內燥之渴이라

此際에 雖百合知母湯, 百合地黃湯主之라도 生津止渴이 不易온

而況百合洗身乎아 是實未可知事니 其或非倂行內外之法乎아

3-7. 百合病으로 渴不差者는 用後方主之라

解 : 百合病에 百合洗方이어도 餘熱彌甚하야 津液彌消하고

煩驚而渴不差者는 栝樓牡蠣散主之라

竊謂 此際에 柴胡去半夏生薑加栝樓根, 龍骨, 牡蠣湯主之라

【栝樓牡蠣散】 栝樓根, 牡蠣 等分

3-8. 百合病이 變發熱者는 (一作發寒熱) 百合滑石散主之라

解 : 其人이 如熱無熱하야 本不發熱이라가 今變發熱者는

裏熱之候也라 但治熱之法이 不一호대 其徵不足하니

據滑石 而徵之하면 則發熱 小便不利하면 本方主之하야

使其微利하면 熱從小便而除矣라

譯 : 백합병이 한 달이 되도록 낫지 않고 변하여 渴이 생긴 경우는 百合洗方으로 치료한다.

解 : 한 달이 지나도 병증이 해소되지 않다가 변하여 渴이 생긴 것은 餘熱이 풀리지 않은 內燥의 渴이다. 이 경우에 비록 百合知母湯이나 百合地黃湯으로 치료해도 生津止渴이 쉽지 않은데 하물며 百合으로 洗身하는 정도에 있어서랴? 이것은 실로 알 수 없는 일이니 혹 內로 저 약물을 복용하면서 外로 洗身을 병행한 법이 아닌가?

譯 : 백합병으로 渴이 낫지 않는 경우는 栝樓牡蠣散으로 치료한다.

解 : 百合病에 百合洗方으로도 餘熱이 더욱 심해져 津液이 더욱 소모되고 煩驚하며 渴症이 차도가 없는 경우에 栝樓牡蠣散으로 치료한다. 개인적인 생각에 小柴胡湯에서 半夏, 生薑을 빼고 栝樓根, 龍骨, 牡蠣를 더하여 치료한다.

譯 : 백합병이 변하여 열이 나는 경우(어떤 판본에는 '發寒熱'로 되어있다.)는 百合滑石散으로 치료한다.

解 : 그 사람이 熱이 있는 듯 없는 듯하여 본래 發熱하지 않다가 지금 변하여 發熱하는 것은 裏熱의 증후이다. 다만 熱을 치료하는 법이 하나가 아닌데 그 증거가 부족하므로 滑石의 약성을 근거로 증거하면, 發熱하며 小便不利하면 本方으로 치료하여 조금 소변을 편하게 하면 熱이 小便을 따라 제거된다.

汗吐下之後에 壞病百出하나 條文之意는 不過三類라

若口渴譫語者는 熱在上焦니 白虎湯類主之하고

若腹滿而喘 大便堅者는 熱在中焦니 承氣湯類主之하며

若小便淋瀝而難者는 熱在下焦니 猪苓湯類主之라

熱雖一이나 因其所在하야 而其症變焉하니

於是乎 察其症하면 則知其所在하야 而得其方藥니

是乃所謂隨症治之意也라

【百合滑石散】百合一兩, 滑石三兩

3-9. 百合病이 見於陰者는 以陽法救之하고 見於陽者는 以陰法救之라 見陽攻陰하고 復發其汗하면 此爲逆이오 見陰攻陽하고 乃復下之하면 此亦爲逆라

解 : 或者曰 此治百合病之總要法也이라 하니

非獨百合病이오 凡病蓋然이라

但此條者는 僞托內經[12)]하야 道其常하고 而不道其變하며

仲景은 道其變하고 而不道其常하나 然常在其變하고 變在其常하니

守其常하고 而通其變이라야 可得條文之義라

---

12) 內經 : 『靈樞 · 五色』 用陰和陽 用陽和陰 (음으로 양을 조화시키고 양으로 음으로 조화시킨다.)

汗吐下한 후에 壞病이 다양하게 나타나지만 조문의 뜻은 세 종류에 불과하다. 만약 口渴하고 譫語한 경우는 熱이 上焦에 있는 것이니 白虎湯類로 치료하고, 腹滿而喘하고 大便堅한 경우는 熱이 中焦에 있는 것이니 承氣湯類로 치료하며, 小便淋瀝而難한 경우는 熱이 下焦에 있는 것이니 猪苓湯類로 치료한다. 熱은 비록 하나이지만 그 所在에 따라 그 症狀이 변하므로 이에 그 증상을 관찰하면 그 소재를 파악할 수 있고 그 처방을 세울 수 있으니 이것이 바로 隨症治之의 뜻이다.

譯 : 백합병이 陰에 나타나면 陽法으로 치료하고, 陽에 나타나면 陰法으로 치료한다. 병증이 양에 나타났는데 음을 공격하고 다시 땀을 내면 이는 逆治가 되고, 음에 나타났으나 양을 공격하고 다시 下하면 이 또한 역치가 된다.

解 : 누군가는 말하기를 이 방법은 百合病을 치료하는 총체적이며 긴요한 법이라고 말하는데 비단 百合病에만 한정된 것이 아니라 모든 병에 적용된다. 다만 이 조문은 內經의 설을 위탁하여 정상적인 상황을 말하는 반면에 변화는 언급하지 않았고, 중경은 변화를 논하면서 그 정상을 거론하지 않았다. 그러나 정상은 변화 가운데 있고, 변화는 정상 가운데 있으니 정상적인 도리를 지키면서 변화에 통해야 이 조문의 뜻을 이해할 수 있다.

假令 四肢厥冷에 四逆湯主之는 常法也오

熱鬱而四肢厥冷에 白虎湯主之는 變法也라

熱在裏位에 清火之하니 此際에 以陰法救之者는 雖可也나

熱在表位에 發汗之하니 此際에 以陰法救之者는 未可也라

汗吐下法이 不得其宜之謂逆治라

3-10. 狐惑之爲病은 狀如傷寒하야 默默欲眠하나 目不得閉하고 臥起不安이라

蝕於喉를 爲惑이오 蝕於陰을 爲狐니

不欲飮食하고 惡聞食臭하며 其面目이 乍赤乍黑乍白이라

蝕於上部하면 則聲喝하니(一作嗄) 甘草瀉心湯主之라

解 : 傳曰 "狐惑者는 蟲症也니 ~ 三蟲求食 而食人五臟~

蟲食其肛 則聲啞하고 蟲食其臟 則咽乾"호라 하고

金鑑 註曰 "狐惑, 牙疳, 下疳等은 瘡之古名也"라호라

面目이 乍赤乍黑乍白者는 謂之變易無常也라

若如條文하면 則今所謂與其Behcet syndrome者와 類似하니

參考Behcet syndrome하야 當從時宜가 不亦可乎아

但仲景書 條文症候가 具備면 可與甘草瀉心湯하나

竊謂 此際에 非必主之本方이오 黃連解毒湯類主之라

가령 四肢厥冷에 四逆湯으로 치료하는 것이 常法이라면 열이 울체되어 四肢厥冷한 경우에 白虎湯으로 치료하는 것은 變法이다. 熱在裏位에는 淸火하니 이 경우 陰法으로 陽病을 구하는 것은 비록 옳지만 熱在表位에는 發汗하니 이 경우에는 陰法으로 구하는 것은 옳지 못하다. 汗吐下의 法이 그 합당성을 얻지 못한 것을 일러 逆治라고 한다.

譯 : 狐惑이란 병은 증상이 傷寒과 비슷한데, 말없이 잠만 자려하지만 잠이 들지 않고 눕거나 일어나도 편안하지 못하다. 인후부위를 갉아 먹는 것을 惑이라 하고, 음부를 갉아 먹는 것을 狐라고 한다.

음식을 먹고 싶어 하지 않을 뿐 아니라 음식 냄새조차 맡는 것을 싫어하고, 얼굴과 눈이 붉었다 검었다 희어졌다 한다. 상부를 갉아 먹으면 목이 쉬니 甘草瀉心湯으로 치료한다. ('喝'은 어떤 판본에는 '嗄'로 되어 있다.)

解 : 전해오는 말로는 "狐惑은 蟲症이니 ~ 三蟲(?)이 食을 찾다가 사람의 五臟을 갉아 먹는데 蟲이 肛門 부위를 갉아 먹으면 소리가 막히고 蟲이 臟을 갉아 먹으면 인후가 건조해진다."(傷寒全生集)고 하고 金鑑 주해에서 "狐惑, 牙疳, 下疳 등은 瘡의 옛 이름이다."고 했다.

얼굴과 눈이 붉었다 검었다 희어졌다 하는 것은 변화가 일정하지 않다는 것이다. 만약 조문과 같다면 오늘날 말하는 Behcet syndrome과 유사하므로 Behcet syndrome을 참고하여 현대의 상황에 따르는 것이 옳지 않은가?

다만 仲景書의 조문에 보이는 症候가 갖추어지면 甘草瀉心湯을 줄 수 있지만 개인적인 생각에 본방에 얽매일 필요가 없고 黃連解毒湯類로 치료할 수 있다.

【甘草瀉心湯】 甘草四兩, 黃芩, 人參, 乾薑各三兩, 黃連一兩, 大棗十二枚,
半夏半升

3-11. 蝕於下部하면 則咽乾하니 苦蔘湯洗之라

解 : 若夫 '蝕咽 腐齦 脫牙 穿腮 破脣'者는
皆因傷寒病後 餘毒과 與濕䘌之爲害[13)]라
吾聞之하니 "上脣有瘡은 蟲食其肛이며 下脣有瘡은 蟲食其臟"[14)]이라 하니
蝕於下部者는 蟲食其肛者也라
其病症之述이 雖逼眞하나 然當時之案은 但止於此하니
須據今醫之案한 然後 可免狼狽라

3-12. 蝕於肛者는 雄黃熏之라

解 : 雄黃으로 熏之之法이 雖古之善이나 非必今之善이라
(脈經云 病人或從呼吸上蝕其咽 或從下焦蝕其肛陰 蝕上爲惑, 蝕下爲狐 狐惑病者, 猪苓散主之)

---

13) 與濕䘌之爲害 : 조문에 해당하는『醫宗金鑑』주해
14)『傷寒全生集 · 辨傷寒狐惑例第十八』

譯 : 狐惑으로 하부를 갉아 먹히면 咽乾하게 되니 苦蔘을 달여 마시거나 갉아 먹힌 하부를 씻는다.

解 : '蝕咽 腐齦 脫牙 穿腮 破脣'과 같은 것은 모두 傷寒病으로 인하여 餘毒과 濕蟲으로 해를 입은 것이다. 듣기로는 "윗입술에 종창이 있는 것은 蟲이 항문 부위를 갉아 먹은 것이고 아랫입술에 종창이 있는 것은 蟲이 臟을 갉아 먹은 것"이라고 하는데 下部를 갉아 먹었다는 蟲이 항문 부위를 갉아 먹었다는 것이다. 이 病症들이 비록 사실적인 기술이라 하더라도 당시의 의안은 다만 여기서 그치니 반드시 현대 의안을 근거해야 낭패를 면할 수 있다.

譯 : 항문을 갉아 먹는 경우는 雄黃으로 훈증한다.

解 : 雄黃으로 훈증하는 방법이 비록 예전에는 최선이었다고 하나 오늘날에는 반드시 좋은 방법은 아니다.

雄黃 : 주사(朱砂)와 웅황(雄黃) 두 약재를 잘못 사용할 경우 수은중독이나 비소중독을 일으킬 수 있다. 주사(朱砂)는 주성분이 황화수은인 붉은색 광물성 약재로 잘 놀라는 증상이나 간질발작 등에 사용하고, 웅황(雄黃)은 이황화비소가 주성분인 노란색의 광물성 약재로 간질발작에 내복하거나 종기, 습진 등에 외용약으로 사용된다.

(『脈經』에서 "환자 가운데 혹 호흡을 따라 위로 목구멍을 갉아 먹는 경우가 있고 혹 하초를 따라 항문과 음부를 갉아 먹는 경우가 있다. 상부를 갉아 먹는것을 惑이라 하고, 하부를 갉아 먹는 것을狐라 한다. 호혹의 증은 猪苓散으로 치료한다."고 했다.)

3-13. 病者 脈數호대 無熱하나 微煩하야 默默但欲臥하고 汗出이라가 初得之三四日에 目赤如鳩眼하고 七, 八日에 目四眥(一本此有黃字)**黑이라 若能食者는 膿已成也니 赤小豆當歸散主之라**

解 : 大凡脈數者는 發熱急迫之候어늘 猶無熱者는 以其潛伏也일세니 微煩 默默但欲臥 汗出 而目赤者가 是非裏熱之候而何오 '初得之三四日 目赤如鳩眼 七八日 目四眥黑' 若是之述은 隨其經過하야 而逼眞之描가 雖當今에도 可以徵其實이라 竊謂 此際에 默默不欲飮食하고 但欲臥者는 小柴胡湯主之하고 若能食者는 膿已成也니 赤小豆當歸散主之라

赤小豆 : 主治 能下水而利小便 托擁腫而排膿血

當歸 : 主治 滋潤通和 去舊生新 而排膿之功

【赤小豆當歸散】 赤小豆三升, 當歸三兩

3-14. 陽毒之爲病은 面赤斑斑如錦紋하고 咽喉痛하며 唾膿血이라 五日可治나 七日不可治니 升麻鼈甲湯主之라

譯 : 환자가 맥은 數한데 겉으로는 열이 없으나 약간 煩하여 말없이 잠만 자려고 하며 땀을 흘리다가 발병한 지 3-4일에는 눈이 비둘기 눈처럼 빨갛고 7-8일에는 눈가가 까맣게 된다.(어떤 판본에는 黃字가 있다.)
만약 별 문제없이 식사를 하면 이미 곪은 것이니 赤小豆當歸散으로 치료한다.

解 : 대체로 脈數은 發熱의 급박한 증후이거늘 오히려 無熱한 것은 잠복했기 때문이니 微煩 黙黙但欲臥 汗出 而目赤者는 裏熱의 반응이 아니면 무엇인가?
'처음 병을 얻은 지 3~4일 지나 눈이 비둘기 눈처럼 빨갛다가 7-8일에는 눈가가 까맣게 된다.'는 이런 표현은 시간의 경과에 따른 사실적인 묘사로 현재의 관점에서도 그 사실을 증거 삼을 수 있다.
개인적인 생각에 黙黙不欲飮食하고 다만 누우려고 하는 경우에는 小柴胡湯으로 치료하고, 만약 식사를 잘하면 膿이 이미 형성된 것이니 赤小豆當歸散으로 치료한다.

譯 : 陽毒으로 인한 병은 얼굴이 비단무늬처럼 얼룩덜룩하게 붉고 인후가 아프며 膿血을 뱉는다. 발병한지 5일을 넘지 않으면 치료할 수 있지만 7일이 넘으면 치료할 수 없으니 升麻鱉甲湯으로 치료한다.

解 : 條文所謂陽毒者는 不知其爲何毒也나

然云云曰 '五日可治 七日不可治'라 하니 以此考之컨대

趙獻可云 "陰陽二毒 是疫癘"이라 하고

或云 "傷寒發斑者는 蓋因汗下失當하야 熱毒蘊於胸中"이라 하니

其所來者가 殊途나 同歸乎熱傷血也라

此際 方意는 不在陽毒이오 實在面赤 咽喉痛 發斑 唾膿血이라

竊謂 此際에 因其熱性情況하야 而治之니 非必本方主之오

猶 "升麻湯 黃連解毒湯 白虎加人蔘湯(人蔘化斑湯)

大柴胡加芒硝 調胃承氣湯"[15]主之라

升麻 : 主治 清熱解毒 咽喉不利 唾膿血

蜀椒 : 主治 開胃溫中 寒疝通 心腹刺痛

鱉甲 : 主治 消熱毒 而破癥結

【升麻鼈甲湯】 升麻二兩, 當歸一兩, 蜀椒一兩炒, 甘草二兩, 鱉甲手指大一片, 雄黃半兩

3-15. 陰毒之爲病은 面目青하고 身痛如被杖하며 咽喉痛이라 五日可治나 七日不可治니 升麻鼈甲湯去雄黃蜀椒主之라

15)『傷寒全生集·辨傷寒發斑例』

解 : 조문에서 말하는 陽毒이 어떠한 病毒인지 알 수 없으나 '5일이 지나면 치료할 수 있고 7일이 지나면 치료하기 어렵다.'고 말한 것으로 고찰하면 趙獻可는 "陰陽二毒은 疫癘(전염병)의 일종"이라 주장하고, 혹자는 "상한으로 發斑하는 것은 대체로 發汗과 下法을 온당하게 사용하지 않아 熱毒이 흉중에 쌓여서 그렇게 된 것"이라고 한다.

그 유래된 경위가 비록 다르지만 결과적으로 熱毒이 血分을 손상시킨 것으로 귀결된다.

다만 이 경우에 처방의 기준은 陽毒이라는 추론적인 명분에 있는 것이 아니라 실로 面赤 咽喉痛 發斑 唾膿血이라는 경험되는 증상에 근거해야 한다.

개인적인 생각에 그 熱性의 정황에 따라 치료하므로 本方으로만 치료할 필요는 없고 오히려 "升麻湯 黃連解毒湯 白虎加人蔘湯 (人蔘化斑湯) 大柴胡加芒硝 調胃承氣湯"으로 치료한다.

譯 : 陰毒으로 인한 병증은 얼굴이 파래지고 몸이 몽둥이에 맞은 것처럼 아프며 인후도 아프다.

발병한 지 5일을 넘지 않으면 치료할 수 있지만 7일이 넘으면 치료할 수 없으니 升麻鱉甲湯去雄黃蜀椒로 치료한다.

解 : 敢竊謂曰 陰毒, 陽毒은 非別有二毒이라

但陰毒之爲病者는 未急乎陽毒之爲病이니

大凡熱性이 甚則爲陽毒之病이오 微則爲陰毒之病이라

解 : 개인적인 생각에 陰毒, 陽毒은 서로 다른 두 가지 毒이 있다는 것이 아니다.

다만 陰毒의 병증이 陽毒으로 인한 병증보다 급하지 않으니

대체로 熱性이 심하면 陽毒의 병이고 심하지 않으면 陰毒의 병이다.

4. 瘧病脈證幷治第四

4-1. 師曰 瘧脈者는 **自弦**하니 **弦數者**는 **多熱**하고 **弦遲者**는 **多寒**이라
弦小緊者는 **下之**면 **差**하고 **弦遲者**는 **可溫之**하며
弦緊者는 **可發汗**이어나 **鍼灸也**오 **浮大者**는 **可吐之**오
弦數者는 **風發也**니 **以飮食**으로 **消息止之**라

解 : 古所謂瘧이 與今所謂瘧疾과 其同異與否를 雖未可知나
然瘧之狀을 不述하고 而多熱多寒을 但述焉하니
若夫多熱者는 歇後語니 熱多寒少也오 多寒者 寒多熱少也라
以此考之컨대 傷寒表症에 發汗不徹하면 則寒熱이 一日에
二三發者 似瘧狀하니 古醫 以寒熱發作으로 爲瘧이 必矣라
然則 戰慄之謂瘧이라도 何不可之爲리오

夫 '熱多寒少 寒多熱少 寒熱往來'[1]에 瘧在其中하니
於是乎 三陽三陰病에 瘧狀皆有를 可知也라
條文 斷曰 '瘧脈者는 自弦'이라 하고 又主張曰 隨其脈弦之變하야
而可下之, 可溫之, 可發汗, 可吐之라 하니 是大綱之法이라
雖然隨症治之者는 嘗聞之나 隨脈治之者는 未嘗聞之호라

---

1) 熱多寒少는 桂枝麻黃各半湯조문, 寒多熱少는 四逆湯, 烏梅丸조문, 寒熱往來는 小柴胡湯조문에 보인다.

譯 : 師曰 瘧疾의 맥은 본래 弦한데, 현하면서 빠른 경우는 열이 많고 현하면서 느린 경우는 寒이 많다. 현하되 小하면서 緊한 경우는 下法을 쓰면 낫고, 현하면서 느린 경우는 溫法을 쓰는 것이 좋고, 현하면서 緊한 경우는 땀을 내거나 침, 뜸을 이용하는 것이 좋고, 浮大한 경우는 吐法을 쓰는 것이 좋고, 현하면서 빠른 경우는 風邪로 인해 발생한 것이니 음식으로 조리하여 멎게 한다.

解 : 옛 사람이 말하는 瘧과 현대에서 말하는 瘧疾이 같은 것인지 아니면 다른 것인지 비록 알 수 없지만, 瘧의 증상을 기술하지 않고 단지 多熱과 多寒만 기술하니 多熱이라는 표현은 뒷말을 생략한 것이므로 熱多寒少이며 多寒은 寒多熱少라는 뜻이다. 이것으로 보면 傷寒表症에 발한을 철저히 하지 못하면 발열과 오한이 하루에 2~3차례 발작하는 것이 瘧狀과 비슷하므로 古醫들은 寒熱의 發作을 瘧이라고 생각한 것이 분명하다.

그러므로 戰慄하는 것을 일러 瘧狀이라고 해도 어찌 잘못된 것이겠는가?

대체로 '熱多寒少와 寒多熱少와 寒熱往來' 가운데 瘧이 있으니 三陽과 三陰病에 瘧狀이 모두 있는 것을 알 수 있다.

그런데 조문에서 단정하여 말하기를 '瘧脈은 自弦'하다고 하고, 또 주장하여 말하기를 그 脈弦의 변화에 따라 可下之, 可溫之, 可發汗, 可吐之하라고 하니 이것은 大綱의 법이다. 비록 그렇지만 隨症治之는 일찍이 들었지만 隨脈治之는 일찍이 들어보지 못했다.

4-2. 問曰 病瘧이 以月一日發하면 當以十五日愈로대

設不差라도 當月盡解하나 如其不差면 當云何오

師曰 此는 結爲癥瘕니 名曰瘧母라 急治之니 宜鱉甲煎丸이라

解 : 吾聞之하니 感染Malaria하야 十五日經過하면 庶幾治療하고

或不治라도 一個月經過하면 治療矣라호라

'結爲癥瘕 名曰瘧母'는 非他라 因Malaria로 而爲結硬이라

當此時 不急治之하면 則難望하니 以此考之컨대

條文에 日數經過 云云者는 必有憑據하니 良察之하라

雖然이나 大凡古方이 得諸本源하야 藥物簡略하나 能制百病이어늘

癥瘕之病毒이 丁寧何物이완대 要其繁雜之方藥乎아

若夫鱉甲煎丸者는 雜而不貫하고 不合經方하니 是非活人之方이 必矣라

【鱉甲煎丸方】 鱉甲十二分, 烏扇三分, 黃芩三分, 柴胡六分, 鼠婦三分, 乾薑三分, 大黃三分, 芍藥五分, 桂枝三分, 葶藶一分, 石葦三分, 厚朴三分, 牧丹五分, 瞿麥二分, 紫葳三分, 半夏一分, 人蔘一分, 蟅蟲五分, 阿膠三分, 蜂窩四分, 赤硝十二分, 蜣螂六分, 桃仁二分

譯 : 問曰 학질을 앓는데 초하루에 발병할 경우 응당 보름이면 낫는다. 설령

낫지 않더라도 그믐이 지나면 다 낫지만 만약 그래도 낫지 않으면

마땅히 어떻게 해야 하는가?

師曰 이것은 맺혀서 癥瘕가 된 것으로 瘧母라고 한다.

급히 치료해야 하니 마땅히 鼈甲煎丸을 써야한다.

解 : 듣기로는 Malaria에 감염되어 15일이 경과 하면 치료가 되고 혹 치료가 되지 않더라도

1개월이 경과하면 치료된다고 한다.

'뭉쳐서 癥瘕가 된 것을 瘧母'라고 부르는 것은 다른 뜻이 아니다. Malaria로 인하여

結硬된 것이다. 이 상황에 처해서 급히 치료하지 않으면 회복을 기대하기 어려우니

이것으로 판단하면 조문에 경과한 날짜를 언급하는 경우는 반드시 증거가 있으므로

잘 살펴보아야 한다.

비록 그렇지만 대체로 古方은 병증의 근원에서 얻으므로 약물은 비록 간단하나

능히 온갖 병증을 통제하는데 저 癥瘕의 病毒은 정말 어떤 종류이기에 저 번잡한

약물이 필요한 것인가?

鱉甲煎丸과 같은 약물은 잡다하여 일관되지 못하고 經方에 합당하지 못하니 이것은

活人하는 처방이 아닌 것이 분명하다.

4-3. 師曰 陰氣孤絶하야 陽氣獨發하면 則熱而少氣煩寃하며

手足熱而欲嘔를 名曰癉瘧이라

若但熱不寒者는 邪氣가 內藏於心하고 外舍分肉之間하야

令人消鑠脫肉이라

解 : 所謂陰氣孤絶 陽氣獨發者는 果然奈何오 是非熱多寒少乎아

知仲景者는 熱多寒少도 猶不滿이온 何況陰氣孤絶 陽氣獨發乎아

手足熱而欲嘔를 謂之曰 '癉瘧'이라 하니 奈何之根據로 若是之命名乎아

所謂病名, 病因, 病理者는 只在病症하니

然則 其病症具備면 雖不述其病名, 病因, 病理라도 何有리오

邪氣가 內藏於心하고 外舍分肉之間者는 病理也라

讀要略者는 徵實而求之하고 不爲玄學所倖하며 不爲挾要所欺라

消鑠脫肉者는 肌肉이 潮熱所蒸之候로

其所由來者 漸矣니 是之不察하고 奈何可察가

方意는 但在潮熱之狀況이오 不在癉瘧, 邪氣內藏外舍라

竊謂 如其症者는 大病差後에 種種有之하니 竹葉石膏湯[2]類主之라

---

2) 竹葉石膏湯 : 『仲景書讀法講解』 196조 竹葉 · 石膏 각 1斤, 麥門冬 1升, 半夏 · 粳米 각 半升, 人蔘 · 甘草 각 2兩

譯 : 師曰 陰氣만 홀로 끊어져 양기가 홀로 발하는 경우는 열이 나면서 기운이 적고 가슴이 답답하여 편치 못하며 손발에 열이 나면서 구역질이 나니, 이것을 癉瘧이라 한다. 만약 열만 나고 오한이 없는 경우는 사기가 內로는 心에 잠복하고 外로는 分肉 사이에 머물게 되어 그 사람의 肌肉이 야위게 된다.

解 : 이른바 陰氣가 孤絶하고 陽氣만 獨發했다는 것은 과연 무슨 뜻인가? 이것이 熱多寒少가 아니면 무엇인가? 仲景을 이해하는 사람은 熱多寒少라는 표기도 오히려 불만감을 느끼는데 하물며 陰氣孤絶하고 陽氣獨發과 같은 표현은 어떠하겠는가?

手足이 뜨겁고 嘔하려 하는 것을 '癉瘧'이라고 말하는데 도대체 무슨 근거로 이와 같이 규정한 것인가?

소위 病名, 病因, 病理(추론적인 의안)는 단지 病症(실재적 현상)에 있는 것이므로 그 病症이 온전히 구비되면 비록 病名, 病因, 病理를 별도로 기술하지 않아도 무슨 문제가 되겠는가?

邪氣가 내로 心에 머물고 외로 分肉의 사이에 머문다는 이 표현은 病理기전이다.

要略을 공부하는 사람은 사실을 증거로 구해야 하고 (조문을 이해하기 위해) 玄學的인 표기를 좋아해서도 안 되며 요약된 말에 속아서도 안 된다.

消鑠脫肉은 肌肉이 潮熱에 훈증된 증상으로 그 유래가 점차적으로 진행된 것이니 이것을 살피지 않고 무엇을 살필 것인가? 처방의 기준은 단지 潮熱의 상황에 따라 세우는 것이지 癉瘧과 邪氣內藏外舍에서 세우는 것은 아니다.

개인적으로 이와 같은 증상은 (학질에 의한) 열병이 다소 차도가 있고나서 종종 발생하므로 竹葉石膏湯類로 치료한다.

4-4. 溫瘧者는 其脈如平하고 身無寒但熱하며 骨節疼煩하며 時嘔하니 白虎加桂枝湯主之라

解 : 冒頭에 已云溫瘧하니 則其爲溫熱之病者를 可知也라

吾聞之하니 大抵脈來一息에 四至爲平脈이면 則無病也라호니

以此考之컨대 脈狀은 與其平이온 不若緊이나

特書脈如平者는 熱之潛伏故也일세라

但因其發作 而嘔故로 云云曰 時嘔라 하니 瘧在其中이라

古醫治法에 或有取症而不取脈者하고 或有取脈而不取症者하니

若夫此條者는 症脈不相符之中에 取症不取脈之例者也라

身無惡寒하고 但發熱者에 白虎湯主之나 尙有骨節疼煩할세 故加桂枝나

抑石膏配麻黃者는 嘗見之나 石膏配桂枝者는 未嘗見之로대

不配麻黃者는 其或非時嘔乎잇가 何以知之오 麻黃은 多少害胃일세

故風寒之邪 犯肺胸이어든 麻黃湯主之하고

害胃腸이어든 桂枝湯主之하니 讀者 良察之하라

設爲溫瘧이라도 寒熱往來 口苦胸滿者엔 小柴胡加桂枝芍藥湯主之하고

熱甚煩渴者엔 白虎加人蔘湯主之하니 隨症治之하라

【白虎加桂枝湯】 知母六兩, 石膏一斤, 甘草二兩, 粳米二合, 桂枝三兩

譯 : 溫瘧을 앓으면 맥이 平人인 듯하고, 몸에 오한이 없고 열만 나며 뼈마디가 아프면서 화끈거리며 때때로 구역질이 나니 白虎加桂枝湯으로 치료한다.

解 : 조문 머리에 이미 溫瘧이라고 언급한 것으로 보아 溫熱에 의해 病이 된 것을 알 수 있다.

듣기로는 대체로 맥은 한번 호흡하는 동안 4회 뛰어 平脈이 되면 病이 없다고 하는데 이것으로 고려하면 脈狀은 平하기보다는 緊할 것 같지만 특별히 脈이 平하다고 기술한 것은 熱이 잠복한 상태이기 때문이다.

다만 발작에 따라 嘔하기 때문에 時嘔라고 기술한 것이니 瘧狀은 이 가운데 있다.

古醫의 治法에 혹 증상을 취하고 맥상을 취하지 않은 경우가 있고, 혹 맥상을 취하고 증상을 취하지 않은 경우가 있다. 이와 같은 조문은 증상과 맥상이 서로 맞지 않는 가운데 증상을 취하고 맥상을 취하지 않은 사례이다.

몸에 惡寒이 없고 다만 發熱이 있는 경우에 白虎湯으로 치료하나 아직 骨節疼煩 하기 때문에 桂枝를 더한 것이다. 그러나 石膏와 麻黃을 배합하는 예는 일찍이 보아왔지만 石膏와 桂枝를 배합하는 예는 일찍이 보질 못했는데 마황을 배합하지 않은 것은 혹 時嘔 때문이 아니겠는가? 어떻게 아는가 하면 마황은 다소 胃기능을 해치기 때문에 風寒의 邪가肺胸부위로 침범하면 麻黃湯으로 치료하고, 胃腸의 기능을 방해하면 桂枝湯으로 치료하니 독자는 잘 살펴보기 바란다.

설령 溫瘧이라도 寒熱往來하고 口苦胸滿한 경우에는 小柴胡加桂枝芍藥湯으로 치료하고 熱甚하고 煩渴한 경우에는 白虎加人蔘湯으로 치료하니 증상에 따라 치료해야 한다.

4-5. 瘧多寒者는 名曰牝瘧이니 蜀漆散主之라

解 : 牝瘧之症이 不備하니 非得已 據方藥而備之면

'寒多熱小 發作有時 臍下有動[3] 煩驚失精

驚狂迷亂 咳逆喘急 癲癎發狂'者는 蜀漆散主之라

竊謂 其人 本是臍下有水氣어늘 偶然 感瘧疾하야

因爾水氣가 上衝振動하야 而如彼劇症이 作焉호라

若不然則 '桂枝麻黃各半湯, 桂枝二麻黃一湯, 大靑龍湯,

白虎加桂枝湯, 小柴胡湯'類主之어늘 何必主之蜀漆散乎리오

古醫 取此而不取彼者는 必有以也라

至其動氣煩驚之劇하얀 非蜀漆雲母龍骨之力이면 則莫之能達其病이라

龍骨 主治 臍下動氣 煩驚失精

獨漆 主治 逐痰去邪 驚狂迷亂

雲母 主治 墮痰下氣 咳逆喘急 癲癎發狂 煩躁胸悶

【蜀漆散方】 蜀漆, 雲母, 龍骨等分

3) 臍下有動 : 길익동동『方極』

譯 : 학질에 寒이 많은 경우를 牡瘧이라 한다. 蜀漆散으로 치료한다.

解 : 牝瘧의 증상이 갖추어져 있지 않으므로 부득이 처방의 약물을 근거로 갖추어보면 '寒多熱小 發作有時 臍下有動 煩驚失精 驚狂迷亂 咳逆喘急 癲癎發狂'한 경우에 蜀漆散으로 치료한다는 것이다.

개인적인 생각에 이 사람은 본래 臍下에 水氣가 있는데 우연히 瘧疾에 감염되어 이로 인하여 水氣가 上衝하면서 振動하여 저와 같은 극심한 증상이 발생한 것이다.

만약 그렇지 않다면 '桂枝麻黃各半湯, 桂枝二麻黃一湯, 大青龍湯, 白虎加桂枝湯, 小柴胡湯'과 같은 처방으로 치료해야 하는데 하필 蜀漆散으로 치료하였겠는가?

고의들이 이것을 취하고 저것을 취하지 않은 것은 반드시 이유가 있다.

動氣 煩驚의 극에 이르러서는 蜀漆,雲母,龍骨의 약력이 아니면 그 병증을 해소할 수 없다.

5. 中風歷節病脈證幷治第五

5-1. 夫風之爲病은 **當半身不遂**오 **或但臂不遂者**는 **此爲痺**라
脈微而數은 **中風使然**이라

解 : 條文에 有 '平易 難澁 極好 顚倒 闕略 臆測 嫌疑 推論'處라
平易之中에 或有難澁處하고 極好之中에 或有穿鑿處하며
顚倒之中에 或有牴牾處하고 嫌疑之中에 或有參考處라
夫然則 奈何而可乎아 非他라 信其實證하고 疑其假托하면
則其於兩間에 而乃依違者가 未之有也라
半身不遂 臂不遂者는 平易處나 然脈微而數 中風使然者는 推論處니
以今追古컨대 條文所謂風, 痺는 今所謂腦卒中이니 隨症治之하라

5-2. 寸口脈이 **浮而緊**하면 **緊則爲寒**이오 **浮則爲虛**니
寒虛相搏하야 **邪在皮膚**라
浮者血虛니 **絡脈空虛**하고 **賊邪不瀉**면 **或左或右**에
邪氣反緩하고 **正氣卽急**하야 **正氣引邪**에 **喎僻不遂**라
邪在于絡하면 **肌膚不仁**하고 **邪在于經**하면 **卽重不勝**하고
邪入于腑하면 **卽不識人**하고 **邪入于臟**하면 **舌卽難言**하며 **口吐涎**이라

譯 : 中風이라는 병은 마땅히 한쪽 몸을 쓰지 못하고 간혹 한쪽 팔만 못 쓰는 경우 이것은 痺이다. 맥이 微하고 빠른 것은 風에 맞아서 그렇게 된 것이다.

解 : 요략의 조문에는 '平易, 難澁, 極好, 顚倒, 闕略, 臆測, 嫌疑, 推論' 부분이 있다.

平易한 가운데 혹 난삽한 곳이 있으며, 極好한 가운데 혹 억지로 끼워맞춘 부분이 있으며, 顚倒된 가운데 혹 앞 뒤가 서로 모순되는 경우가 있으며, 嫌疑가 있는 가운데도 혹 參考할 만한 곳이 있다. 그렇다면 어떻게 해야 옳은가? 다른 방법이 없다.

사실적인 증거는 믿고 가설과 위탁한 것을 의심하면 이 양자 사이에서 이러지도 저러지도 못하는 경우는 없게 된다. 半身不遂와 臂不遂는 平易한 사실적인 증상이라면 脈微而數을 中風이 그렇게 한 것이라는 것은 推論한 곳이다.

현재의 관점에서 옛날의 관점을 보면 조문에서 말하는 風과 痺는 오늘날의 腦卒中으로 증상에 따라 치료하면 된다.

譯 : 촌구맥이 浮하고 緊한 경우 긴한 것은 寒이고 부한 것은 虛이니 한과 허가 서로 치받아 邪氣가 피부에 머무른다. 맥이 부한 것은 血虛니 絡脈이 공허해져서 賊邪를 배출하지 못하면 혹은 左에 머무르거나 혹은 右에 머무르게 되어 사기가 있는 부분은 반대로 늘어지고 正氣가 있는 부분은 오그라져서, 정기가 사기를 끌어당기므로 입과 얼굴이 비뚤어진다.

사기가 絡脈에 있으면 피부에 감각이 없고, 사기가 經脈에 있으면 몸이 무거워 이기지 못하고, 사기가 腑로 들어가면 사람을 알아보지 못하고, 사기가 臟으로 들어가면 혀가 굳어 말하기 어렵고 침을 흘린다.

解 : 寸口脈 緊則不爲實이오 而爲寒이며 浮則不爲風이오 而爲虛라 하니

於是 或人主張曰 "緊則爲實 浮則爲風"이라한달 天下誰人이 詰而駁之리오

寒虛相搏에 其所謂寒者는 病邪之氣乎며 虛者는 病人之氣乎아

且夫 邪在經, 絡하고 邪入于腑, 臟하면 則如其症者가 果然見乎아

此條文 徐而察之하면 殆無一句無假說하고 無一節無浮誇어늘

是之不覺하고 强解文意하면 則非但無益於學이오 而徒弊精神이라

彼臆測, 推論之中에 可徵而信者는 '寸口脈浮而緊 喎僻不遂 身重不勝 不識人 舌卽難言 而口吐涎'之症者也라

5-3. 寸口脈이 遲而緩하면 遲則爲寒이오 緩則爲虛니

營緩하면 則爲亡血하고 衛緩하면 則爲中風이라

邪氣中經하면 則身癢而癮疹하고

心氣不足하야 邪氣入中하면 則胸滿而短氣라

解 : 彼也엔 '緊則爲寒 浮則爲虛'이라 하고

此也엔 '遲則爲寒 緩則爲虛'이라 하니

此是則彼非오 彼是則此非니 何其無特操與[1]아

---

1) 『莊子 · 齊物論』 何其無特操與 (어찌 그다지도 일정한 형식이 없는가?)

解 : 寸口脈이 緊하면 實이 아니라 寒이며 浮하면 風이 아니라 虛라고 하는데
이에 대해 누군가 "緊則爲實 浮則爲風"이라고 주장하더라도 세상 사람 누가
그 주장에 대하여 힐난하고 논박할 수 있겠는가?
寒과 虛가 相搏하는 가운데 그 寒이라는 것은 病邪의 氣이며 虛는 病人의 氣인가?
또한 邪가 經, 絡에 있고, 邪가 腑, 臟으로 침입하면 이와 같은 병증이 과연 나타나는가?
이 조문을 천천히 살펴보면 자못 한 구도 가설이 아님이 없고, 한 절도 과장이 없지
않은데 이 사실을 알지 못하고 억지로 글의 뜻을 해석한다면 학문에 도움이 되지
못할 뿐 아니라 한갓 정신을 피폐하게 한다.
저 臆測과 推論 가운데 그나마 증거가 되어 믿을 수 있는 것은 '寸口脈浮而緊 喎僻不遂
身重不勝 不識人 舌卽難言 而口吐涎'과 같은 증상이다.

譯 : 촌구맥이 遲하고 緩한 경우 느린 것은 寒이고, 緩한 것은 虛이니
營氣가 완만한 것은 亡血이 된 것이고, 衛氣가 완만한 것은 중풍이 된 것이다.
사기가 경맥으로 침입하면 몸이 가려우면서 두드러기가 생기고 心氣가
부족하여 사기가 흉중에 침입하면 胸滿하면서 숨이 차다.

解 : 앞 조문에서는 '緊則爲寒 浮則爲虛'이라고 표기하고, 이 조문에서는 '遲則爲寒
緩則爲虛'라고 표기하니 이 조문이 옳다면 앞 조문은 잘못된 것이며, 앞 조문이
옳다면 이 조문이 잘못된 것이니 어찌 일정하지 못한 것인가?

承氣湯症에도 脈弱 脈遲者가 種種有之하니

奈何之證으로 以爲脈遲則爲寒이오 緩則爲虛乎며

奈何之因으로 以爲營緩則爲亡血이오 衛緩則爲中風乎아

邪氣中經 邪氣入中者는 皆推論之理니 不過假說이라

此條文者 非模糊하면 則臆測하고 非穿鑿하면 則誇張하니

若要知文意인댄 雖鬼神도 哭聲而逃어늘 何況庸醫아

可徵而信者는 '寸口脈遲而緩 身癢而癮疹 胸滿而短氣'不過如此也라

5-4. 寸口脈이 沈而弱하면 沈卽主骨하고 弱卽主筋하니

沈卽爲腎이오 弱卽爲肝이라

汗出호대 入水中하야 如水傷心하면 歷節에 黃汗出할세 故曰歷節이라

解 : 仲景之筆은 非他라 直述見症之中호대 必提其要하야

使其後人으로 可知其病源케하니 是乃所謂根據主義라

若夫此條者 果然奈何오 牽强附會者也라

條文所謂歷節風者는 '脈沈弱 歷節疼痛 黃汗自出'로

是蓄水之候어늘 何必云云 曰骨 曰筋 曰肝 曰腎 曰心乎아

竊謂 此際에 桂枝加附子湯 補中益氣湯類主之라

承氣湯症에도 脈弱하거나 脈遲한 경우가 종종 있으니 도대체 무슨 근거로 脈遲하면 寒이 된다 하고 緩하면 虛가 된다고 하는가? 도대체 어떤 원인으로 營緩하면 亡血이 되고 衛緩하면 中風이 되었다고 하는가? 邪氣가 經에 들어가고, 邪氣가 中으로 들어갔다는 것은 모두 추론적인 논리로 가설에 불과한 것이다.

이 조문은 模糊하지 않으면 臆測한 것이며, 穿鑿한 것이 아니면 과장된 것이니 만약 글의 의미를 알려고 한다면 비록 귀신이라도 울면서 도망칠 정도인데 하물며 우리 같이 평범한 의사는 어떠하겠는가? 이 조문에서 증거로 믿을 수 있는 것은 '寸口脈遲而緩 身癢而癮疹 胸滿而短氣' 불과 이 정도다.

譯 : 촌구맥이 沈하면서 약한 경우 침맥은 骨病을 주관하고 弱脈은 筋病을 주관하니, 침은 腎에 이상이 있는 것이고 약은 肝에 이상이 있는 것이다.

땀을 흘리고 물속에 들어갔거나 혹은 水氣에 의해 心이 상하여 뼈마디가 끊어지듯 아프고 누런 땀이 나는 것을 歷節風이라고 한다.

解 : 仲景의 필법은 다른 것이 아니다. 나타나는 증상을 직술하는 가운데 반드시 그 요체(病位, 病性, 病勢, 病毒에 해당하는 증상)를 제기하여 후인들에게 病源을 알게 한 것이니 이것을 根據主義라고 한다.

그런데 이와 같은 조문은 과연 어떠한가? 억지로 끌어다 맞춘 글이다.

조문에서 말하는 歷節風이라는 것은 '脈沈弱 歷節疼痛 黃汗自出'로 蓄水에 의한 증후인데 하필 曰骨 曰筋 曰肝 曰腎 曰心 이라고 하였는가?

개인적인 생각에 桂枝加附子湯이나 補中益氣湯類로 치료한다.

5-5. 趺陽脈이 浮而滑하면 滑則穀氣實이오 浮則汗自出이라

解 : 傳曰 "趺陽은 胃脈也오 穀氣는 胃氣也"라 하니 皆假說也라

「辨脈法」「平脈法」"乃以趺陽之滑脈으로 候胃氣實하고

以趺陽之緊脈으로 候脾氣强하며 以少陰之脈으로 候腎氣"[2]라 하니

若夫以此說로 可以欺妄仲景叔和온 矧玆後人따녀

趺陽脈이 浮而滑하면 則發熱 汗出者는 猶可也나

然滑則穀氣實하고 浮則汗自出者는 未可也라

汗自出은 病症也나 然穀氣實은 果然奈何오 病症乎아 病因乎아

或曰 "胃氣旺盛"이라 하고 或曰 "大便不通"이라 하니

胃氣盛하야 而能消穀하면 何病之有며 無病인데 何述之有리오

條文之意 非他라 '趺陽脈 浮滑 大便不通 而蒸蒸續自汗出'이라

此際에 汗不出者는 或 '胃氣下泄 陰吹而正喧'[3]하니 何以知之오

夫人體가 恰似氣囊[4]이라면 孔竅[5]는 調氣均壓하야

彼閉則此開하고 此閉則彼開하나 彼此皆閉하면 則劇症之危를 奚可勝言이리오

---

2) 족배근의 동맥인지 人迎脈인지 확실하지 않은 趺陽脈으로 비위의 상태를 알고 소음맥으로 신장의 상태를 확인한다는 의미로 『仲景全書·辨脈法 平脈法』편에 나오는 설이지만 중경의 맥상과 배치된다.

3) 胃氣下泄 陰吹而正喧 : 22편 22조문을 참고.

4) 氣囊 : 이한영 『仲景書讀法講解·感應論 腹壓論』을 참고.

5) 孔竅 : 대표적으로 上七竅下二竅 뿐만 아니라 皮膚의 毛孔, 심지어 세포도 공규의 기능을 한다.

譯 : 趺陽脈(足背動脈으로 위장의 상태를 진단하는 맥)이 浮하고 滑하면 활한 것은 穀氣가 實(위장의 기능이 왕성, 또는 大便不利)한 것이고 부한 것은 땀이 저절로 나는 것이다.

解 : 전해오는 말로 "趺陽은 胃脈이며 穀氣는 胃氣"라고 하는데 모두 가설이다. 「辨脈法」과 「平脈法」에서 "趺陽의 滑脈으로 胃氣의 實을 반영하고, 趺陽의 緊脈으로 脾氣의 强을 반영하며, 少陰의 脈으로 腎氣의 상태를 나타낸다."고 하니 이 같은 설로 仲景과 叔和도 얼마든지 속일 수가 있는데 하물며 후세사람들은 어떠하겠는가. 趺陽脈이 浮하면서 滑하면 發熱 汗出한다는 것은 그래도 옳지만 滑하면 穀氣가 實한 것이고 浮하면 汗自出하다는 것은 옳지 못하다.

汗自出은 病症이나 穀氣實은 과연 무엇인가? 病症인가? 病因인가? 혹자는 "胃氣旺盛"이라 하고 혹자는 "大便不通"이라고 하는데 胃氣가 왕성하여 음식을 소화시킬 수 있다면 무슨 병이 있겠으며, 병증이 없는데 어찌 기술하였겠는가? 조문의 뜻은 다른 것이 아니다! '趺陽脈 浮滑 大便不通 而蒸蒸續自汗出'이다. 이 경우 땀을 배출하지 않는 사람은 혹 '胃氣가 下泄하여 陰部로 가스가 배출되는 소리가 끊이지 않고 날수도 있다.' 어떻게 아는가?

인체가 흡사 氣囊(氣, 水를 담은 자루)이라면 인체내에 있는 모든 孔竅는 氣를 조절하여 조직간 압력의 균형을 조절하므로 저 구멍이 막히면 이 구멍이 열리고, 이 구멍이 막히면 저 구멍이 열리는데 만약 이 구멍 저 구멍 모두 막히게 되면 극심한 병증의 위험성을 어찌 모두 말로 표현할 수 있겠는가?

於是乎 防風通聖散을 遂謀焉이라 吾聞之하니

五臟不和하면 則七竅不通[6]이라 하니 是雖一法이나

孔竅不利하면 則百病蜂出도 其亦一法이라

夫古醫 一切病症에 無問虛實하고 汲汲然汗吐下하야

由三孔竅로 速拔病毒者는 卽以此也일세라

一有大便不通하면 則腸胃之氣는 未嘗不壓迫於表裏上下하니

自汗出은 潮熱外越之候也오 陰吹而正喧은潮氣迫下之聲[7]也라

條文微意가 在汗自出일세 故無數病症을 不書하고 此一句를 特書之라

然則 汗出不出과 大小便利不利가 豈止一症이리오

於是乎 不得已 敢冒昧하야 辯論腹壓之理나

然知仲景者는 胃家實도 猶不肯이어늘 穀氣實은 千萬不當이라

5-6. 少陰脈[8]이 浮而弱하면 弱卽血不足이오 浮卽爲風이니 風血相搏하면 卽疼痛如掣라

---

6) 『靈樞 · 脈度』 : 五臟不和 則七竅不利 (오장이 조화를 이루지 못하면 七竅가 이롭지 못하다.)

7) 潮氣迫下之聲 : 矢氣, 屎氣, 轉矢氣, 轉失氣로 방귀. 기체가 항문에서 배출되는 병증을 이른다.

8) 한나라 무덤인 마왕퇴(馬王堆)에서 출토된 백서(帛書)의 기록에 의하면 "소음맥(少陰脈)은 안쪽 복사뼈의 바깥 모서리에서 시작하여 장딴지를 관통하여 오금의 가운데로 나와 위로 등뼈를 관통하여 신(腎)에 연계된 후 혀를 끼고 간다."고 하고 후세에 들어와서는 少陰脈은 左尺脈이라고 한다.

이런 문제로 防風通聖散이 마침내 도모된 것이다!

듣기로는 五臟이 조화롭지 않으면 七竅가 不通한다고 하는데 이것이 비록 하나의 법이지만 孔竅의 작용이 원활하지 못하면 많은 병증이 다투어 발생한다는 것도 또 하나의 법이다. 古醫들이 일체의 병증에 虛實을 묻지 않고 汗吐下法으로 세 공규(입, 모공, 항문)를 통하여 병독을 빨리 배출시키려 한 것은 바로 이 때문이다.

만약 大便이 不通하게 되면 腸胃에 형성된 가스는 表裏나 上下로 압박하므로 自汗出은 潮熱이 외부로 배출되는 반응이라면 陰吹而正喧은 潮氣(gas)가 下部를 압박하면서 나는 소리이다.

조문의 깊은 뜻이 汗自出에 있기 때문에 무수한 병증을 기술하지 않고 一句를 특별히 기술한 것이다. 그러므로 땀을 흘리고, 흘리지 않는 것과, 대소변이 편하고 편하지 않는 것이 어찌 하나의 증상으로 그치겠는가?

부득이 주제넘게 腹壓의 이치를 변론하였지만 仲景을 아는 사람은 胃家實이라는 표기도 오히려 옳게 여기지 않는데 穀氣實이라는 표기는 천부당만부당하다.

譯 : 少陰脈이 浮하고 弱하면 약한 것은 血이 부족한 것이고 浮한 것은 風이 된 것이니 風邪와 血이 서로 치받으면 통증이 마치 끊어지는 듯하다.

解 : 或以少陰脈으로 爲腎脈하니 雖未知夫出於何人之筆이나

然是非仲景之筆이 宜夫인저

要略所以難讀者는 不以文義古奧오 以僞托假說也라

然則 不考其實하고 不訊其緖하며 "盡信書하면 則不如無書"[9]라 하니 卽此之謂也라

5-7. 盛人 脈濇小하고 短氣 自汗出하며 歷節痛하야 不可屈伸하면 此皆飮酒汗出에 當風所致라

解 : 盛人을 大塚敬節曰 "元氣旺盛之人"이라 하고

徐彬曰 "肥人"이라하야 條文所謂盛人은 肌肉肥厚之人이라 하니

此言有理라 何以知之오

大凡肥厚之人은 皮膚肌肉이 固密하야 而孔竅開闔이 不節할세

故素有氣鬱濕多하야 皮下水氣가 不得外越하고 而蓄積於肌肉하야

短氣 蒸蒸微汗出 歷節痛 不可屈伸者가 多也라

如其症者는 不過濕熱淫於內外之候也니

'皆飮酒汗出 當風所致'者는 因益發動之例者也라

竊謂 此際에 隨其排泄如何하야 而防風通聖散加減主之나

服湯已에 仍不治하면 八味地黃湯主之면

則意外得效者가 或有之하니 良察之하라

---

9)『孟子 · 盡心下』 盡信書 則不如無書 (『商書』의 내용을 모두 믿는다면 『商書』가 없는 것만 못하다.)

解 : 혹자는 少陰脈으로 腎脈으로 간주해왔는데 비록 누구의 글에서 나왔는지 알 수 없으나 중경의 필법이 아닌 것이 분명하다.

要略이 후인들에게 難讀한 이유는 文義가 옛스럽고 심오해서가 아니라 僞托과 假說 때문이다. 그러므로 사실을 고려하지 않고 단서를 파악하지 않으며 "오로지 글만 믿는다면 글이 없는 것만 못하다."고 하니 바로 이것을 말한 것이다.

譯 : 살찐 사람이 맥이 濇小하고 호흡이 가쁘고 저절로 땀이 나며 歷節痛으로 구부리거나 펼 수 없게 되면, 이것은 모두 술을 마신 뒤 땀이 난 상태에 風邪를 맞아 생긴 것이다.

解 : 盛人을 大塚敬節은 "元氣가 왕성한 사람"이라 하고 徐彬은 "肥人"이라고 하여 조문에서 말하는 盛人은 肌肉이 肥厚한 사람이라고 하는데 이 말이 설득력이 있다. 어떻게 아는가 하면 대체로 肥厚한 사람은 皮膚의 肌肉이 固密하여 孔竅의 開闔조절이 조화를 이루지 못하기 때문이다. 본래부터 氣鬱하고 濕이 많아 皮下에 水氣가 외부로 배출되지 못하고 肌肉에 축적되어 숨이 차고 끈끈한 땀을 조금씩 배출하며 전신 관절통으로 굴신하기가 어려운 경우가 많다. 이와 같은 증상은 濕熱이 內外에 浸淫한 증후에 불과하다.

'皆飮酒汗出 當風所致'는 이로 인하여 (이런 신체적 구조를 지닌 경우) 더욱 병증이 發動한 예이다.

개인적인 생각에 그 사람의 배설기능이 어떠한가를 따라 防風通聖散에 加減하나 이 약을 복용하고 오히려 치료가 되지 않는 경우 八味地黃湯을 쓰면 의외의 효과를 얻는 경우가 간혹 있으므로 잘 살펴보기 바란다.

5-8. 諸肢節疼痛하고 身體魁(尪)羸하며 脚腫如脫하며 頭眩短氣하야 溫溫欲吐하면 桂枝芍藥知母湯主之라

解 : 醫宗金鑑 註曰 "歷節之症은 諸肢節疼痛"이라 하니

然則 與其風濕相搏의 骨節疼煩掣痛者와 何異之有리오

歷節은 病名이오 風濕相搏은 病因이니

或據病名하고 或據病因하야 而論症狀하니 大異乎仲景正文이라

夫仲景書 非他라 述其症而立其方하나 然其所謂病源은 只在其中하니

若知其病源하면 則後世所謂病名病因을 雖不知라도 何有리오

但述症之際에 用古字(魁, 尪)엔 必有以也니 草草看過 未可라

身體尪羸[10]는 謂疼痛之處에 如盤結磈磊也[11]라

若是之症은 歷節經過 久而關節畸形이 變焉이라

古所謂 '鶴膝風, 脚氣'는 今所謂 '退行性關節炎', 'rheumatoid arthritis'라

'兩脚有微腫而疼痛하면 因逆上爲頭眩 短氣 欲吐'者는

是非脚氣衝心[12]之候乎아

夫關節之形이 未變之前엔 庸醫可治나 已變之後엔 名醫難治라

竊謂 此際에 通治方으로 五積散加減之라

---

10) 尪羸 : 『脈經』에서는 魁瘰라 표기하였다.

11) 『皇漢醫學』의 본 조문

12) 脚氣衝心 : 『東醫寶鑑 · 外形篇』 脚氣攻心. 脚氣入心. 주로 火氣가 逆上하여 일어남. 心悸, 흉민, 氣喘, 불안, 구토 등이 있고, 식욕이 없고, 입안이 마르고, 입술이 자남색이 되고, 심하면 정신이 멍청해지고, 언어가 착란되고, 얼굴이 검어지고, 팔다리가 싸늘해짐.

譯 : 전신의 관절이 아프고 몸은 매우 마르고 무릎 관절이 굽고 부어서 마치 빠질 듯 하며 머리는 어지럽고 호흡이 가쁘면서 메슥메슥 토할 것 같으면 桂枝芍藥知母湯으로 치료한다.

解 : 醫宗金鑑 주해에서 "歷節의 증상은 모든 관절이 疼痛한 것이다."라고 말하는데 그렇다면 風濕相搏으로 인한 骨節疼煩하고 掣痛한 것과 어찌 다름이 있는 것인가? 歷節은 病名이며 風濕相搏은 病因이니 혹 병명을 근거로 혹 병인을 근거로 증상을 거론하니 중경서 正文과 큰 차이가 있다.
중경서는 다른 것이 아니다! 병증을 기술하고 처방을 세운 것뿐이나 그가 생각하는 病源의 개념은 단지 이 가운데 있으니 만약 그 병원을 알았다면 후세에서 말하는 병명과 병인을 비록 알지 못한다 하더라도 무슨 문제가 있겠는가?
다만 병증을 기술하는 중에 古字(魁, 尫)를 사용하는 데는 반드시 어떤 이유가 있으니 대충 대충 보아서는 안 된다. 身體는 마르고 관절 부위가 尫羸한 것은 말하자면 疼痛부위가 마치 돌덩어리를 묶어 놓은 것과 같은 것이다. 이와 같은 증상은 歷節病이 오래 경과되어 관절부위가 기형으로 변한 것이다.
옛 사람이 말하는 '鶴膝風과脚氣'는 오늘날에 말하는 '退行性關節炎'과, 'rheumatoidarthritis'이다. '兩脚에 다소 붓고 동통이 있어 이로 인하여 逆上하면서 頭眩 短氣 欲吐'하는 것은 脚氣衝心의 증후가 아닌가?
關節의 형태가 변형되기 전에는 평범한 의사도 치료할 수 있지만 이미 변형이 된 뒤에는 명의도 치료하기 어렵다. 개인적인 생각에 통치방으로 五積散에 加減한다.

【桂枝芍藥知母湯】 桂枝四兩, 芍藥三兩, 甘草二兩, 麻黃二兩, 生薑五兩, 白朮五兩, 知母四兩, 防風四兩, 附子二兩

5-9. 味酸則傷筋하고 **筋傷則緩**하니 **名曰泄**이오
鹹則傷骨하고 **骨傷則痿**하니 **名曰枯**니 **枯泄相搏**하면 **名曰斷泄**이라
營氣不通하면 **衛不獨行**하고 **營衛俱微**하면 **三焦無所御**하야
四屬斷絶하고 **身體羸瘦**하며 **獨足腫大**하고 **黃汗出 脛冷**호라
假令發熱하면 **便爲歷節也**라

5-10. 病歷節하야 **不可屈伸**하고 **疼痛**하면 **烏頭湯主之**라.

解 : 所謂酸鹹이 傷筋骨을 名曰泄 名曰枯 名曰斷泄(絶)과
及營衛之氣가 不通不行하야 三焦無所御하야 四屬斷絶者는
非徒仲景이 不徵其實이오 而亦今人도 不復其言이라
彼揑造之名과 僞托之說을 知之라도 何益之有며 不知라도 何損之有리오
但'骨節疼痛 身體羸瘦 獨足腫大 不可屈伸 而疼痛'은 是歷節病之候니
方意는 在此病症이오 不在彼泄, 枯, 斷泄, 營衛俱微라
東洞曰 "烏頭湯은 治骨節疼痛 不可屈伸 及腹中絞痛[13] 手足厥冷"이라호라
未然엔 乃以麻黃加朮湯類로 可以濟之나 既然하얀 雖以烏頭湯類로도 難以濟之라

13) 腹中絞痛 : 外臺烏頭湯-治寒疝 腹中絞痛 賊風入攻五臟~

譯 : 맛이 신 것은 筋을 상하게 하고 근이 상하면 이완되는데 이를 泄이라 하고.

짠 맛은 骨을 상하게 하고 骨이 상하면 무력해지니 이를 枯라고 하니

枯와 泄이 서로 뒤엉킨 것을 斷泄이라 한다.

營氣가 통하지 않으면 衛氣도 홀로 운행하지 못하여 영기와 위기가 모두

미약해져서 三焦가 주관하는 바가 없게 되어 사지로 가는 영양이 단절되며,

몸은 여위고 마르는데 유독 다리만 붓고 커지고, 누런 땀이 나고 정강이가 시리다.

만약 열이 나면 곧 역절풍이 된 것이다.

역절풍을 앓아 구부렸다 펴지 못하고 아픈 경우에는 烏頭湯으로 치료한다.

解 : 소위 酸과 鹹한 맛이 筋과 骨을 상하게 하는 것을 曰泄 曰枯 曰斷泄(絶)이라고

하고, 營衛의 氣가 不通하고 不行하여 三焦가 주관하는 게 없게 되어 사지로

가는 영양이 단절된다는 주장은 비단 仲景도 그 사실을 증거하지 못할 뿐

아니라 또한 현대인도 그 말에 대한 사실을 재확인할 수 없다.

저 揑造한 명분과 僞托한 가설들을 안다고 해도 무슨 도움이 있을 것이며

설령 알지 못한다 해도 무슨 손해가 있겠는가?

다만 '骨節疼痛 身體羸瘦 獨足腫大 不可屈伸 而疼痛'은 歷節病의 증후이므로 처방의

기준은 이 病症에서 세우는 것이지 저 泄, 枯, 泄, 枯, 斷泄, 營衛俱微에 있지 않다.

東洞은 "烏頭湯은 骨節疼痛 不可屈伸 及腹中絞痛 手足厥冷한 경우에

치료한다"고 했다. 다만 병증이 아직 심하기 전에는 麻黃加朮湯類로도 치료할 수

있는 반면에 이미 심해진 연후에는 비록 烏頭湯類로도 치료하기 어렵다.

川烏 : 『藥徵』에서는 附子의 효능에 관해서만 기술되어 있다. 品考에서는 『博物誌』에서

烏頭, 附子, 天雄은 한 물건이다.라고 했다.

附子 : 오두(烏頭)Aconitum carmichaeli Debeaux의 子根을 加工하여 만든

鹽附子, 製附子, 및 炮附子이다.

草烏 : 놋젓가락나물Aconitum ciliare Decaisne 또는 기타 同屬近緣植物의塊根.

川烏 : 오두(烏頭)Aconitum carmichaeli Debeaux의 母根의 塊根.

【烏頭湯方】 治脚氣疼痛 不可屈伸

麻黃, 芍藥, 黃芪各三兩, 甘草三兩, 川烏五枚

【礬石湯】 治脚氣衝心 礬石二兩

【附方】

『古今錄驗』【續命湯】 治中風痱 身體不能自收持 口不能言 冒昧不知痛處或拘急不得轉側 (姚云 與大屬命同 兼治婦人產後出血者 及老人小兒)

麻黃, 桂枝, 當歸, 人蔘, 石膏, 乾薑, 甘草各三兩, 芎藭一兩, 杏仁四十枚

『千金』【三黃湯】 治中風手足拘急 百節疼痛 煩熱心煩 惡寒 經日不欲飮食

麻黃五分, 獨活四分, 細辛二分, 黃芪二分, 黃芩三分

心熱加大黃二分, 腹滿加枳實一枚, 氣逆加人蔘三分,

悸加牡蠣三分, 渴加栝樓根三分, 先有寒加附子一枚.

『近效方』【朮附湯】 治風虛頭重眩 苦極 不知食味 暖肌補中 益精氣

白朮二兩, 甘草一兩, 附子一枚半

【崔氏八味丸】 治脚氣上入 小腹不仁

乾地黃八兩, 山茱萸四兩, 薯蕷四兩, 澤瀉, 茯苓,

牧丹皮各三兩, 桂枝一兩, 附子一兩

『千金方』【越婢加朮湯】治肉極 熱則身體津脫 腠理開 汗大泄

厲風氣 下焦脚弱

麻黃六兩, 石膏半斤, 生薑三兩, 甘草二兩, 白朮四兩, 大棗十五枚

6. 血痺虛勞病脈證幷治第六

6-1. 問曰 血痺病은 從何得之오

師曰 夫尊榮人은 骨弱肌膚盛重호대 因疲勞汗出하야 臥不時動搖하고 加被微風하면 遂得之라 但以脈自微澀하니 在寸口 關上小緊하면 宜針引陽氣하야 令脈和緊去則愈라

解 : 或曰 "歷節屬傷氣하고 血痺屬傷血"1)이라 하니

若是之解는 含糊鶻突하고 依違兩間이라 何以知之오

夫千病萬症이 非傷氣면 則傷血이오 非陰病이면 則陽病이어늘

何必分於傷氣傷血하고 陰病陽病乎哉리오

仲景은 述症之際에 未嘗論氣血, 陰陽하나 只在其中이어늘

後醫 未達大義하고 於是乎 病名 病因을 揑造焉이라

尊榮人이 骨弱肌膚盛은 是亦蓋然之言이니 條文之意는 非他라

大凡膏粱之人은 身體不仁하고 脈微澀하니 此之謂血痺病이라

方意는 不在血痺오 但在身體不仁이라

此際에 古醫는 拔其病毒이로대 後醫는 補其氣血하니

是之不解하고 能入乎古醫之案者가 未之有也니라

1)『醫宗金鑑』주해

譯 : 問曰 血痺病은 어떻게 해서 얻은 것입니까?

師曰 대체로 높은 신분으로 영화를 누리는 사람은 뼈는 약하고 肌膚는 풍성한데, 피로로 인해 땀을 흘리고 잠을 잘 때 수시로 뒤척이는 상태에서 약한 바람만 맞더라도 마침내 얻게 된다.

다만 맥이 약간 껄끄럽고 寸口와 關上이 조금 緊하면 鍼으로 陽氣를 이끌어 내어 맥을 조화롭게 하여 緊脈이 사라지면 낫는다.

解 : 누군가 말하기를 "歷節은 傷氣에 속하고 血痺는 傷血에 속한다."하니 이와 같은 해석은 애매모호하고 양쪽 사이에서 어물어물한 것이다. 어떻게 그 사실을 아는가 하면 천 가지 만 가지 병증이 傷氣아니면 傷血이며, 陰病아니면 陽病인데 하필 傷氣 傷血과 陰病 陽病으로 구분하는가?

仲景은 증상을 기술하면서 일찍이 氣血과 陰陽을거론하지 않았어도 그 의미가 단지 증상 가운데 있는데 後醫들은 이 大義를 이해하지 못하여 마침내 病名과 病因을 날조한 것이다.

존귀하고 부유한 사람은 (노동을 하지 않아) 骨弱하나 肌膚는 盛한 것은 일반적으로 그렇다는 것이니 조문의 의도는 다른 것이 아니다. 대체로 기름진 음식을 많이 먹은 사람은 身體가 不仁(기능이 원만하지 않음)하고 脈微澀하니 이것을 가리켜 血痺病이라고 한다. 처방의 기준은 血痺에 있지 않고 다만 身體不仁에 있다.

이 경우에 고의는 그 病毒을 제거하는 반면 후의는 氣血을 補하는데 치중하니 이 사실을 이해하지 못하고 고의들의 의안에 들어가는 자가 있지 않다.

6-2. 血痺는 陰陽俱微하야 寸口關上微하고 尺中小緊하며 外證은 身體不仁이 如風痺狀하니 黃芪桂枝五物湯主之라

解 : 陰陽俱微者는 陰血陽氣가 皆不足乎아 否則 脈陰陽俱微乎아
若脈陰陽俱微면 則與寸口關上微 尺中小緊과 前後牴牾하고
若陰血陽氣가 皆不足而爲血痺면 則與風濕相搏과 大同小異라
夫血痺之爲病이 不數어늘 但言及於身體不仁이라
或曰 "血痺外證은 身體頑痲하고 不知痛癢할세 故如風痺狀하나
不似風痺하며 歷關節流走疼痛"이라 하니 此言有理라
竊謂曰 血痺之症의 其徵不足하니 據方藥而徵之하면
則黃芪桂枝五物湯은 不過桂枝加黃芪湯이니
其爲病證이 甚於桂枝湯證者를 可知也라 如其症者가 具備면
可與黃芪桂枝五物湯이니 何必囿於血痺, 風痺之名分乎리오

嗚呼 千古名方인 補中益氣湯이 果然補其中而益其氣乎아
其補中者 是非散水飮治痞鞕而何며
其益氣者 是非止黃汗治瘡癰而何오
黃芪桂枝五物湯加柴胡人蔘이 雖不藉補中益氣之名이오도
與其補中益氣湯之方意와 何大異之爲아
吾聞之하니 "引而伸之하야 觸類而長之하면 天下之能事畢矣"라 하니
吾醫學術 千載之間에 其惟仲景方之謂乎인저

譯 : 혈비는 음양맥이 모두 미약하여 寸口脈과 關脈이 미약하고 尺脈은 조금 緊하며 外證은 신체 감각이 이상하여 마치 風痺의 증상 같으면 黃芪桂枝五物湯으로 치료한다.

解 : 陰陽俱微는 陰血陽氣가 모두 不足하다는 것인가? 아니면 陰陽의 脈이 모두 微하다는 것인가? 만약 脈陰陽이 모두 微한 것이라면 寸口關上微 尺中小緊과 앞뒤가 서로 맞지 않고 만약 陰血陽氣가 모두 부족하여 血痺가 된 것이라면 風濕相搏과 대동소이한 것이다.

血痺의 病이 수없이 많은데 단지 身體不仁만 언급했다.

누군가 "血痺外證은 身體頑痲하고 痛癢을 알지 못하기 때문에 風痺의 증상 같으나 風痺와 비슷하지 않으며 전신 관절로 돌아다니는 동통이다."고 말하는데 이 말에 설득력이 있다.

개인적인 생각에 血痺의 증상에 해당하는 증거가 부족하므로 처방의 약물을 근거로 증거 삼으면 黃芪桂枝五物湯은 桂枝加黃芪湯에 불과하다.

그 병증이 桂枝湯證보다 심한 것을 알 수 있다.

만약 이와 같은 증상을 구비하면 黃芪桂枝五物湯을 사용할 수 있으니 하필 血痺, 風痺라는 명분에 얽매일 필요가 있겠는가?

아! 천고의 명방인 補中益氣湯이 과연 補其中하고 益其氣하는가?

그 補中이라는 것은 水飮을 散하고 痞鞕을 치료하는 것이 아니며

그 益氣한다는 것은 黃汗을 止하고 瘡癰을 치료하는 것이 아닌가?

黃芪桂枝五物湯에 柴胡, 人蔘을 加하면 비록 補中益氣라는 이름을 빌리지 않아도 補中益氣湯 의 方意와 어찌 크게 다르다고 하겠는가?

듣기로는 "끌어다 거듭하여 비슷한 類로 확대해 나가면 천하의 모든 일을 다 할 수 있다."(『周易·繫辭傳』)고 하는데 우리 학술 수천 년 사이에 오직 仲景의 처방을 말하는 것이다!

【黃芪桂枝五物湯】黃芪三兩, 芍藥三兩, 桂枝三兩, 生薑六兩, 大棗十二枚

6-3. 夫男子平人의 脈大하면 爲勞오 極虛도 亦爲勞라

解 : 男子 過平脈도 爲勞오 不及平脈도 其亦爲勞라

但其徵不足하야 雖不知其虛勞之因이나

然脈大者는 多幾乎熱之所困하야 而勞倦者也니

小建中湯 補中益氣湯 六味地黃湯類主之라

6-4. 男子面色薄(白)者는 主渴及亡血이오 卒喘悸하고 脈浮者는 裏虛也라

解 : '脈浮者 裏虛也'는 當是衍文이라 하니 吾亦從之라

男子面色白 渴 卒喘悸者는 可見可驗之症也나

然亡血 裏虛者는 推論之因이라萬若 病因所尨하면

則四物湯 四君子湯 主之하야 以補血補氣者가 不無하니

若夫此人者는 非徒不知條文이오 而亦不知其方意者也니라

乃以四君子湯[2]으로 爲補氣劑하고 以四物湯[3]으로 爲補血劑는

是後人方劑之論이나 據其藥徵하면 鮮以不浮於其實者를 可知也라

---

2) 四君子湯 : 胃內停水와 心下痞鞭을 치료하는 약에 가깝다.

3) 四物湯 : 當歸 白芍藥 川芎은 복직근 拘攣 완화와 체내의 瘀血을 驅逐하며 熟地黃은 潤劑로써 사물탕은 피부건조와 장내건조 등에 사용한다.

譯 : 보통 평범한 남자의 맥이 大하면 虛勞이고, 맥이 몹시 허약해도 虛勞이다.

解 : 보통 남자의 맥이 平脈보다 지나친 것도 勞가 되고 平脈에 미치지 못하는 것도 또한 勞가 된다. 다만 그 증거가 부족하여 虛勞의 원인(기혈수 변조)을 알 수 없으나 脈大한 경우는 대부분 열에 괴로움을 당하여 노권한 상태에 가까운 것이므로 小建中湯 補中益氣湯 六味地黃湯類로 치료한다.

譯 : 남자의 얼굴빛이 옅은 것은 주로 渴과 亡血 때문이며, 갑자기 숨이 차면서 가슴이 뛰고 맥이 浮한 경우는 裏가 虛한 것이다.

解 : '脈浮者 裏虛也'는 (『醫宗金鑑』에 따르면) 마땅히 잘못하여 들어간 쓸데없는 글귀라고 하는데 개인적으로 이 말을 따른다.

男子面色白 渴과 卒喘悸는 누구나 볼 수 있고 경험되는 증상이나 亡血과 裏虛는 추론적인 병인이다. 만약 이 병인에 현혹되어 어지러워지면 四物湯 四君子湯으로 치료하여 補血補氣하는 사람이 없지 않으니 이와 같은 사람은 조문을 이해하지 못했을 뿐 아니라 또한 두 처방의 뜻을 잘 알지 못하는 사람이다.

四君子湯으로 補氣劑, 四物湯으로 補血劑라고 여기는 것은 후인들의 방제논리이나 약물의 증거(중경서와 요략에 나오는 주치증, 방치증)를 근거하면 그 사실보다 과장되지 않은 것이 적다라는 것을 알 수 있다.

6-5. 男子脈虛沈弦하고 無寒熱하며 短氣裏急하고 小便不利하며 面色白 時目瞑 兼衄 小腹滿하면 此爲勞使之然이라

解 : 脈虛沈弦의 虛字는 是僭補니 竊以此로 爲亡陽口實이나

然助長偏見하니 當削之라

'短氣裏急 小便不利 面色白 時目瞑 兼衄 小腹滿'者는 病症也오

'勞使之然'者는 其若病因(遠因)이나 不過推論之說也라

彼推論之說은 出病人之言乎아 出醫師之判乎아

病人之言은 或欺醫師나 病人之體는 未可欺人이라

彼 '短氣裏急 面色白 時目瞑 兼衄'者는 小腹滿之候오

'小腹滿'에 特書小便不利者는

病因이 不在便鞭瘀血이오 但在小便不利故也일세니

方意는 多謀諸病機之症이오 不謀諸勞使之然라

竊謂 此際에 可與小建中湯 補中益氣湯 八味地黃湯이라

6-6. 勞之爲病은 其脈浮大하고 手足煩하며 春夏劇하나 秋冬瘥하며 陰寒精自出하고 酸削不能行이라

譯 : 남자의 맥이 虛하고 沈하고 弦하며 오한이나 발열이 없고, 숨이 짧고 뱃속이 당기며, 소변이 잘 나오지 않고, 얼굴빛이 창백하고, 때때로 눈앞이 아찔한데다 코피가 나고 아랫배가 滿하면 이것은 虛勞로 인하여 그렇게 된 것이다.

解 : 脈虛沈弦의 虛字는 누군가 僭補(몰래 보충함)한 것이니 아마 脈虛로 亡陽의 口實로 삼기 위한 것이지만 편견을 조장할 수 있으니 마땅히 삭제해야 한다.

'短氣裏急 小便不利 面色白 時目瞑 兼衄 小腹滿'은 病症이라면

'勞使之然'은 마치 病因(遠因)과 같은 것으로 추론적인 설에 불과하다.

저 추론적인 설이 환자의 말에서 나온 것인가? 의사의 판단에서 나온 것인가?

환자의 말은 (의도하지 않았다 해도) 간혹 의사를 속이지만 환자의 몸 상태는 사람을 속이지 않는다.

저 '短氣裏急 面色白 時目瞑 兼衄'은 小腹滿의 증후이며 '小腹滿'에 小便不利를 특별히 기술한 것은 병인이 便鞕, 瘀血에 있지 않고 단지 小便不利에 있기 때문이니 처방의 기준은 病機에 해당하는 증상에서 도모하는 것이지 勞使로 인한 것이라는 추론적인 설명에서 도모하는 것이 아니다.

개인적인 생각에 小建中湯, 補中益氣湯이나 八味地黃湯을 쓸 수 있다.

譯 : 勞라는 병은 맥이 浮大하고 손발이 화끈거리며, 봄 여름에는 심해지지만 가을 겨울에는 호전되며, 음부가 차서 精이 저절로 나오고, (다리가) 시큰거리고 아파 걷지 못한다.

解 : 此條所謂勞病者는 虛煩之症也라 何以知之오

其素有虛煩之人이 當春夏하야 因外熱로 而內煩益劇이라가

至秋冬하야 漸次 煩熱潛而差度故也일세라

竊謂 此際에 小建中湯 桂枝加龍骨牡蠣湯 八味地黃湯主之라

6-7. 男子 脈浮弱而澀하면 爲無子니 精氣清冷일세라 (一作冷)

解 : 惟以脈浮弱而澀으로 爲無子之徵者는 其過論也라

脈浮弱而澀으로 爲虛勞者도 未可온 而況無子乎아

且夫精氣清冷하면 果爲無子之因乎아

若夫然則 奈何之徵으로 而知其精氣清冷乎아

此條者 是非闕略, 臆測, 穿鑿而何오

6-8. 夫失精家는 小腹弦急하고 陰頭寒하며 目眩(一作目眶痛) 髮落이라

脈極虛芤遲면 爲清穀亡血 失精하고

脈得諸芤動微緊하면 男子失精하고 女子夢交니

桂枝加龍骨牡蠣湯主之라

解 : 이 조문에서 언급한 勞病은 虛煩의 증상이다. 어떻게 아는가?

본래 虛煩한 사람이 春夏에 이르러 外熱로 인하여 內煩이 더욱 극성이다가 秋冬이 되면 점차로 번열이 진정되어 차도를 보이기 때문이다.

개인적인 생각에 상황에 따라 小建中湯 桂枝加龍骨牡蠣湯 八味地黃湯으로 치료한다.

譯 : 남자의 맥이 浮하고 弱하면서 껄끄러우면 자식을 갖지 못하니 精氣가 淸冷하기 때문이다. ('淸冷'이 어떤 판본에는 '冷'으로만 되어 있다.)

解 : 오직 脈浮弱하고 澀한 것으로 無子의 증거로 삼는 것은 지나친 논리이다.

脈浮弱하고 澀을 虛勞라는 것도 옳지 않은데 하물며 無子는 어떠하겠는가?

또한 精氣(정액의 표현)가 淸冷하면 과연 無子의 원인이 되는가?

만약 그렇다면 무슨 증거로 精氣가 淸冷한지 아는가?

이 조문은 闕略, 臆測, 穿鑿이 아니면 무엇인가?

譯 : 무릇 失精(남성-몽정, 여성-몽교)하는 환자는 아랫배가 당기고 前陰部가 차며 눈이 핑 돌고(어떤 판본에는 '目眶痛'으로 되어 있다.) 머리카락이 빠진다.

맥이 지극히 虛하며 芤하고 遲한 경우에 下利淸穀, 亡血, 失精이 나타난다.

맥이 芤動하거나 微緊한 경우 남자는 失精하고 여자는 夢交하니 桂枝加龍骨牡蠣湯으로 치료한다.

解 : 竊謂此條文은 當觀二條라

脈極虛芤遲가 上條며 脈得諸芤動微緊이 下條라

但脈極虛와 與其芤遲는 同意反復語니 或以此로 爲亡陽口實이나

然古醫는 小腹拘急 小便不利 而脈芤遲者에 八味地黃湯主之어늘

反面後醫는 主內經하야 皆以爲 '肝主藏血 腎主藏精'할세

故以失精家로 爲腎陽不固精하야 八味地黃湯補之라

是配屬之說로 玄則玄이나 不過假說이니 去實遠矣[4]라

且夫脈芤動微緊 男子失精과 女子夢交에

不主之八味地黃湯하고 乃主之桂枝加龍骨牡蠣湯者는

條文未備에 雖不敢知나 據方藥, 脈狀而考之하면

則胸腹有動 情緒不安할세 故脈芤微之中에 有動數이라

夫然則 以失精으로 爲夢精이 是也라

竊謂 此際에 方意는 不在失精이오 實在胸腹有動이니

設失精家라도 不訊其緒하고 乃主之桂枝加龍骨牡蠣湯者는 一見之偏也라

【桂枝加龍骨牡蠣湯】 桂枝, 芍藥, 生薑各三兩, 甘草二兩, 大棗十二枚, 龍骨, 牡蠣各三兩

4) 去實遠矣 : 고의들은 小腹拘急 小便不利 而脈芤遲라는 증거에 의해 八味地黃湯을 쓴 반면에 후의들은 腎陽不固精이라는 관념주의에 빠져 八味地黃湯을 쓴 것을 빗대어 말한 것이다.

解 : 개인적인 생각에 이 조문은 마땅히 두 조문으로 나누어 보아야 한다.

脈極虛芤遲가 上條이며 脈得諸芤動微緊이 下條이다.

다만 脈極虛와 芤遲는 동의반복어이니 혹 이것으로 亡陽의 口實로 삼으나 古醫는 小腹拘急 小便不利 하고 脈芤遲한 경우에 八味地黃湯으로 치료한 반면에 後醫들은 內經을 주종으로 삼아 모두 '肝主藏血 腎主藏精'한 것으로 보아 失精家는 腎陽이 固精하지 못하다 하여 八味地黃湯으로 보했다.

이것은 오행배속에 의한 해설로 현묘하다면 현묘한 해설이지만 가설에 불과하니 사실과 많이 동떨어져 있다.

또한 脈芤動微緊한 男子의 失精과 女子의 夢交에 八味地黃湯으로 치료하지 않고 오히려 桂枝加龍骨牡蠣湯으로 치료한 것은 조문이 미비하여 감히 안다고 할 수 없으나 약물과 맥상을 근거로 고찰해 보면 胸腹有動하고 情緖不安하여 脈芤微한 가운데 動數한 것이다. 그렇다면 失精을 夢精으로 보는 것이 타당하다.

개인적인 생각에 처방의 기준은 失精에 있지 않고 사실은 胸腹有動에 있다.

설령 失精家라도 그 단서를 따지지 않고 桂枝加龍骨牡蠣湯으로 치료하는 것은 한쪽만 본 편견이다.

6-9. 男子平人이 脈虛弱細微者는 喜盜汗也라

解 : 喜盜汗者 未必脈虛弱細微也라

大凡脈細微하면 則槪知其虛弱하니

脈細微와 與脈虛弱은 同意反復語로대

僭補虛弱者는 以此로 爲不可汗吐下之口實也일세라

條文之意는 非他라 '男子平人 脈微細 喜盜汗'하면

可與黃芪桂枝五物湯 補中益氣湯 八味地黃湯主之라

雖然 潛伏之熱이 發越하야 而盜汗者가 間或有之하니

此際에 小柴胡湯 白虎加人蔘湯 調胃承氣湯類主之라

夫然則 一脈一症으로 而立方意者는 未可也니

假令 脈沈微에 四逆湯主之하나 或主之大承氣湯하며

煩躁에 大青龍湯 白虎湯 承氣湯主之나 反有四逆湯主之라

6-10. 人年五六十에 其病脈大者 痺俠背行하고 若腸鳴하며 馬刀俠癭[5]者는 皆爲勞得之라

5) 馬刀俠癭 :『靈樞 · 經脈篇』本症即瘰歷 其生於腋下 形如馬刀的名爲馬刀 又稱馬刀瘡 生於頸旁如貫珠的名稱俠癭 兩處病變常相關聯 爲頸腋部淋巴結核 (본증은 나력이다. 그것이 액하에 생겨서 그 형상이 마치 마도와 같아 마도라고 부르고 또한 마도창이라고 부른다. 頸旁에 생겨 마치 관주와 같아 협영이라고 한다. 양처의 병변이 서로 관련되어 오늘날 말하는 경액부위의 임파선염이다.)

譯 : 평범한 남성이 맥이 허약하고 微細한 경우는 盜汗을 잘 흘린다.

解 : 자주 盜汗하는 경우라도 반드시 脈이 虛弱하고 細微하지는 않다.

대체로 脈細微하면 대략 虛弱한 것을 알 수 있으므로 脈細微와 脈虛弱은 동의반복어로 虛弱을 僭補한 것은 이것으로 汗吐下해서는 안 된다는 구실로 삼기 위한 것이다.

조문의 뜻은 다름이 아니다. '男子平人 脈微細 喜盜汗'하면 黃芪桂枝五物湯 補中益氣湯 八味地黃湯으로 치료한다는 것이다.

비록 그렇지만 잠복한 熱이 발월하면서 盜汗하는 경우가 간혹 있으니 이런 경우에는 小柴胡湯 白虎加人蔘湯 調胃承氣湯類로 치료해야 한다.

그러므로 하나의 맥상과 하나의 증상으로 처방을 기준을 세우는 것은 옳지 못하니 가령 脈沈微한 경우에 대체로 四逆湯으로 치료하기도 하지만 간혹 大承氣湯으로 치료하며, 煩躁에 大靑龍湯 白虎湯 承氣湯으로 치료하지만 반대로 四逆湯으로 치료하는 경우도 있기 때문이다.

譯 : 50-60세에 병들어 맥이 大하고 등 주변으로 저리며, 만약 腸鳴하고 馬刀俠瘿(瘰癧-淋巴線炎)이 있는 경우는 모두 虛勞로 인한 것이다.

解 : 脈大者之 '者'字는 當削之라 何則고 非他라

若以脈大로 爲主語하면 則不知識間에 意識顚倒하야

乃以腸鳴 馬刀俠癭으로 爲脈大之候故也일세라

夫脈狀은 不過病勢之候어늘 安有以爲病症之因乎리오

腸鳴은 腹中水氣搖動之聲이니 是病毒之症으로

至其搖動之劇하얀 上衝下迫하고 左衝右突하야 百病蜂出하니

若夫痺俠背行 馬刀俠癭者도 其或非水毒上衝之候乎아

但如其症者가 人年五六十이나 未必虛勞之故也라

然則 謀方意는 須據腸鳴하고 參瘰癧之性6)이라야 可以得之라

若迷於人年五六十 及虛勞하면 則其所謂補虛勞者는 果然何方가

竊謂 此際에 半夏瀉心湯加金銀花連翹主之하고

腸鳴不見에 而馬刀俠癭이어든 小柴胡湯類主之라

6-11. 脈沈小遲를 名脫氣니 其人疾行하면 則喘喝하고 手足逆寒 腹滿하며 甚則溏泄하고 食不消化也라

解 : 脈沈小遲之謂脫氣者는 一人私案이니 未可足信者也라

平人疾行하면 則喘喝은 是當然之事로 不足怪也나

6) 瘰癧之性 : 水氣變調라도 挾熱, 挾寒을 구별해야 한다.

解 : 脈大者의 '者'字는 마땅히 삭제해야 한다. 왜냐하면 다른 이유가 아니다. 만약 脈大로 主語를 삼게 되면 자신도 모르는 사이에 생각이 전도되어 腸鳴과 馬刀俠癭(頸腋部 淋巴結核)을 脈大의 반응으로 여기기 때문이다. 대체로 脈狀은 病勢의 증후에 불과한 것인데 어찌 病症의 원인이 되겠는가? 腸鳴은 복부에서 水氣가 요동하는 소리이니 이것은 病毒의 증상으로 요동이 극심해지면 上衝下迫하고 左衝右突하면서 갖가지 병증이 동시에 나타나니 痺俠背行하고 馬刀俠癭과 같은 것도 혹 水毒의 상충에 의한 반응이 아니겠는가? 다만 이와 같은 증상은 나이 50~60세라 하더라도 반드시 虛勞한 때문만이 아니다. 그러므로 처방의 기준을 도모하는 것은 반드시 腸鳴을 근거하면서 瘰癧의 성질을 파악해야 처방을 세울 수 있다. 만약 나이와 虛勞라는 개념에 미혹되면 소위 虛勞를 補한다는 것은 과연 어떤 처방이겠는가? 개인적인 생각에 半夏瀉心湯加金銀花連翹로 치료하고 腸鳴이 나타나지 않고 馬刀俠癭만 있는 경우에는 小柴胡湯類로 치료한다.

譯 : 맥이 沈하고 조금 遲한 것은 脫氣라고 하니 그 사람이 빨리 걸으면 숨이 차서 목이 메고 손발이 차며 배가 더부룩하고, 심하면 무른 설사를 하고 음식을 소화시키지 못한다.

解 : 脈沈小遲한 것을 脫氣라 하는 것은 개인적인 의안이므로 믿을 만한 것이 못된다. 일반인도 빨리 걸으면 喘喝한 것은 당연한 일로 이상한 것이 아니나

然但此人은 手足逆寒 腹滿 食不消化일세 故喘喝하니

不察其病症하고 若迷於脫氣하면 則助長偏見하야 而歪曲病症焉이라

竊謂 此際에 四君子湯類主之하고 甚則加乾薑附子主之라

6-12. 脈弦而大하면 弦則爲減이오 大則謂芤며

減則爲寒이오 芤則爲虛니 虛寒相搏하면 此名爲革이라

婦人則半産漏下하고 男子則亡血失精이라

解 : 夫脈弦而大하면 爲減 爲寒 爲虛 爲革이라고 云云者는

將以此로 爲補虛補陽之口實이나 猶熱病將劇之時에도 脈弦而大라

若夫此條者는 穿鑿附會之說로 皆不足以觀者也라

讀要略에 折諸仲景正文하야 同而異者는 明之하고 似是而非者는 辨之라

竊謂 婦人이 半産漏下어든 脈狀不問하고 四物湯加驅瘀血劑主之하고

男子가 亡血失精하면 八味地黃湯主之라

6-13. 虛勞로 裏急하야 悸, 衄하고 腹中痛 夢失精하며

四肢痠疼하고 手足煩熱하며 咽乾口燥면 小建中湯主之라

다만 이 사람은 手足逆寒하고 腹滿하여 음식을 소화하지 못하기 때문에 喘喝한 것이니 그 변증을 살피지 않고 脫氣라는 용어에 미혹되면 편견을 조장하여 병증을 왜곡하게 된다. 개인적인 생각에 四君子湯類로 치료하고 심한 경우는 乾薑과 附子를 가해야 한다.

譯 : 맥이 弦하면서 大한 경우 현한 것은 줄어든 것이고 대한 것은 비어있는 것이며 줄어든 것은 寒이 된 것이고 비어있는 것은 虛가 된 것이니, 허와 한이 서로 치받으면 이것을 革脈이라고 한다. (이러한 경우) 여성은 流産, 漏下가 나타나고, 남성은 亡血, 失精이 나타난다.

解 : 脈弦하고 大하면 減, 寒, 虛, 革이 된다고 말하는 것은 장차 이것으로 補虛, 補陽하려는 구실로 삼은 것이지만 오히려 熱病이 장차 극성할 경우에도 脈이 弦하면서 大하다. 이와 같은 조문은 억지로 끼워 맞춘 해설로 모두 볼만한 것이 못 된다. 要略의 조문을 읽을 때 仲景의 正文에 절충하여 같으면서 다른 것은 밝히고, 비슷하나 잘못된 것은 분별해야 한다. 개인적인으로 부인이 半産(유산) 漏下(출혈)하거든 脈狀에 관계없이 四物湯加驅瘀血劑로 치료하고 男子가 亡血이나 失精이 있다면 八味地黃湯으로 치료한다.

譯 : 虛勞로 裏急하여 심중이 두근거리고, 코피가 나고, 腹中이 아프고, 夢精하고, 팔다리가 시큰거리고, 수족이 煩熱하며, 목구멍이 마르고 입안이 건조하면 小建中湯으로 치료한다.

解 : 虛勞者는 因疲勞而爲虛者也나

所謂虛者는 其症이 虛乎아 其人이 虛乎아

其人이 丁寧虛弱인댄 何必主之小建中湯乎아

虛勞無關히 如其症者가 見焉이어든 小建中湯主之라

夫小建中湯은 不過桂枝湯加膠飴나 雖然이나 後人之於方名也에

小建中湯은 以爲有餘하고 桂枝湯加膠飴는 以爲不足하니

危哉인저 人之好名也여 好名일세 故囿於其名이라

乃以桂枝湯加膠飴으로 適於外感하고 反以小建中湯으로 適於虛勞하니

仲景方 本是活方으로 通內傷外感하야 而可得適焉이어늘

非囿於六經하면 則囿於風寒하고 非囿於外感하면 則囿於雜病하며

非囿於表裏하면 則囿於虛實하고 非囿於病名하면 則囿於空理하니

'見病知源'之訓을 沒解하고 而乃能脫於名分者가 未之有也라

膠飴 : 其效能 相似甘草, 蜜 和潤建中

【少建中湯】 桂枝三兩, 甘草三兩, 大棗十二枚, 芍藥六兩, 生薑二兩, 膠飴一升

6-14. 虛勞裏急하야 諸不足은 黃芪建中湯主之라

(于小建中湯內加黃芪一兩半 餘依上法 氣短胸滿者는 加生薑하고

腹滿者는 去棗, 加茯苓一兩半하며及療肺虛損不足 補氣엔 加半夏三兩하라)

解 : 虛勞는 피로에 의해 虛하다는 것이나 소위 虛하다는 것은

그 증상이 虛하다는 것인가? 그 사람이 허약하다는 것인가?

그 사람이 정말로 허약하다면 하필 小建中湯으로 치료 하는가?

虛勞에 관계없이 이와 같은 증상이 보이면 小建中湯으로 치료한다.

小建中湯은 桂枝湯에 加膠飴한 것에 불과한 것이나 후세 사람들은 처방의 명칭에

대해서 小建中湯은 무엇인가 남음이 있어 보이고 桂枝湯加膠飴는 부족한 것으로

인식하니 위험하다! 사람이 (사실을 확인 하지 않고) 명분을 좋아함이여!

그 명분을 좋아 하기 때문에 그 명분에 얽매이게 되는 것이다.

이에 桂枝湯加膠飴로 外感에 적용하고 도리어 小建中湯으로 虛勞에 적용하니

仲景의 처방은 본래 활용적인 처방으로 內傷과 外感에 관계없이 적용되는 것인데

六經의 굴레에 묶이지 않으면 風寒에 묶이고, 外感에 묶이지 않으면 雜病에 묶이며,

表裏의 병위에 묶이지 않으면 虛實에 묶이고, 病名에 묶이지 않으면 空理에 묶이니

'見病知源'의 교훈을 이해하지 못하면서 名分의 굴레에서 벗어나는 사람은 있지 않다.

譯 : 虛勞 裏急하여 제반의 부족한 병증은 黃芪建中湯으로 치료한다.

(小建中湯에 황기 1냥 반을 가미한 것. 나머지 방법은 위와 같다.

短氣, 胸滿의 증상이 있으면 생강을 가미하고,

腹滿 증상이 있으면 대추를 빼고 복령 1냥 반을 가미한다.

肺가 虛해서 오는 虛損의 부족증에 氣를 보하려면 반하 3냥을 가미한다.)

解 : 虛勞裏急에 小建中湯主之하니 所謂諸不足者가 雖不知其何症이나
然君黃芪하니 諸不足者는 '汗自出 黃汗 盜汗'也라
氣短胸滿者에 加生薑하니 於是에 知其有留飮也며
腹滿者에 去棗, 加茯苓하니 於是에 知其有蓄水也며
肺虛損不足하야 補氣엔 加半夏하니 於是에 知其有痰飮也라

以此考之컨대 虛勞之所來者가 不數나 然終歸於水氣變調하니
此際 古醫 不補虛勞하고 但治水氣라 何則고 非他라
水氣不治하고 乃欲補虛勞者가 未之有也라
凡病蓋然이어늘 後醫 是之不察하고 乃以四君子湯으로 爲補氣劑者는
實不知治水所以爲補氣者也니라 謂予不信커든 請看方藥하라
散飮燥濕之茯苓, 白朮과 鎭定水氣之甘草, 大棗가 是非治水劑而何오

6-15. 虛勞腰痛 小腹拘急 小便不利者는 八味腎氣丸主之라

解 : 古今註解家의 其言雖殊나 其所主內經者는 同也라
程林曰 "腰者는 腎之外候니 腎虛則腰痛하고
腎與膀胱이 爲表裏니 不得三焦之陽氣하야 以決瀆하면
則小便不利하고 而小腹拘急矣"라 하니 若是之解가 善則善하나
然三焦之臟器는 果然奈何며 三焦之陽氣는 又奈何오

解 : 虛勞裏急에 小建中湯으로 치료하는데 조문에서 말하는 諸不足이라는 것이 비록 어떠한 증상인지 알 수 없지만 黃芪를 군약으로 삼은 것으로 보아 諸不足은 '汗自出 黃汗 盜汗'이다.
氣短胸滿에 加生薑하니 이것으로 留飮이 있다는 것을 알 수 있으며, 腹滿에 去棗하고 加茯苓하니 이것으로 蓄水가 있음을 알 수 있으며 肺가 虛損不足하여 補氣하는데엔 加半夏하니 이것으로 痰飮이 있음을 알 수 있다.

이런 사실로 판단해 보면 虛勞를 일으킨 원인이 다양하지만 결국 水氣變調로 귀결된다. 이런 상황에서 古醫는 虛勞를 補하지 않고 단지 水氣를 치료하니 왜냐하면 다른 이유가 아니다. 水氣를 치료하지 않고 虛勞를 補하는 경우가 있지 않기 때문이다.
모든 병이 다 그러한데 後醫들은 이것을 살피지 않고 四君子湯을 補氣劑라고 규정한 것은 실로 治水하는 것이 바로 補氣하는 것임을 알지 못한 연유이다. 내 견해가 미덥지 못하거든 처방의 약물을 살펴봐라! 散飮하고 燥濕하는 茯苓, 白朮과 水氣를 진정시키는 甘草, 大棗가 治水하는 약제가 아니면 무엇인가?

譯 : 허로의 요통으로 小腹이 당기고 소변이 불리하면 八味腎氣丸으로 치료한다.

解 : 古今의 주해가들의 말은 비록 다르지만 그들이 內經을 주종으로 삼은 것은 같다.
程林이 말하기를 "腰는 腎의 外候니 腎虛하면 腰痛하고 腎과 膀胱이 表裏의 관계이므로 三焦의 陽氣를 얻어 決瀆하지 못하면 小便不利하고 小腹拘急한다."하니 이와 같은 해석이 좋다면 좋지만 三焦의 장기는 과연 무엇이며?
三焦의 陽氣는 또 무엇인가?

此所謂 耳懸鈴鼻懸鈴이니 皆不足觀者也니라

條文之意는 非他라 如其症者 見焉하면

腎與膀胱의 虛實莫論하고 八味腎氣丸主之라

方意를 古醫는 腹診之得이어늘 後醫는 空理之解하니 良察之하라

乾地黃 : 主治 滋潤凉血 勞傷欬嗽 痿痺驚悸 吐衄尿血 血運崩中

山藥 : 主治 滋津液 而淸虛熱

山茱萸 : 主治 遺精 多汗 遺尿 月經過多 帶下過多

牧丹皮 : 主治 走血分而散諸結 去瘀血而治腸癰

【腎氣丸方】 乾地黃八兩, 山藥, 山茱萸各四兩, 澤瀉, 牧丹皮, 伏苓各三兩

桂枝, 附子各一兩

6-16. 虛勞諸不足과 風氣百疾은 薯蕷丸主之라

解 : 病症不備하고 方藥多雜하니 乃欲徵其實하나 未可捕捉其症이라

自病勢而觀之하면 則虛勞諸不足에 當風寒外感하야 而百病內應이라

隨症治之니 處方이 何常之有리오

薯蕷丸劑 雜而不貫하야 終乃莫知其方意하니 是非古方이 必矣라

이것을 일러 귀에 걸면 귀걸이 코에 걸면 코걸이니 모두 참고할 만한 것이 못된다.

조문의 뜻은 다른 것이 아니다. 만약 이와 같은 증상이 보이면 腎과 膀胱의 虛實을 따지지 말고 八味腎氣丸으로 치료하는 것이다.

처방의 기준을 古醫는 腹診을 통해서 얻었다면

後醫는 空理로 이해한 것이니 잘 살펴보기 바란다.

譯 : 허로로 인하여 부족증이 있을 때 감기에 걸려 온갖 종류의 병증이 발생한 경우 薯蕷丸으로 치료한다.

解 : 病症이 갖추어져 있지 않고 처방의 약물이 많고 번잡하여 그 사실을 규명하려 해도 그 증상을 포착하기 어렵다.

病勢의 관점에서 보면 虛勞諸不足한 사람이 우연히 風寒에 外感되어 많은 병증이 內應한 것이다. 증상에 따라 치료하면 되므로 처방이 어찌 정해져 있겠는가?

薯蕷丸의 약제가 번잡하고 일관성이 없어 마침내 그 처방의 의도를 알 수 없으니

이것은 古方이 아닌 것이 분명하다.

薯蕷 : 山藥

豆黃 : 主治 胸脘痞悶 小便不利 骨節煩痛 水腫脹滿 濕痺

芎藭 : 主治 行氣開鬱 破氣止痛

麥門冬 : 主治 滋潤 下氣 解熱

白斂 : 主治 淸熱解毒 消癰散結

【薯蕷丸】 薯蕷三十分, 當歸, 桂枝, 麴, 乾地黃, 豆黃卷各十分, 甘草二十八分, 人蔘七分, 芎藭, 芍藥, 白朮, 麥門冬, 杏仁各六分, 柴胡, 桔梗, 茯苓各五分, 阿膠七分, 乾薑三分, 白斂二分, 防風六分, 大棗百枚, 爲膏

6-17. 虛勞로 虛煩不得眠은 酸棗仁湯主之라

解 : 條文所謂虛實者는 據病勢之輕重하야 而言也니
然則虛煩者는 未及於黃連湯의 胸中有熱者也라
梔子豉湯條文에 "虛煩不得眠 若劇者 必反覆顚倒
與心中懊憹 煩熱 胸中窒"이라 하니 據方藥 而較之하면
大黃黃連湯症은 實乎酸棗仁湯症하고
梔子豉湯症은 虛乎酸棗仁湯症하니 虛勞者 未必爲虛煩也라

【酸棗仁湯】 酸棗仁二升, 甘草一兩, 知母二兩, 茯苓二兩, 芎藭二兩

譯 : 虛勞로 虛煩하여 잠을 자지 못하는 경우는 酸棗仁湯으로 치료한다.

解 : 조문에서 말하는 虛實은 병세의 경중을 들어서 말한 것이므로 虛煩은 黃連湯의 胸中有熱에 미치지 못한 것이다.

梔子豉湯조문에 "虛煩不得眠 若劇者 必反覆顚倒와 心中懊憹 煩熱 胸中窒"이라고 하는데 약물을 근거로 비교하면 大黃黃連湯 증상은 酸棗仁湯 증상보다 實하고 치자시탕 증상은 산조인탕 증상보다 虛하니 허로가 반드시 허번증이 되는 것은 아니다.

6-18. 五勞虛極으로 羸瘦腹滿하고 不能飮食하니
食傷 憂傷 飮傷 房室傷 飢傷 勞傷 經絡營衛氣傷하야
內有乾血하면 肌膚甲錯하고 兩目黯黑은 緩中補虛니 大黃䗪蟲丸主之라

解 : 羸瘦腹滿 肌膚甲錯 兩目黯黑者는 內有乾血之候也오
內有乾血者는 肌膚甲錯과 兩目黯黑之根也니
雖以此出彼하나 然以彼知此하니 是乃所謂症候之意也라
條文之意는 非他라
'羸瘦腹滿 不能飮食 肌膚甲錯 兩目黯黑'者는
以內有乾血也일세니 大黃䗪蟲丸主之라

夫食傷 憂傷 飮傷 房室傷 飢傷 勞傷은 遠因[7]也오
經絡營衛氣傷은 病理也며 內有乾血은 近因[8]也며
'緩中補虛'는 所謂方意也라 但緩中補虛는 實負於大黃䗪蟲丸하야
適足以亂眞하니 削之可也라 何以知之오
以方藥而考之컨대 是非解潮熱逐乾血而何오
夫五勞虛極에 緩中補虛가 其若當然之治나
然古醫 果然奈何오 汲汲然驅逐瘀血하니 何則고 非他라

7) 遠因 : 병증을 유발하는 간접적인 原因인 외감 내상 등을 말함
8) 近因 : 병증을 유발하는 직접적인 原因인 氣血水 변조를 말함

譯 : 제반의 허로로 수척한 상대에서 배만 滿하고 먹고 마실 수 없는 경우,
음식 · 칠정(감정) · 음주 · 방실(성생활) · 기아 · 허로 등에 손상되거나
풍한사기에 의해 경락의 營衛氣가 손상되어 內에 乾血이 생겨나면서
肌膚가 甲錯하고 안구가 검어진 경우 中焦를 부드럽게 하고 虛를 보해야 하니
大黃蟅蟲丸으로 치료한다.

解 : 羸瘦腹滿하고 肌膚가 까칠해지고 갈라지며 안구 주위가 검어진 것은 내부의
乾血에 의한 증후이고 內有乾血은 肌膚甲錯과 兩目黯黑의 병근에 해당한다.
비록 이것 때문에 저것이 나타나지만 저것으로 이것을 알 수 있으니 이와 같은
현상을 症候의 뜻이라고 한다. 조문의 뜻은 다른 것이 아니다.
'羸瘦腹滿 不能飮食 肌膚甲錯 兩目黯黑'은 內에 乾血이 있기 때문이니
大黃蟅蟲丸으로 치료한 것이다.

대체로 食傷 憂傷 飮傷 房室傷 飢傷 勞傷과 같은 것은 遠因이며, (저 遠因에 의해)
經絡과 營衛의 氣가 손상되었다는 것은 病理이며,
(저 遠因들에 의해 궁극적으로 몸에 형성된) 乾血은 近因이며, '緩中補虛'는 方意이다.
다만 緩中補虛는 大黃蟅蟲丸의 처방에 맞지 않고 한낱 사실을 어지럽히는 개념이므로
삭제하는 것이 옳다. 어떻게 아는가?
처방의 약물로 살피면 解潮熱하고 逐乾血하는 약물이 아니면 무엇인가?
대체로 五勞虛極에 緩中하고 補虛하는 것이 당연한 치료법 같으나 古醫들은 과연
어떻게 했는가? 만사를 제쳐두고 급히 瘀血을 驅逐하였으니 왜 그렇겠는가?
다른 이유가 아니다!

卽瘀血驅逐은 着手處也오 中緩虛補는 效驗處也어늘

乃以爲緩中補虛하면 則瘀血이 自驅逐者는 本末顚倒者也니라

吾嘗曰 病毒拔에 而正氣復者는 以此也라

夫乾血之所來가 殊途[9]나 終歸於潮熱之劇하야 因爾血液所乾이라

觀其方藥 則可知古醫는 不治遠因하고 但治近因하니

然則一切遠因이 莫論所來하고 如其病症이 見焉하면

當驅逐瘀血이니 桃核承氣湯, 抵當湯類主之하고

服湯不解어든 而乃知其非熟血이오 而爲乾血이라

若不然則 奈何以知其乾血乎哉리오

大凡瘀血深固하면 藥性彌劇하나 用之不節하면 乃反爲病이라

諺曰 "彌急하면 則迂回"에 甚有微意하니 良察之하라

內有燥屎乾血者는 恰似 '黃飯焦飯'[10]이 固着釜中者也라

若不加水하고 强出焦飯하면 則或釜敝匙挫하야 不祥事作焉이라

然則 逐乾血에 與其以猛性劑而强拔之론 寧加潤和劑 而易拔之니

大黃蟅蟲丸 有乾地黃甘草者는 以滋潤而緩和일세라

竊謂 老人燥屎에도 大承氣湯合四物湯하고

宿血甚固에도 桃核承氣湯合四物湯이어늘 何況乾血가

9) 殊途 : 食傷 憂傷 飮傷 房室傷 飢傷 勞傷 즉 遠因

10) 누릉지를 말하며 취건반(炊乾飯) 초반(焦飯) 건구(乾糗)로도 불린다.

이런 상황에 치하여 瘀血을 구축하지 않고 緩中補虛가 되지 않는다. 즉 瘀血을 驅逐하는 것이 着手處라면 中虛가 緩補되는 것은 그 결과로 발생하는 效驗處인데 도리어 緩中補虛하면 瘀血이 저절로 驅逐된다고 여기는 것은 主客이 顚倒된 것이다.
病毒이 제거됨에 正氣가 회복된다고 일찍이 말한 것은 바로 이 때문이다.

乾血이 생기는 과정은 서로 다르나 마침내 潮熱이 심한 상태에 이르러 이로 인하여 血液이 건조해진 것이다. 처방을 보면 古醫는 遠因을 치료하지 않고 단지 近因을 치료한 사실을 알 수 있다. 그러므로 일체의 遠因이 어떻게 왔는지 논하지 말고 이와 같은 병증이 나타나면 마땅히 瘀血을 구축해야 하므로 桃核承氣湯, 抵當湯類으로 치료하고 약을 복용했음에도 불구하고 해결되지 않거든 이것으로 熟血이 아니라 乾血이 된 것을 알 수 있다.
그렇지 않다면 어떻게 乾血이 된 사실을 알 수 있겠는가? 대체로 瘀血이 深固하면 치료하는 약물의 성질도 더욱 맹렬하므로 잘 사용하지 않으면 도리어 약물에 의해 병이 될 수 있다.
"급할수록 돌아가라!"는 속담에 깊은 의미가 담겨 있으므로 잘 생각해 보기 바란다.

복부에 燥屎와 乾血이 있는 것은 흡사 '黃飯焦飯'(누룽지)이 솥 바닥에 달라붙은 것과 같다.
만약 물을 붓지 않고 억지로 누룽지를 긁다 보면 간혹 솥 바닥이 긁히고 수저가 부러지는 불상사가 일어날 수도 있다.
그러므로 乾血을 구축하는데 독성이 강한 약제를 사용하여 강제로 제거하기보다는 차라리 윤화제를 더하여 쉽게 배출하는 것이 나으므로 大黃蟅蟲丸에 乾地黃과 甘草가 있는 것은 滋潤하여 緩和하고자 함이다.
개인적인 생각에 老人의 燥屎에도 大承氣湯과 四物湯을 합방하고 宿血이 심하게 응고한 경우에도 桃核承氣湯과 四物湯을 합방하는데 하물며 乾血에 있어서랴?

乾漆 : 主治 破瘀消積

蝱蟲 : 主治 破血逐瘀 通經消癥

水蛭 : 主治 破血逐瘀 通經消癥

蠐螬 : 主治 破血行瘀 散結通乳

蟅蟲 : 主治 攧撲損傷 打撲傷損

【大黃蟅蟲丸】 大黃十分, 黃芩二兩, 甘草三兩, 桃仁一升, 杏仁一升, 芍藥四兩, 乾地黃十兩, 乾漆一兩, 蝱蟲一升, 水蛭百枚, 蠐螬一升, 蟅蟲半升

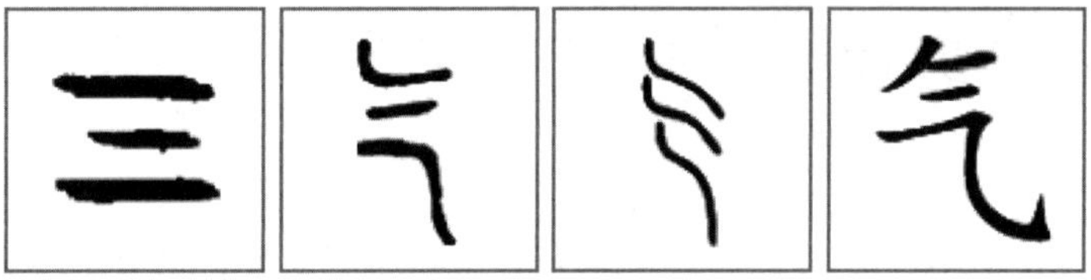

氣字의 유래

氣字는 하늘에서 물이 흘러가는 象에서 유래했다고 한다.

7. 肺痿肺癰咳嗽上氣病脈證并治第七

7-1. 問曰 熱在上焦者 因咳爲肺痿하니 **肺痿之病**은 **從何得之**오

師曰 或從汗出하며 **或從嘔吐**하고 **或從消渴 小便利數**하며

或從便難에 **又被快藥下利**하야 **重亡津液**할세 **故得之**라

問曰 寸口脈數하고 **其人咳**하며 **口中**에 **反有濁唾涎沫者**는 **何**오

師曰 爲肺痿之病이라 **若口中 辟辟燥**하며 **咳卽胸中 隱隱痛**호대

脈反滑數하면 **此爲肺癰**이니 **咳唾膿血**이라

脈數虛者는 **爲肺痿**오 **數實者**는 **爲肺癰**이라

解 : 病症不述하고 但述病因하면 則其爲條文은 未嘗不顚倒라

熱在上焦는 病因也오 肺痿肺癰은 病名也나 病症不見이어늘

奈何之徵으로 而推其因하며 奈何之據로 而作其名乎아

此條文中 顚倒 臆測 極好 難澁處가 混在焉하나

問答之言 非他라 若發汗 若吐 若利小便 若下之後에

津液脫하고 而潮熱作하야 因爾咳唾涎沫, 膿血하니

於是乎 肺痿, 肺癰이 分焉하고 而熱在上焦者를 知焉이라

然而其人이 未經汗吐下라도 本是心下有水氣者가

風寒客犯하야 而咳唾涎沫, 或有膿血하니 良察之하라

譯 : 問曰 열이 上焦에 있는 상태에서 기침을 하여 肺痿가 된 것이니 폐위의 병은

어떤 연유로 생겼는가?

師曰 땀을 흘리게 했거나, 토하게 했거나, 消渴로 소변을 자주 보았거나,

대변을 보기 어려운데 下劑로 강하게 설사시켜 거듭 진액이 손실되었기

때문에 발생한 것이다.

問曰 촌구맥이 數하고 환자가 기침을 하는데 입안에 반대로 탁한 거품 침이 있는

것은 무슨 병인가?

師曰 폐위의 병이다. 만일 입안이 바짝 말라 기침을 하는데 기침을 하면

가슴 속이 은은히 아프고, 맥이 반대로 滑數하다면 肺癰이다.

폐옹이 되면 기침 할 때에 피고름이 섞인 가래가 나온다.

맥이 虛數하면 폐위이고 實數하면 폐옹이다.

解 : 病症을 기술하지 않고 단지 病因만 기술하게 되면 그 조문은 顚倒되기 마련이다.

熱在上焦는 病因이며 肺痿와 肺癰은 病名이나 病症이 보이지 않는데 무슨 증거로 병인을 추론한 것이며? 무슨 근거로 병명을 정할 수가 있는가?

이 조문에는 顚倒 臆測 極好 難溢한 곳이 혼재하나 문답의 말은 다른 뜻이 아니다.

若發汗 若吐 若利小便 若下한 후에 津液이 소모되어 潮熱이 발생하여 咳唾涎沫과 膿血하니 이것으로 肺痿와 肺癰이 나누어지고 熱在上焦한 것을 파악한 것이다.

그러나 이 사람이 汗吐下의 치료를 받지 않았더라도 본래 心下에 水氣가 있었던 차에 風寒에 감모되면서 咳唾涎沫하거나 혹은 膿血이 있는 것이므로 잘 살펴야 한다.

肺痿之爲病은 '濁唾涎沫 口中 辟辟燥 咳卽胸中 隱隱痛'하고

肺癰之爲病은 濁唾涎沫之中에 尙有膿血하니

以此考之컨대 肺痿, 肺癰은 非別有二病이오 只有輕重之差라

夫脈狀은 但因其潮熱發作之如何하야 而變之어늘

若夫以脈數, 滑數으로 而辨虛, 實하고 分肺痿, 肺癰者는 主客顚倒者也라

肺痿, 肺癰을 與其辨之以脈數, 滑數으론 不若分之以膿血有無오

尤脈數, 滑數은 實際臨床에 難以別之온 而況虛實之分乎아

然則以其膿血與否로 爲虛症實症者는 猶可也나

惟以其脈數, 滑數으로 爲肺痿肺癰者는 未可也라

竊謂 濁唾涎沫은 多少挾寒也오 咳唾膿血은 挾熱也라

肺痿엔 小靑龍湯 二陳湯類主之하고

肺癰엔 二陳湯加石膏, 竹茹, 阿膠, 乾地黃, 薏苡仁, 桔梗이라

7-2. 問曰 病咳逆을 脈之하야 何以知此爲肺癰[1)]이며 當有膿血하야

吐之則死라 하니 其脈何類오

師曰 寸口脈微而數하면 微則爲風이오 數則爲熱이니

微則汗出하고 數則惡寒이라

1) 肺癰 : 『醫宗金鑑』의 이 본문 주해에서는 이 앞에 肺痿二字가 있어야 한다고 함

肺痿의 증상은 '濁唾涎沫 口中 辟辟燥 咳卽胸中 隱隱痛'한 반면에 肺癰의 증상은 濁唾涎沫하는 가운데 오히려 膿血이 있으니 이것으로 고려해 보면 肺痿와 肺癰은 별도의 다른 병이 아니고 단지 輕重의 차이만 있는 것이다.

대체로 脈狀은 단지 潮熱의 發作이 어떠한가에 따라 변하므로 만약 脈數과 滑數으로 虛와 實을 분별하고 肺痿와 肺癰으로 나누는 것은 주객이 전도된 행위인 것이다.
肺痿와 肺癰을 脈數과 滑數으로 분별하기보다는 차라리 膿血의 有無로 구분하는 것이 낫다.
더욱이 脈數과 滑數은 실제 임상에서 구별하기 어렵거늘 하물며 虛實을 구분할 수 있겠는가?
그러므로 膿血의 여부로 虛症과 實症으로 여기는 것은 그래도 옳지만 오직 脈數과 滑數으로 肺痿와 肺癰으로 규정하는 것은 옳지 못하다.
개인적인 생각에 濁唾涎沫은 다소 挾寒한 것이라면 咳唾膿血은 挾熱한 것이다.
肺痿에는 小青龍湯이나 二陳湯類로 치료하고 肺癰에는 二陳湯에 石膏, 阿膠, 竹茹, 乾地黃, 薏苡仁, 桔梗을 더한다.

譯 : 問曰 咳逆의 병이 있는 경우 진맥으로 폐옹인지 아닌지 판단할 수 있는가?
폐옹이면 반드시 膿血이 있을 것인데, 농혈을 뱉으면 죽는다고 하니 그때의 맥은 어떠한가?
師曰 촌구맥이 微하면서 數하면 微한 것은 風이고 數한 것은 熱이니 微하면 땀이 나고 數하면 오한한다.

風中於衛하면 **呼氣不入**하고 **熱過於營**하면 **吸而不出**하며

風傷皮毛하고 **熱傷血脈**이라

風舍於肺하면 **其人則咳**호대 **口乾喘滿**하고 **咽燥不渴**하며

多唾濁沫하고 **時時振寒**이라

熱之所過에 **血爲之凝滯**하야 **蓄結癰膿**하고 **吐如米粥**이라

始萌可救나 **膿成則死**라

解 : 吾之於條文也에 擬諸仲景本意하야 而準之하니

或有煩雜이어든 單純之하고 或有疑惑이어든 解惑之하며

或有微意어든 啓發之하고 或有闕落이어든 補備之하며

或有誇張이어든 徵實之하고 或有臆測이어든 蓋闕之하니 此外何爲리오

師之答辯은 所謂病理로 張皇幽眇하나 不過概論이라

條文之意 非他라 風寒客形에 邪氣 不得越外하야 而入裏하면

則胸中留飮이 上溢하야 而爲濁唾涎沫하고 或咳唾膿血이어늘

何必云云曰 '風中於衛 熱過於營 風傷皮毛 熱傷血脈'乎리오

若夫此條者가 是乃所謂 '撰用素問'之緖者也라

或曰 肺癰之上에 當有肺痿二字라 하니 此言是之라

風이 衛分을 침범하면 呼氣가 과해져 衛氣가 營分으로 들어가지 못하게 되고
邪熱이 영분을 침투하면 吸氣가 과해져 營氣가 衛分으로 나가지 못하게 되며,
풍사가 皮毛(衛分)를 상하고 열사가 血脈(血分)을 상하게 한다.
풍사가 폐까지 침투하게 되어 환자가 기침을 하면서 입안이 마르고
숨이 그득히 차며 목구멍이 마르지만 갈하지는 않고 탁한 침을 많이 뱉으며
수시로 오한이 발하여 벌벌 떤다.
熱氣가 지나는 곳에는 혈액이 응체되는 법이므로 응체가 오래되어 癰膿이 맺힌 데다
고름이 생기면 쌀죽 같은 멀건 고름을 뱉게 된다. 고름을 뱉는 증상이 보이는 초기라면
구할 수 있지만 완전히 화농되면 죽는다.

解 : 개인적으로 조문에 대해 仲景의 본의를 헤아려 기준으로 삼아 혹 번잡한 경우에 단순하게 하고, 혹 의심이 드는 경우에 의심을 풀며, 혹 깊은 의미가 있는 경우에 그 뜻을 계발하고, 혹 빠진 부분이 있으면 보완하여 갖추며, 혹 과장이 있으면 사실을 근거하고, 혹 억측이 있으면 덮어두었다. 이 밖에 무엇을 하겠는가? 선생의 답변은 소위 病理로 깊고 미묘한 뜻을 밝혀낸 것 같으나 일반적인 논리에 불과하다.

조문의 뜻은 다름이 아니다.
風寒에 감모되어 邪氣가 외로 배출하지 않고 내로 들어오면 흉중의 留飮이 넘쳐 오르면서 濁唾涎沫하거나 혹은 咳唾膿血한 것인데 하필 '風中於衛 熱過於營 風傷皮毛 熱傷血脈'이라고 말하는가? 이와 같은 조문이 바로 소위 '撰用素問'한 단서이다.
누군가 말하기를肺癰위에 마땅히 肺痿 二字가 있어야 한다고 하는데 이 말이 맞다.

夫咳而口乾喘滿 咽燥不渴 時唾濁沫 時時振寒者는

潮熱發作之候也며

咳而唾癰膿者는 尤甚者也니 然則 欲知其潮熱之劇微劇者는

不在其肺痿, 肺癰之病名이오 實在其濁唾, 癰膿之病症이라

竊謂 讀仲景書, 要略에 當隨其病勢하야 而觀之니

特據咳逆者는 以其兆朕也니 未然不防하면 將至於劇하야 束手待斃라

咳逆喘滿은 初期也오 濁唾涎沫은 中期也며 咳唾膿血은 末期也니

癰膿未成之前엔 大青龍湯 麻杏石甘湯 小青龍湯加石膏主之로대

已成之後엔 重加石膏, 薏苡仁, 半夏, 阿膠主之라도 難以濟之니

是以 疾醫者는 須知其病勢之始終하야 以治未然也라

7-3. 上氣面浮腫하고 肩息하며 其脈浮大면 不治오 又加利 尤甚이라

解 : 肩息, 搖肩, 擡肩은 呼吸之間에 搖肩之狀이니 同意也라

上氣肩息 脈浮大와 及倚息 但坐不得臥者는 其爲病情이

劇則劇하나 支飮咳逆之候也니 此際에 小青龍湯類主之라

脈浮大者는 支飮發作之故로 特書大字也라

但條文에 或云不治 或云死者는 大凡後人之言이나

蓋有憑據하니 參考之하라

咳而口乾喘滿 咽燥不渴 時唾濁沫 時時振寒은 潮熱이 發作하면서 나타나는 증후이며 咳而唾癰膿은 더욱 심한 경우이므로 潮熱이 극심한 것인지 아닌지를 아는 것은 肺痿와 肺癰의 病名에 있지 않고 실로 濁唾와 癰膿의 病症에 있다.

개인적인 생각에 仲景書와 要略을 읽을 때 마땅히 病勢를 따라서 보아야 하니 咳逆을 특별히 기술한 것은 조짐 때문이다. 미연에 치료하지 않으면 장차 극증에 이르러 어려운 상황에 놓이게 된다. 咳逆喘滿은 초기며 濁唾涎沫은 중기며 咳唾膿血은 말기의 증상이므로 癰膿이 형성되기 전에는 大青龍湯 麻杏石甘湯 小青龍湯加石膏으로 치료하나 癰膿이 이미 형성된 후에는 石膏, 薏苡仁, 半夏, 阿膠를 증가해도 치료하기 어렵기 때문에 질병을 치료하는 의사는 반드시 병세의 始終관계을 알아서 미연에 대처해야 한다.

譯 : 上氣로 얼굴에 부종이 생기고 숨 쉴 때마다 어깨를 들썩이며 맥이 浮大하면 치료하기 어렵고, 또한 설사가 가중되면 병세가 더욱 심해진다.

解 : 肩息, 搖肩, 擡肩은 숨 쉬는 중에 어깨가 들썩이는 모습이니 모두 같은 뜻이다. 上氣肩息 脈浮大와 倚息 但坐不得臥는 그 병의 정황이 심하다면 심한 모습이지만 支飮에 의한 咳逆의 증후에 불과한 것이므로 小青龍湯類로 치료할 수 있다. 脈浮大者는 支飮이 발작한 연고이므로 大字를 특별히 기술한 것이다. 다만 조문에 간혹 不治나 死라고 말하는 경우는 대개 후세 사람의 말이지만 모두 근거가 있으므로 참고해야 한다.

7-4. 上氣로 喘而躁者는 屬肺脹하며 欲作風水어든 發汗則愈라

解 : 若如條文하면 則上氣 喘而躁者를 謂之肺脹이나

雖然 如其症者는 其因不一二하니 何必歸屬肺脹乎아

自其病勢 而觀之하면 則其人 素有水氣多在라가

當風寒客形하야 水氣 因益發動上衝하야 而喘而躁가

其若屬肺脹이나 然其病根은 尙在表일세 故發汗則愈라

肺脹은 病名也오 發汗은 方意也니

此際 沒解病勢하고 乃主病名하야 而立其方하면 去實遠矣라

但文理不順하고 文脈不續하야 而本末顚倒하니 故更文曰

'風水之爲病 四肢疼痛 上氣 無汗而喘 煩躁 肺脹'이라

竊謂 此際에 大, 小青龍湯 越婢加半夏湯主之라

發汗호대 或不汗出하고 反小便利者는 補償作用이니 其亦病自愈라

7-5. 肺痿로 吐涎沫而不咳者는 其人不渴하나 必遺尿小便數하니

所以然者는 以上虛하야 不能制下故也라

此爲肺中冷하니 必眩하고 多涎唾하면 甘草乾薑湯以溫之라

若服湯已에 渴者는 屬消渴이라

譯 : 上氣로 숨이 차오르면서 煩燥한 것은 肺脹이 된 것이며 風水의 증상이 나타나거든 땀을 내야 낫는다.

解 : 조문의 말과 같다면 上氣로 喘하면서 躁하는 것을 肺脹이라고 말하나 이와 같은 증상은 그 원인이 하나 둘이 아닌데 하필 肺脹으로 귀속하는가?

병세의 관점에서 보면 이 사람은 본래 水氣를 많이 지니고 있던 차에 풍한에 감모되면서 체내의 水氣가 감모로 인하여 더욱 發動하고 上衝하여 喘躁가 나타난 것으로 肺脹에 속하는 것 같으나 그 病根이 아직 表에 있기 때문에 發汗하면 낫는다.

肺脹은 病名이며 發汗은 方意니 이 경우 病勢를 이해하지 못하고 病名에 치중하여 처방을 세우면 결과적으로 사실과 멀어진다.

다만 문리가 순조롭지 않고 문맥이 접속되지 않아 본말이 전도되었기 때문에 변경하여 말하면 '風水之爲病 四肢疼痛 上氣 無汗而喘 煩躁 肺脹'이다.

개인적인 생각에 大, 小靑龍湯 越婢加半夏湯으로 치료한다. 發汗을 하였는데 간혹 땀이 나오지 않고 도리어 小便利한 것은 일종의 보상작용으로 병증이 저절로 낫는다.

譯 : 肺痿로 묽은 침을 뱉는데 기침을 하지 않는 경우 환자가 갈증은 없지만 반드시 遺尿가 있고 소변을 자주 보는데 왜냐하면 上焦가 虛하여 水氣를 제어하지 못하기 때문이다.

이 병증은 肺中이 냉하니 반드시 현기증이 있고 침을 많이 흘리면 따뜻한 약제인 甘草乾薑湯으로 치료한다. 만약 본방을 복용하고 나서 갈증이 있는 것은 消渴에 속한다.

解 : 吐涎沫에 知其肺痿者는 猶可也나

肺痿에 知吐涎沫者는未可也라 何則고 非他라

雖以此로 而出彼나 反以彼로 而知此일세라

此條 吐涎沫者는 不以其潮熱이오 卽以其溢飮也니

何以知之오 其人 不咳不渴故也일세

是以 一書上虛하고 再書肺中冷하며 三書溫之라

肺中冷者는 據病毒之性而言之라면

胸中留飮者는 據病毒之質而言之며

溫之者는 據方藥之意而言之니 其言雖殊나 其理同也라

吐涎沫 而咳, 渴者는 挾熱之症이니 陽症이라면

吐涎沫 而不咳, 不渴者는 挾寒之候니 陰症이라

所以然 以下者는 不過推論之說이나

將恐後人이 或以肺痿로 爲潮熱之候일세

故 '上虛, 肺中冷'竄入焉이라 條文之意 非他라

'吐涎沫而眩 不咳不渴 遺尿小便數'者에

知其人上虛, 肺中冷하고 而甘草乾薑湯溫之라

此際 方意는 不謀諸肺痿(病名), 肺中冷(病因)이오

實謀諸吐涎沫 而不咳不渴(病症)이라

若服湯已에 渴者는 以其溫性之過也나

間或 散飮逐水之際에 突然煩渴者는 自愈之候오

若不愈而厥者는 以其藥力不及也니 四逆湯主之라

解 : 묽은 침을 뱉는 것으로 肺痿라는 것을 판단하는 것은 그래도 옳지만 肺痿에 涎沫을 뱉는다는 것을 아는 것은 옳지 않다. 왜냐하면 다른 이유가 아니다! 비록 이 병원 때문에 저 병증이 발생하지만 (임상에서는) 도리어 저 병증으로 이 병원을 파악하는 것이기 때문이다. 이 조문의 吐涎沫은 潮熱 때문이 아니라 바로 溢飮 때문이니 어떻게 아는가? 이 사람이 咳하지 않고 渴하지 않기 때문에 이런 이유로 한번은 上虛라고 기술하고, 두 번째는 肺中冷이라고 기술하며, 세 번째는 溫하라고 기술한 것이다.
肺中冷은 病毒의 性을 근거로 말한 반면에 胸中留飮은 病毒의 質을 근거로 말한 것이며, 溫하라는 것은 方藥의 방향을 근거하여 말한 것이니 그 말들은 비록 다르지만 그 이치는 같다.

吐涎沫하면서 咳하고 渴한 경우는 挾熱한 증상이니 陽症이라면 吐涎沫하지만 不咳하고 不渴한 것은 挾寒한 경우이니 陰症이다. 所以然 이하는 추론적인 해설에 불과하지만 장차 후세 사람들이 혹 肺痿를 潮熱의 증후로 여길까 걱정하여 '上虛와 肺中冷'(病因)을 몰래 삽입했다. 조문의 뜻은 다른 것이 아니다. '吐涎沫而眩 不咳不渴 遺尿小便數'을 근거하여 이 사람이 上虛하고 肺中冷한 것을 파악하여 甘草乾薑湯으로 온한 것이다.
이 경우 처방의 기준은 肺痿(病名)와 肺中冷(病因)에서 도모하는 것이 아니라 실로 吐涎沫하고 不咳不渴(病症)에서 도모한다.
만약 이 약을 복용하고 나서 갈증이 있는 것은 약물의 溫性이 지나치게 강해서 나타난 것이지만 간혹 散飮逐水하는 가운데 갑자기 煩渴하는 경우는 저절로 나으려는 반응이다.
만약 치료되지 않고 궐냉이 나타나면 오히려 약력이 미치지 못한 경우이니 四逆湯으로 치료한다.

【甘草乾薑湯】甘草四兩, 乾薑二兩

7-6. 咳而上氣하야 喉中水鷄聲하면 射干麻黃湯主之라

解 : 咳而上氣者는 因咳而上氣오 上氣而咳者는 因上氣而咳하니

主症先而客症後라 治主症하면 則不待治客症이라도 而客症自愈라

所謂 '但坐不得臥, 喉中水鷄聲, 濁唾腥臭, 叉手自冒心[2]은

是些少之情況이나 特書病情者는 病毒이 無所逃其情故也일세

以此로 可知其病毒之性하고 其病勢之度니

此所謂 "體用一源이오 顯微無間"[3]者也라

喉中水鷄聲者에 可知其非燥痰이오 而爲寒飮할세 故特書病情也라

然則 察咳唾之色하고 聞喉中之聲하면 概知其病性이라

但其徵不足하니 據方藥而考之면 則 "本方은 為小青龍湯之變方으로

麻黃, 細辛, 半夏, 五味子는 與小青龍湯同하나

然而降逆之射干과 利水之紫菀과 散寒(散飮)之生薑과

止咳之款冬花와 和中之大棗는 則與小青龍湯 相異"하니

以此考之컨대 "咳而上氣 喉中水鷄聲 喘咳 痰多泡沫

口不渴 苔白膩 脈浮緊"者에 知其挾寒鬱痰하야 射干麻黃湯主之라

---

2) 叉手自冒心 : 桂枝甘草湯조문

3) 體用一源 顯微無間 : 程子「易傳書」 朱子 解曰-盖自理而言 則卽體而用在其中 所謂一原也 自象而言 則卽顯而微不能外 所謂無間也 (理로 말하면 體로 나아가도 用은 그 중에 있으니 一原이며, 상으로 말하면 顯에 나아가도 微는 그 顯에서 벗어나지않으므로 顯과 微사이에는 간격이 없다.)

譯 : 咳嗽로 상기하여 목구멍에서 水鷄聲(개구리, 닭 울음소리-가래 끓는 소리)이 들리면 射干麻黃湯으로 치료한다.

解 : 咳而上氣者는 咳로 인하여 上氣한 것이라면 上氣而咳者는 上氣로 인하여 咳한 것이니 主症을 먼저 쓰고 客症을 뒤에 썼다.

主症을 치료하면 客症이 치료되기를 바라지 않아도 客症이 자연히 치료된다.

소위 '但坐不得臥, 喉中水鷄聲, 濁唾腥臭, 叉手自冒心'은 사소한 정황이지만 특별히 병정을 기술한 것은 病毒이 病情에서 벗어날 수 없기 때문에 이 病情으로 그 病毒의 성향과 病勢의 정도를 파악할 수 있으니 이것이 "본체와 작용은 하나의 근원이며 드러난 현상과 그 안에 담겨 있는 이치 사이에 간격이 없다."는 것을 말하는 것이다.

喉中水鷄聲에서 그 원인이 燥痰이 아니라 寒飮임을 파악하여 특별히 이 病情을 기술한 것이다.

그러므로 咳唾한 색을 관찰하고 喉中의 소리를 들으면 개략적으로 그 病性을 알 수 있다. 다만 그 증거가 부족하므로 처방의 약물을 근거로 고려해 보면 "本方은 小青龍湯의 變方으로 麻黃, 細辛, 半夏, 五味子는 小青龍湯과 같으나 降逆하는 射干과 利水하는 紫菀과 散寒(散飮)하는 生薑과 止咳하는 款冬花와 和中하는 大棗는 小青龍湯과 상이하다."이다. 이것으로 판단해 보면 "咳而上氣 喉中水鷄聲 喘咳 痰多泡沫 口不渴 苔白膩 脈浮緊"을 통해서 挾寒한 鬱痰으로 파악하여 射干麻黃湯으로 치료한다.

射干 : 主治 利咽喉 而散結氣

紫苑 : 主治 化痰止咳平喘

款冬花 : 主治 止咳平喘

【射干麻黃湯】 射干十三枚, 麻黃四兩, 生薑四兩, 細辛, 紫苑, 款冬花各三兩, 五味子半升, 大棗七枚, 半夏八枚,

7-7. 咳逆上氣하야 時時吐濁하고 但坐不得眠하면 皂莢丸主之라

解 : 但坐不得臥(眠)者는 重於喉中水鷄聲者也라 何以知之오

雖條文未備나 然觀其方藥하면 則冷痰이 壅滯於胸者를 可知也라

冷痰이 隨時而發作하니 故咳逆上氣하야 時時吐濁하니

因爾坐不得眠이라 是以 此際 不主之射干麻黃湯, 小靑龍湯하고

而乃急先皂莢丸主之하야 以宣通壅滯니 若不然則 肺癰將至矣라

咳逆上氣의 其症은 雖相似나 其方이 不相似者는 皆有以也라

條文一例에 各有一法하니 是非一朝可得之理오

今日格一物하고 異日又格一物하야 經驗積年이라야 可得其法이라

皂莢 : 主治 通氣除痰

【皂莢丸】 皂莢八兩, 刮去皮, 用酥灸

譯 : 咳嗽로 상기하여 때때로 탁한 가래를 뱉으며 단지 앉아 있으려고만 하고 잠들지 못하면 皂荚丸으로 치료한다.

解 : 다만 앉아 있고 눕거나 잠을 잘 수 없는 것은 喉中水鷄聲보다 심한 증상이다. 어떻게 아는가? 비록 조문이 미비하지만 처방의 약물을 보면 冷痰이 흉부에 壅滯한 것을 알 수 있다.

冷痰이 수시로 발작하기 때문에 咳逆上氣하여 때때로 吐濁하고 이로 인해 앉아 있기만 하고 누워서 잠을 들 수가 없다. 이 경우에 射干麻黃湯이나 小青龍湯으로 치료하지 않고 급히 먼저 皂荚丸으로 치료하여 壅滯을 풀어 주어야 한다. 만약 그렇게 하지 않으면 肺癰이 조만간에 발생할 수 있다.

咳逆上氣의 증상은 비록 비슷하지만 그 처방이 같지 않은 것은 모두 이유가 있다. 조문의 한 가지 例에는 각각 하나의 법이 있는데 이것은 어느 날 하루에 얻을 수 있는 이치가 아니라 오늘은 이 조문의 예를 이해하고 훗날 또 따른 조문의 예를 파악하여 오랜 경험이 누적되어야만 그 방법을 얻을 수 있다.

7-8. 咳而脈浮者는 厚朴麻黃湯主之라

解 : 條文未備하니 據厚朴麻黃湯하야 而備其病症하면

'咳而火逆 上氣胸滿 喉中不利 如水雞聲 其脈浮'[4]라

所謂 '肺痿, 肺癰, 咳嗽, 肺脹'之方名이 雖殊나

然其方意는 不過大, 小青龍之變方이니 何則고 非他라

'咳嗽, 肺脹, 肺痿, 肺癰'은 病勢始終之症故也라

不學仲景正方則已커니와 若學인댄 但憂不守正方이오 不憂不通變方이라

【厚朴麻黃湯方】 厚朴五兩, 麻黃四兩, 石膏如鷄子大, 杏仁半升, 半夏半升, 乾薑二兩, 細辛二兩, 五味子半升, 小麥一升

7-9. 脈沈者는 澤漆湯主之라

解 : 條文未備하야 不可强解나 然本方은 以澤漆 爲君하고

以白前, 黃芩, 半夏, 生薑, 人蔘爲臣하니 以此考之컨대

概知治 '咳嗽喘促 身體浮腫 二便不利 而心下痞鞭'이라

病人 素有心下水氣에 脈沈者는 痰飮未發作故也라

4) 孫思邈『千金方』厚朴麻黃湯 조문

譯 : 咳嗽로 맥이 浮한 경우는 厚朴麻黃湯으로 치료하라.

解 : 조문이 미비하므로 厚朴麻黃湯을 근거로 그 病症을 구비하면

'咳而火逆 上氣胸滿 喉中不利 如水雞聲 其脈浮'이다.

소위 '肺痿, 肺癰, 咳嗽, 肺脹'을 치료하는 처방이 비록 다르지만

그 처방의 기준은 大, 小青龍湯의 변방에 불과하니 왜인가? 다른 이유가 아니다!

'咳嗽, 肺脹, 肺痿, 肺癰'은 病勢의 始終에 해당하는 증상이기 때문이다.

仲景의 正方을 배우지 않겠다면 어찌할 수 없지만 만약 배우겠다면 正方을 지키지

못하는 것을 다만 걱정하고 變方에 통하지 못하는 것을 걱정해서는 안 된다.

譯 : (咳嗽가 있으면서) 맥이 沈한 경우는 澤漆湯으로 치료한다.

解 : 조문이 미비하여 억지로 해석할 수 없지만 本方이 澤漆로 君藥으로 삼고

白前, 黃芩, 半夏, 生薑, 人蔘으로 臣藥을 삼은 것으로 판단해 보면

대략 '咳嗽喘促 身體浮腫 二便不利 而心下痞鞕'을 치료한 것으로 보인다.

이 환자는 본래 心下에 水氣가 있는데 혹 脈沈한 것은 담음이 아직 발작하지

않았기 때문이다.

一有風寒客形하면 則體內水氣가 未嘗不上衝搖動하고

而脈亦應焉하니 惟以脈沈으로 立方意者 其無乃未可乎잇가

心下有水氣를 未然不治하면 將至於肺脹, 肺痿, 肺癰하니

須知其病勢之始終이라야 處其變症이오도 而通其變方이라

百日咳[5]에 小青龍湯, 麻黃細辛附子湯, 澤漆湯主之라호라

澤漆 : 主治 逐水消痰

【澤漆湯方】 半夏半升, 紫參五兩(一作紫菀), 生薑五兩, 澤漆三斤, 白前五兩, 甘草, 黃芩, 人蔘, 桂枝各三兩

7-10. 大逆上氣하야 咽喉不利하면 止逆下氣니 麥門冬湯主之라

解 : 或曰 大逆者는 火逆[6]之誤라 하니 此言是之라

夫上氣之因은 不過水火니 非水則火오 非火則水라

咽喉不利는 火逆上氣之候일세 故其方意는 止逆下氣라

君麥門冬者는 爲生津液하야 而止火逆也며

臣半夏者는 爲去痰飮하야 而下氣也니 生津液去痰飮하면

則不待止逆下氣라도 而逆自止氣自和하니 是爲古醫手法也라

5) 百日咳 : 大塚經節『金匱要略講話』

6) 火逆 : 중경 이전 고대사회에서는 땀을 내기 위한 치료법으로 溫鍼 燒鍼 薰蒸하였는데 이 방법으로 오히려 역효과가 나는 경우를 말한다.

조금이라도 풍한에 감모되면 體內의 水氣가 미상불 上衝搖動하고
脈 또한 상황에 반응하므로 오직 脈沈으로 처방을 세우는 것은
옳지 않은 것이 아닌가?

心下의 水氣를 미연에 치료하지 않으면 장차 肺脹, 肺痿, 肺癰에 이르게 되니
반드시 그 病勢의 始終을 알아야 그 變症에 처해도 그 變方에 통할 수 있다.

百日咳에 小青龍湯, 麻黃細辛附子湯, 澤漆湯으로 치료한다.

譯 : 火逆으로 上氣하여 인후가 편하지 못하면 逆氣를 멈추고 下氣시켜야 하니
麥門冬湯으로 치료한다.

解 : 누군가 大逆은 火逆의 잘못된 표기라고 하는데 이 말이 옳다.

대체로 上氣의 원인은 水火에 불과하므로 水가 아니면 火이며 火가 아니면 水이다.

咽喉不利는 火逆에 의한 上氣의 증후이므로 처방의 기준은 止逆下氣에 있다.

麥門冬을 군약으로 삼아 津液을 생하여 火逆을 멈추게 하며, 半夏를 신약으로
삼아 痰飮을 제거하여 下氣하니 生津液하고 去痰飮하면 止逆下氣를 기대하지 않아도
逆은 자연히 그치고 氣는 스스로 조화를 이루니 이것이 古醫手法인 것이다.

【麥門冬湯方】麥門冬七升, 半夏一升, 人蔘三兩, 甘草二兩, 粳米三合, 大棗十二枚

7-11. 肺癰으로 喘不得臥하면 葶藶大棗瀉肺湯主之라

解 : 予讀肺癰條文에 未嘗不大恥하고 而哀痛焉호라

三十年前 後輩一人이 今所謂肺膿瘍으로 死生往來어늘

當時 埋沒玄學하야 乃務後世方하고 嫌惡古方을 如鴆毒어라

不知病勢之始終하야 至其劇症히 虛度歲月이

而不知對處라가 終乃 遠聞訃音하고 自責莫及이라

迄于今히 當此條文에 不見其文하고 但見哀切之色하며 而聞懇切之聲이라

葶藶藥性이 大苦大寒하고 峻瀉肺邪하니 方名이 實得於此라

趙良曰 "此治肺癰의 喫緊之方也"라 하니 此言最好라

竊謂 肺癰之症이 見焉하고 而高熱이 發焉이어든 本方藥力이 或未達하니

白虎湯加葶藶, 竹茹, 半夏, 阿膠, 薏苡仁, 桔梗主之라

葶藶 : 主治 咳嗽喘逆 腹水脹滿 利水消腫

【葶藶大棗瀉肺湯方】葶藶, 大棗十二枚

譯 : 폐옹으로 喘하여 바로 누울 수 없으면 葶藶大棗瀉肺湯으로 치료한다.

解 : 개인적으로 이 肺癰의 條文을 읽을 때마다 항상 크게 부끄러움을 느끼고 깊은 슬픔에 빠진다. 30여 년 전에 알고 지내던 한 동생이 오늘날 肺膿瘍이라고 불리는 병으로 사생의 기로에 있었는데 당시에 현학적인 학문에 빠져 있어서 후세방에만 힘쓰고 古方을 독약처럼 꺼렸었다. 病勢의 始終을 알지 못하여 극심한 지경에 이르러도 세월만 허비하고 대처할 줄 모르다가 나중에 멀리서 그의 부음을 듣고 자책했지만 어쩌지 못했다.

오늘날에 이르기까지 이 조문을 읽을 때 이 글은 보이지 않고 다만 그 후배의 애절한 얼굴빛만 보이며 그 懇切한 음성만이 들릴 뿐이다.

葶藶의 藥性이 大苦大寒하고 峻瀉肺邪하니 처방의 이름을 사실 여기서 얻었다.

趙良이 말하기를 "이 肺癰을 치료하는 아주 요긴한 처방이라"고 하였는데 이 말이 참으로 좋다.

개인적으로 肺癰의 증상이 보이고 高熱이 있으면 本方의 藥力이 혹 미급할 수 있어 白虎湯에 葶藶, 竹茹, 半夏, 阿膠, 薏苡仁, 桔梗을 加하여 치료한다.

7-12. 咳而胸滿하고 振寒脈數하며 咽乾不渴하고 時出濁唾腥臭하며 久久吐膿米粥者는 爲肺癰이니 桔梗湯主之라

解 : 主症先하고 客症後者는 方意가 在其咳오 不在胸滿也일세라

振寒脈數者는 惡寒發熱하고 而振戰脈數也라

咽乾不渴하나 時出濁唾腥臭하고 吐膿米粥者는 未至於膿血이라

但不書濁唾하고 特書濁唾腥臭者는 以其挾熱所蒸也라

未甚하면 則咽乾不渴 時出濁唾腥臭나

若甚하면 則咽乾口渴 濁唾腥臭라

竊謂 未甚而爲肺癰之兆엔 可與桔梗湯이나

久久吐膿米粥하야 而唾膿血하면 桔梗湯藥力未達이라

【桔梗湯方】 桔梗一兩, 甘草二兩

7-13. 咳而上氣하면 此爲肺脹이니 其人喘하야 目如脫狀하고 脈浮大者는 越婢加半夏湯主之라

解 : 文理不順하니 換言之하면

'肺脹之爲病 咳而上氣 其人喘 目如脫狀 脈浮大'라

目如脫狀 脈浮大者 其症이 劇則劇하나 不過咳喘之候니

但其人 素有留飮에 風寒客形하야 因益發作之甚者에

譯 : 咳로 胸滿하고 추워 벌벌 떨고 맥이 數하며 인후가 건조하지만 渴하지 않고 때때로 비린내가 나는 탁한 가래침을 뱉으면 (오래되면 쌀죽과 같은 고름을 뱉게 된다) 폐옹의 조짐이니 桔梗湯으로 치료한다.

解 : 主症을 앞에 쓰고 客症을 뒤에 쓴 것은 처방의 기준은 咳에 있고 胸滿에 있지 않기 때문이다. 振寒脈數은 惡寒發熱하고 振戰脈數한 것이다. 咽乾하지만 不渴하며 수시로 비린내가 나는 탁한 가래침을 뱉으며 오래되면 쌀죽과 같은 고름을 뱉지만 아직 膿血까지 이른 것이 아니다. 다만 濁唾라고 기술하지 않고 濁唾腥臭라고 특별히 기술한 것은 熱에 의해 가래와 침이 훈증되었기 때문이다.

아직 심하지 않은 상태에서는 咽乾不渴하고 때때로 濁唾腥臭를 배출하지만 만약 심하게 되면 咽乾口渴하고 계속 비린내가 나는 탁한 가래침을 뱉는다.

개인적인 생각에 심하지 않은 肺癰의 조짐이 있으면 桔梗湯을 줄 수 있으나 오래되어 쌀죽과 같은 고름을 뱉다가 膿血을 뱉으면 桔梗湯의 藥力으로는 어렵다.

譯 : 咳嗽로 상기하면 폐창이 된 것이니 이 환자가 숨이 차올라 눈이 튀어나올 듯하고 맥이 浮大하면 越婢加半夏湯으로 치료한다.

解 : 글의 흐름이 순조롭지 않으므로 환언해 보면 '肺脹之爲病 咳而上氣 其人喘 目如脫狀 脈浮大'라고 해야 한다. 目如脫狀하고 脈浮大한 증상이 심하다면 심하지만 咳喘의 증후에 불과하니 이 사람이 잠재해 있던 留飮이 풍한에 노출되면서 이로 인하여 發作이 더욱 심한 경우에

非必本方主之오 可與小青龍湯加石膏라

竊謂 此際에 不藉麻黃發汗之力하면 則半夏가 雖有下氣[7]之力이나

未能挫上衝之氣하니 是乃所謂古醫調氣之法也라호라

夫肥厚人이 雖不感風寒이라도 皮膚孔竅의 開闔之調가 未得其宜하야

濕氣沈滯於肌肉하고 熱痰鬱滯於胸中하야 而發作咳喘하면

目如脫狀 脈浮大者가 種種有之하니 越婢加半夏湯, 防風通聖散主之라

【越婢加半夏湯方】 麻黃六兩, 石膏半斤, 生薑三兩, 大棗十五枚, 甘草二兩, 半夏半升

7-14. 肺脹으로 咳而上氣하야 煩躁而喘하고 脈浮者는 心下有水니 小青龍加石膏湯主之라

解 : 若如條文하면 則水氣射肺之謂肺脹이니

'水氣射肺'는 病理也오 '心下有水'는 病因也며

'肺脹'은 病名也며 '咳而上氣 煩躁而喘 脈浮'는 病症也라

心下有水者 非必水氣射肺하고 或冒心, 刺心 或胃中不和(胃無力)라

冒心하면 則隱隱壓迫而痛하고 刺心하면 則心刺痛而背亦痛하며

胃中不和면 則 '嘈雜, 呑酸, 噫氣, 惡心, 心下痞鞕'[8]이라

7) 下氣 : 半夏는 대표적인 祛痰劑로 祛痰하면 저절로 下氣작용을 한다. 만약 외감에 의해 咳喘이 심한 경우에 麻黃의 발한작용을 도움받아야 반하의 효력이 더욱 증진된다.

8) 이와 같은 증상은 胃上有寒飮의 변증에 불과하다.

반드시 본방으로 치료할 필요는 없고 小青龍湯加石膏으로 치료해도 된다.

개인적인으로 이 경우에 麻黃의 發汗하는 힘을 빌리지 않으면 半夏가 비록 下氣하는 작용이 있더라도 능히 上衝하는 氣를 꺾을 수 없는데 이것이 소위 古醫들의 調氣하는 法이다.

대체로 몸이 비후한 사람은 풍한에 감모가 되지 않더라도 皮膚孔竅의 開闔하는 조절기능이 좋지 않아 濕氣가 肌肉에 침체하고 熱痰이 胸中에 鬱滯하여 발작적인 해수와 천식으로 눈이 튀어나올 듯하고 맥이 浮大한 경우가 종종 있으니 越婢加半夏湯이나 防風通聖散으로 치료한다.

譯 : 폐창으로 기침이 나고 상기하여 煩燥하고 숨이 차며 맥이 浮한 것은 心下에 水氣가 있기 때문이니 小青龍加石膏湯으로 치료한다.

解 : 만약 조문과 같다면 水氣가 射肺하는 것을 가리켜 肺脹이라고 하니 '水氣射肺'는 病理며, '心下有水'는 病因이며, '肺脹'은 病名이며 '咳而上氣 煩躁而喘 脈浮'는 病症이다.

心下有水라도 반드시 水氣가 射肺하지 않고 간혹 冒心, 刺心하거나 간혹 胃中不和(胃無力)한다.

冒心하면 심장부위로 은은하게 압박하면서 통증이 있고, 刺心하면 심장부위에 刺痛이 있으면서 등까지 또한 통증이 미치며, 胃中不和하면 '嘈雜, 呑酸, 噫氣, 惡心, 心下痞鞭'이 있다.

水氣之勢가 上衝下迫하고 振動發作이어늘 莫之能禦하면 百病將至라
雖然 謀方意는 不在肺脹, 心痛, 胃中不和오 但在水氣之勢如何니
此際 散飮祛痰하면 則不待健胃, 補氣, 補肺, 强心이라도 而自其然이라
肺脹 卽咳而上氣에 越婢加半夏湯은 適於挾熱하고 小青龍湯은 適於挾寒하니
小青龍湯加石膏者는 心下有水에 多少挾熱하야 而煩躁也라
然則心下有水라도 或爲陰病하고 或爲陽病하야 隨時而變하니 臨機應變이라

【小青龍加石膏湯方】麻黃, 芍藥, 桂枝, 細辛, 甘草, 乾薑各三兩, 五味子, 半夏各半升, 石膏二兩

水氣의 勢가 上衝下迫하고 振動發作하는데 이것을 막지 못하면 온갖 병증이 장차 발생하게 된다. 비록 그렇다 해도 처방의 기준은 肺脹, 心痛, 胃中不和에 있는 것이 아니라 그 水氣의 勢가 어떠한가에 달려있으니 이 경우 散飮하고 祛痰하면 健胃, 補氣, 補肺, 强心을 바라지 않아도 자연히 그렇게 된다.

肺脹 즉 咳하고 上氣에 越婢加半夏湯은 挾熱에 적용하고 小青龍湯은 挾寒에 적용하니, 小青龍湯加石膏는 心下有水에 다소 挾熱한 煩躁에 사용한다.

그러므로 心下有水라도 혹 陰病이 되며 혹 陽病이 되어 상황에 따라 변하므로 임기응변해야 한다.

8. 奔豚氣病脈證幷治第八

8-1. 師曰 病有奔豚 有吐膿 有驚怖 有火邪하니

此四部病은 皆從驚發得之라

師曰 奔豚病은 從小腹起하야 上衝咽喉하고

發作欲死라가 復還止하니 皆從驚恐得之라

解 : 夫奔豚, 吐膿, 驚怖, 火邪가 皆因驚恐하야 而發之者는 過論也라

大凡病症은 相因而作하니 此四部病은 未必從驚恐得之라

或有奔豚하면 因驚恐發焉하고

或有驚恐하면 因奔豚作焉하며

或有火邪면 因亡陽而驚狂發焉[1]하고

或有吐膿하면 因脫液而潮熱作焉이라

此人 本是水氣在內에 或因風寒, 吐膿, 驚怖, 火邪하야

而築築然跳動於臍上이어나 否則 醫不知其人하고 而乃妄施汗下之하야

致動其水氣하야 發作焉할세 故其心悸上衝之謂驚恐이라

竊謂 此際에 苓桂甘棗湯, 小建中湯, 柴胡桂枝龍骨牡蠣湯, 白虎湯類主之라

1) 『仲景書讀法講解』72조 枝去芍藥加蜀漆牡蠣龍骨救逆湯 조문

譯 : 師曰 奔豚, 吐膿, 驚怖, 火邪 이 4가지 병증은 모두 驚恐에 의해 발생한다.

師曰 분돈 병증은 氣가 小腹에서 일어나 咽喉로 上衝하고 발작하면 죽을 듯이 괴롭다가 다시 그치니 모두 심리적 스트레스[驚恐]에 의해 발작한다.

解 : 奔豚, 吐膿, 驚怖, 火邪가 모두 驚恐으로 인하여 발생한다는 것은 지나친 논리이다.

대체로 病症은 서로 원인이 되어 발생하므로 이 4가지 병증은 반드시 驚恐에 의해 발생하는 것은 아니다.

혹 奔豚이 있으면 이로 인하여 驚恐이 발생하기도 하며, 혹 驚恐이 있으면 이로 인하여 奔豚이 발생하기도 하며, 혹 火邪에 의해 亡陽으로 빠지면서 驚狂이 발생하기도 하며, 혹 吐膿으로 진액이 고갈되면서 潮熱에 의해 발작하기도 한다.

본래 이 사람은 水氣가 체내에 잠재해 있다가 혹 風寒, 吐膿, 驚怖, 火邪에 의해서 무엇인가 불안하게 배꼽위로 요동하거나, 아니면 의사가 그 병인의 상황을 알지 못하고 무리하게 發汗이나 瀉下하여 그 水氣를 요동케 하여 발작이 나타나기 때문에 그 心悸 上衝을 가리켜 驚恐이라고 한 것이다.

개인적인 생각에 苓桂甘棗湯 小建中湯 柴胡桂枝龍骨牡蠣湯 白虎湯類로 치료한다.

8-2. 奔豚으로 氣上衝胸하고 腹痛하며 往來寒熱하면 奔豚湯主之라

解 : 氣從小腹起하야 上衝咽喉하야 發作欲死者를 謂之奔豚病이라 하니

此際 氣上衝胸은 病理也오 奔豚은 病名也라

大凡瘦人은 臍下有水氣하야奔豚病이 設不見이라도

氣上衝胸이 未嘗不潛在焉이라 雖然據藥物하야 而考病症하면

則此條奔豚者는 不專以臍下有水氣오 卽以腹筋拘攣 而有水氣也니

'腹痛 往來寒熱 氣上衝胸'者는 腹筋拘攣而水氣挾熱之候也라

竊謂 此際 小柴胡加四物湯主之호라

李根白皮 : 主治 治消渴煩熱 奔豚氣逆 痢疾赤白帶下 熱淋

【奔豚湯】 甘草, 芎藭, 當歸各二兩, 半夏四兩, 黃芩二兩, 生葛五兩, 芍藥二兩, 生薑四兩, 甘李根白皮一升

8-3. 發汗後에 燒針令其汗호대 針處被寒하야 核起而赤者는 必發奔豚하야 氣從小腹上至心하니 灸其核上各一壯하고 與桂枝加桂湯主之라

譯 : 奔豚으로 氣가 흉중으로 상충하고 배가 아프고 寒熱이 왕래하면 奔豚湯으로 치료한다.

解 : 氣가 小腹에서부터 일어나 咽喉로 상충 발작하면서 죽을 듯이 고통스러운 것을 奔豚病이라고 하는데 이 경우에 氣上衝胸은 病理이며, 奔豚은 病名이다. 대체로 마른 사람은 臍下에 水氣가 있으므로 奔豚病이 설령 보이지 않더라도 氣上衝胸이 미상불 잠재해 있다고 보아야 한다.

그런데 藥物을 근거로 病症을 고찰해 보면 이 조문의 奔豚은 전적으로 臍下의 水氣 때문이 아니라 바로 腹筋拘攣이 있으면서 水氣가 있기 때문이다.

'腹痛 往來寒熱 氣上衝胸'은 腹筋拘攣과 水氣가 挾熱한 증후이다.

개인적으로 이 경우에 小柴胡加四物湯으로 치료한다.

譯 : 발한을 한 후에 다시 燒鍼으로 땀을 낸 상태에서 침 자리에 寒氣를 받아 核이 붉게 일어난 경우는 반드시 분돈이 발작하여 氣가 小腹에서 일어나 心下로 상충하니 핵 자리에 뜸을 1장 뜨고 桂枝加桂湯으로 치료한다.

解 : 吾聞之하니 針處被寒하야 核起而赤하야 發奔豚者는

細菌感染故也라 하니 仲景書 條文에 已辯之하니 良察之하라

火劫 火熏 燒鍼으로 因奔豚 而氣從小腹上至心者는

大凡桂枝湯類[2)]主之하니 何則고 非他라 其人 本有亡陽也라

雖然 脫液後에 驚狂 煩躁 奔豚之因이 人人不同하야

或有大黃黃連瀉心湯, 白虎湯類主之하니 非必固執本方이라

【桂枝加桂湯】 桂枝五兩, 芍藥三兩, 甘草二兩, 生薑三兩, 大棗十二枚

8-4. 發汗後에 臍下悸者는 欲作奔豚하니 茯苓桂枝甘草大棗湯主之라

解 : 仲景書條文에 已解之하야 不復釋하나 而乃略曰

奔豚病이 或因風寒 或因驚恐 或因發汗 或因燒鍼하야 而作焉이라

其外來之因이 殊途나 同歸於臍下悸者는 何則고

其人 素有臍下水氣하야 而身體瘦羸故也일세라

大凡瘦羸之人은 常露出於風寒하야 晝夜感冒之中일세

故體內水氣가 振動上衝이 作焉이어나 而或潛焉하니

非必發汗過多後에 臍下悸하야 而奔豚症이 遂作焉이라

---

2) 桂枝湯類 : 桂枝去芍藥加蜀漆牡蠣龍骨救逆湯, 桂枝加桂枝湯, 桂枝甘草龍骨牡蠣湯, 茯苓桂枝甘草大棗湯

解 : 듣기로는 針놓은 자리에 寒邪로 核이 붉게 일어나면서 奔豚이 발생한 것은 (침 자리에) 세균이 감염된 것이라고 한다.

仲景書 조문에 이미 변론했으니 잘 살펴보기 바란다.

火劫 火熏 燒鍼과 같은 (古法) 치료로 인한 奔豚으로 氣가 小腹에서부터 心부위로 치밀어 오르는 경우에 대체로 桂枝湯類로 치료하는데 왜냐하면 다른 이유가 아니다. 그 사람이 본래 亡陽으로 치우친 환자였기 때문이다.

비록 그렇다 해도 (고법에 의해) 津液이 소모된 후에 驚狂 煩躁 奔豚하는 원인은 사람마다 다르므로 간혹 大黃黃連瀉心湯, 白虎湯類로 치료해야 하는 경우가 있으니 반드시 本方만을 고집할 필요는 없다.

譯 : 발한을 한 후에 배꼽 아래에 動悸가 생긴 경우는 분돈이 발작하려는 것이니 茯苓桂枝甘草大棗湯으로 치료한다.

解 : 仲景書 조문에 이미 해석하여 다시 해석하지 않지만 간략하게 말하면 奔豚病이 혹 風寒 때문이거나, 혹 驚恐 때문이거나, 혹 發汗 때문이거나, 혹 燒鍼의 부작용으로 발생한 것이다. 그 외부 원인이 비록 다르나 한결같이 臍下悸로 귀결하는 것은 어떤 이유인가?

그 사람이 본래 臍下水氣가 있어 몸이 마르고 허약하기 때문이다.

대체로 이런 사람은 항상 風寒에 노출되어 주야로 감모상태이므로 체내의 水氣가 진동하면서 上衝이 있거나 혹 잠재하기 때문에 반드시 發汗過多한 後에 臍下悸하여 奔豚症이 마침내 발생하는 것은 아니다.

若夫此人者에 不可發汗하고 不可瀉下어늘

'若汗之하면 則頭眩하고 筋惕肉瞤하며

若下之하면 則腹內拘急하고 食不下하며 動氣更劇'[3)]이라호라

凡病에 若汗, 若吐, 若下, 若溫鍼이 雖古法이나 妄施之하면

則所謂虛者는 愈虛而歸屬亡陽하고 實者는 愈實而歸屬亡陰이라

竊謂 此際에 茯苓桂枝甘草大棗湯, 香砂六君子湯加桂枝, 藿香主之하고

厥冷甚者에 加附子, 乾薑主之라

【茯苓桂枝甘草大棗湯】 茯苓半斤, 甘草二兩, 大棗十五枚, 桂枝四兩

3) 『傷寒全生集』 辨傷寒動氣例第二十一

이런 부류의 사람에게는 절대로 발한해서도 안 되며, 사하해서도 안 되는데 '만약 발한하여 땀을 흘리게 되면 머리가 어지럽고 심하면 근육이 놀라 뛰기도 하며, 만약 下하면 복부가 拘急하고 음식을 소화시키지 못하면서 動氣가 더욱 극성 한다.'고 하였다.

일체의 병증에 일단 발한하거나 토하거나 사하거나 온침을 사용하는 것이 비록 고법이라 하더라도 함부로 시행하면 소위 虛症은 더욱 虛해지면서 亡陽으로 귀속되고, 實症은 더욱 實해지면서 亡陰으로 귀속된다.

개인적인 생각에 茯苓桂枝甘草大棗湯이나 香砂六君子湯에 桂枝나 藿香을 추가하여 치료하고, 厥冷이 심한 경우에는 附子, 乾薑을 가한다.

9. 胸痺心痛短氣病脈證幷治第九

9-1. 師曰 夫脈은 當取太過不及하니 陽微陰弦하면 即胸痺而痛하니
所以然者는 責其極虛也라
今陽虛하야 知在上焦하니 所以胸痺心痛者는 以其陰弦故也라

解 : 夫診脈에 當取太過不及하야 以判其病勢之進退와 病症之寒熱이어늘
奈何以脈狀이 而爲病症之因乎아 怪莫甚焉이라
大凡脈狀은 不過於病勢病毒之候也라
知其病在上焦者는 不以其寸脈虛오 即以其胸痺心痛也며
所以胸痺心痛者는 不以其陽微陰弦이오 即以其水氣留飮也라
若夫此條者 是非反復, 顚倒, 穿鑿而何오 條文之意는 非他니
'寸脈微 而尺脈弦 胸痺心痛'者에 知其水氣留飮也니 此外何待리오

9-2. 平人이 無寒熱호대 短氣不足以息者는 實也라

解 : 表症不解에 汗出不徹하면 則短氣不足以息하고
面色緣緣正赤하며 煩躁不安者는 猶病在表하니 可發汗也나
然短氣不足以息에 特書無寒熱者는 以爲內實일세

譯 : 師曰 대체로 맥은 마땅히 太過와 不及을 가려야 하는데, 양맥인 촌맥이 미약하고 음맥인 척맥이 弦하면 곧 가슴이 저리면서 통증이 있는데, 그 이유는 (陽이) 지극히 虛하기 때문이다. 이제 양맥이 虛하므로 병이 상초에 있음을 알 수 있고, 가슴이 저리면서 心痛이 있는 것은 음맥이 弦하기 때문이다.

解 : 대체로 脈을 진찰할 때 정상 상태보다 지나치게 過한 것과 不及한 것을 취하여 病勢의 進退와 병독의 寒熱을 판단하거늘 어찌 맥상이 병증의 원인이 되겠는가? 해괴함이 이보다 심한 것이 없다. 대체로 맥상은 병세와 병독의 반응에 불과하다. 病이 上焦에 있음을 아는 것은 寸脈虛 때문이 아니라 胸痺心痛 때문이며 胸痺心痛의 원인은 陽微陰弦 때문이 아니라 바로 水氣와 留飮 때문이다. 이와 같은 조문은 반복, 전도, 억지로 끼워 맞춘 것이 아니면 무엇인가? 조문의 뜻은 다른 것이 아니다. '寸脈微 而尺脈弦 胸痺心痛'을 근거로 水氣留飮에 의한 것임을 알 수 있으니 이 밖에 무엇을 기대할 필요가 있겠는가?

譯 : 특별히 병이 없는 平人으로 惡寒發熱이 없고 숨쉬기가 곤란하여 호흡이 순조롭지 못한 경우는 實證이다.

解 : 表症이 해소되지 않은 상태에서 발한을 철저히 하지 않아 氣가 짧아 호흡이 순조롭지 못하고 안면이 붉게 달아오르면서 煩躁와 불안한 것은 아직 병이 表에 있는 것이므로 발한해야 한다. 숨쉬기가 곤란하여 호흡이 순조롭지 못한 경우에 특별히 오한발열이 없다고 기술한 것은 이 증상이 內實로 인한 것으로 여겨

故不可發汗이오 宜下之之意라

吾聞之하니 '短氣와 與少氣有辨이라

少氣者는 氣少하야 不足於言이라면

短氣[1]者는 鼻中呼吸之氣 出入短少하야 而不能相續하야 似喘非喘'이라

但其所以短氣者는 非一非再어늘 條文未備에 雖不知其所來나

然其所謂實者는 痰飮, 食積, 燥屎, 瘀血也니

因其實而去痰, 消食, 下屎, 驅血이라

夫治實之法이 何常之有리오

9-3. **胸痺之病에 喘息咳唾하고 胸背痛 短氣하며 寸口脈 沈而遲하고 關上小緊數하면 栝樓薤白白酒湯主之라**

解 : 胸膈痞塞之謂胸痺나 喘息咳唾而短氣者에 可知其胸痺也라

其症者는 '喘息咳唾 胸背痛 短氣'오 其因者는 '痰飮留飮'이며

夫脈者는 隨其痰飮發作未作하야 而變之하니

發作則 脈緊數하고 否則沈遲하니 未必以一時 而論脈狀也라

1) 短氣 : 『傷寒全生集』辨傷寒短氣例第十 短氣者 鼻中呼吸之氣 出入短少而不能相續 似喘非喘 즉 기가 급하고 짧으면서 촉박한 것을 말한다.

발한하면 안 되고 마땅히 下해야 한다는 뜻이다.

듣기로는 '短氣와 少氣는 구별해야 한다. 少氣는 氣少하여 말하기가 곤란한 것이라면 短氣는 코로 호흡하는 기가 출입하는데 氣가 짧아 숨쉬기가 계속 이어지지 못하여 喘같지만 喘은 아니다'

다만 短氣의 원인이 하나 둘이 아닌데 조문이 미비하여 비록 그 내력을 알 수 없지만 이른바 實이라는 것은 痰飮, 食積, 燥屎, 瘀血과 같은 병독으로 그 實에 따라 去痰, 消食, 下屎, 驅血하는 것이니 實을 치료하는 방법이 어찌 정해진 것이겠는가?

譯 : 胸痺의 병으로 숨이 차고, 기침이 나거나 침을 뱉고, 가슴과 등이 아프고, 호흡이 짧아 이어지지 않으며, 촌구맥이 沈하면서 遲하고, 관맥이 약간 緊하면서 數한 경우에는 栝樓薤白白酒湯으로 치료한다.

解 : 胸膈이 痞塞(막혀 답답함)한 것을 가리켜 胸痺라고 하나 기침이 나거나 침을 뱉고, 氣가 짧아 이어지지 않는 것을 근거로 胸痺를 알 수 있다.

즉 그 증상은 '喘息咳唾 胸背痛 短氣'이며, 그 병인은 '痰飮留飮'이며, 그 맥상은 痰飮이 發作하는가 발작하지 않는가에 따라 변한다.

痰飮이 발작하면 脈緊數하고 발작하지 않으면 沈遲하므로 일시적 상황으로 맥상을 단정해서는 안 된다.

胸背痛者는 非他라 胸痺彌劇하면 則背彌痛하니
此際 背痛者는 胸痺心痛의 壓迫之候니
卽以背痛微痛으로 乃知其胸痺心痛之病勢라 何以知之오
考栝樓薤白하면 則方意 但在胸痺오 不在背痛故也라
竊謂 大凡胸痺, 肺脹, 肺痿, 肺膿之因者는 痰飮也니
非挾寒이면 則挾熱이오 非挾熱이면 則挾寒이니
此際 因其情況하야 而二陳湯加栝樓實, 薤白主之라

栝樓實 : 主治 胸痺(胸膈痞塞) 旁治 去痰飮

薤白 : 主治 心胸痛 喘息咳唾 旁治 背痛 心中痞

【栝樓薤白白酒湯方】 栝樓實一枚, 薤白半斤, 白酒七升

9-4. 胸痺로 不得臥하고 心痛徹背者는 括樓薤白半夏湯主之라

解 : 栝樓薤白白酒湯症을 未然不治하야將至於心痛徹背하면
括樓薤白半夏湯主之나 若至其劇하면 則爲大陷胸湯症이 作焉하니
不得臥 心痛徹背者에 知其胸痺之甚也라
讀仲景書要略에 須據其病勢하야 而觀之者는 以此也라

【括樓薤白半夏湯方】 括樓實一枚, 薤白三兩, 半夏半升, 白酒一斗

胸背痛은 다른 이유가 아니다! 胸痺가 심하면 심할수록 등 부위도 통증이 심해진다.

이 경우에 背痛은 胸痺心痛이 압박한 반응이니 즉 등 부위의 痛, 微痛으로 胸痺心痛의 病勢를 알 수 있으니 어떻게 아는가? 栝樓, 薤白의 약성을 고려하면 처방의 뜻은 胸痺에 있고 背痛에 있지 않기 때문이다.

개인적인 생각에 대체로 胸痺, 肺脹, 肺痿, 肺膿의 원인은 痰飮이니 挾寒하지 않으면 挾熱하며 挾熱하지 않으면 挾寒하므로 그 정황에 따라 二陳湯에 栝樓實, 薤白을 加하여 치료한다.

譯 : 胸痺로 누울 수 없고 心痛으로 등까지 아픈 경우에는 栝樓薤白半夏湯으로 치료한다.

解 : 栝樓薤白白酒湯症을 미연에 치료하지 않아 장차 心痛이 등 부위로 관통하면 括樓薤白半夏湯으로 치료하나 만약 극심한 지경에 이르면 大陷胸湯症이 발생하니 不得臥 心痛徹背를 근거로 胸痺의 심한 상황을 예측할 수 있다.

仲景書와 要略을 읽을 때 반드시 病勢를 근거로 보아야 하는 것은 이 때문이다.

9-5. 胸痺로 心中痞氣하고 氣結在胸하야 胸滿하고 脇下逆搶心하면 枳實薤白桂枝湯主之어나 人蔘湯亦主之라

解 : 胸痺는 病名也오 氣結在胸은 病因也며

心中痞 胸滿 脇下逆搶心은 病症也나

然 '心中痞' '心中痞氣' '氣結在胸' '胸滿'者는 同意反復語也라

脇下逆搶心者는 水氣滿於脇下하야 以迫於心者也라

水氣上逆에 或迫其心하고 或刺其心하니

隨其心之如何에 枳實薤白桂枝湯主之어나 人蔘湯亦主之라

然則方意는 不在胸痺, 氣結在胸이오 但在留飮之情況이라

竊謂 本方病症과 與其 '茯苓桂枝白朮甘草湯의 心下逆滿 氣上衝胸'이

雖相似나 然據方藥而考之하면 則本方은 多少置重於內實이라

兩方之間에 其有輕重虛實者를 可知也어늘

漠然히 以人蔘湯(四君子湯)으로 爲補脾胃虛弱者는

實不知脾胃所以爲虛弱者也니라

【枳實薤白桂枝湯方】 枳實四枚, 厚朴四兩, 薤白半斤, 桂枝一兩, 栝樓一枚

【人蔘湯方】 人蔘, 甘草, 乾薑, 白朮各三兩

譯 : 흉비로 심중이 답답하고, 氣가 흉중에 맺혀서 胸滿하며 脇下의 氣가 심으로 치받는 경우에는 枳實薤白桂枝湯으로 치료하거나 人蔘湯으로도 역시 치료한다.

解 : 胸痺는 病名이며, 氣結在胸은 病因이며, 心中痞 胸滿 脇下逆搶心은 病症이나 '心中痞' '心中痞氣' '氣結在胸' '胸滿'는 일종의 동의반복어이다.

脇下逆搶心은 水氣가 脇下에 가득하여 心부위로 압박한 것이다.

水氣가 上逆하는 중에 혹 心부위를 은근히 압박하거나, 혹 心부위를 찌르듯이 아프니 心부위의 상황에 따라 枳實薤白桂枝湯으로 치료하거나 人蔘湯으로 또한 치료한다.

그러므로 처방의 기준은 胸痺, 氣結在胸에 있는 것이 아니라 단지 留飮의 情況에 있다.

개인적인 생각에 本方의 병증과 '茯苓桂枝白朮甘草湯의 心下逆滿 氣上衝胸'이 비록 비슷하나 처방 약물을 근거로 보면 본방은 다소 內實에 치중된 것이다.

두 처방 간에 輕重과 虛實이 있음을 알 수 있는데 막연하게 人蔘湯(四君子湯)으로 脾胃의 虛弱을 補하는 약제로 이해하는 사람은 사실 脾胃가 虛弱한 이유를 알지 못하는 사람이다.

9-6. 胸痺로 胸中氣塞하야 短氣하면

茯苓杏仁甘草湯主之어나 橘枳薑湯亦主之라

解 : '胸痺' '胸中氣塞' '短氣'는 其言雖殊나 其理同也라

條文之意는 非他라 胸中痞塞하야 因爾胸痺 短氣나

但其徵不足하야 以不知胸中痞塞之因하나 據方藥而考之하면

則水氣 所以爲胸中痞塞者를 可知也라

竊謂 此際에 香砂六君子湯類, 半夏瀉心湯類主之라

【茯苓杏仁甘草湯方】 茯苓三兩, 杏仁五十個, 甘草一兩

【橘枳薑湯方】 橘皮一斤, 枳實三兩, 生薑半斤

(『肘後』『外臺』云 治胸痺 胸中愊愊如滿 噎塞習習如癢 喉中澁燥 唾沫)

9-7. 胸痺로 緩急者엔 薏苡附子散主之라

解 : "緩急者는 謂胸痺痛 而時緩時急也"[2]라호라

其徵不足하니 據薏苡附子하야 而備之면

'胸中痺 惡寒 浮腫'[3]者엔 薏苡附子散主之라

【薏苡附子散方】 薏苡仁五十兩, 大附子十枚

---

2) 이 조문에 해당하는『醫宗金鑑』주해

3) 胸中痺惡寒或浮腫 :『類聚方廣義』에서 인용함

譯 : 흉비로 가슴 속의 氣가 막히고 숨이 차는 경우에는 茯苓杏仁甘草湯으로 치료하거나 橘枳薑湯으로도 역시 치료한다.

解 : '胸痺' '胸中氣塞' '短氣'는 그 말은 비록 다르지만 그 이치는 같다.

조문의 뜻은 다른 것이 아니다! 胸中이 痞塞하여 胸痺 短氣한 것이다.

다만 그 증거가 부족하여 胸中이 痞塞한 원인을 알 수 없으나

처방의 약물을 근거로 살펴보면 水氣가 胸中이 痞塞한 원인이라는 것을 알 수 있다.

개인적인 생각에 香砂六君子湯類나 半夏瀉心湯類로 치료한다.

譯 : 흉비로 가슴이 풀어졌다가 조여졌다가 하는 경우에는 薏苡仁附子散으로 치료한다.

解 : "緩急은 胸痺痛이 상황에 따라 緩하고 急한 것을 말한다."

그 증거가 부족하므로 薏苡仁과 附子를 근거로 조문을 갖춘다면

'胸中痺 惡寒 浮腫'한 경우에 薏苡附子散으로 치료한다.

9-8. 心中痞하고 諸逆하야 心懸痛하면 桂枝生薑枳實湯主之라

解 : 不書心下滿하고 特書心中痞者는 非他라
所謂陰病에 下之太早하야 而致滿者는 此爲痞오
未經下之호대 而自滿者는 此爲滿이며 逆者는 不衝之謂也[4]라
夫心胸所以爲痞, 痺, 懸痛, 結胸者는 不過水氣變調也나
然水氣, 痰飮이 或挾寒而有病勢緩急하고 或挾熱而有病症大小하며
或寒熱錯雜하야 而有緩急, 大小, 輕重이라

大凡痞, 痺, 懸痛, 結胸의 其爲病症病因은 大同小異일세
故察其病症하야 而知其病性하고 觸診胸腹하야 而酌其輕重하면
則其於立方意에 雖不中하나 不遠矣라
諸逆者는 諸氣之上逆也니 '胸滿 上衝 或嘔'[5]者엔 本方主之나
竊謂 此際에 香砂六君子湯, 半夏瀉心湯加減主之라

【桂枝生薑枳實湯方】 桂枝, 生薑各三兩, 枳實五枚

9-9. 心痛徹背어나 背痛徹心하면 烏頭赤石脂丸主之

4) 10편 8조문 反下之 其氣必衝 不衝者 心下則痞也을 참고하면 心下痞, 心下滿, 脇下滿 胸滿 등은 상충하는 과정 중에 다소 순리에 거슬려 滿한 것을 짐작할 수 있다.

5) 胸滿 上衝 或嘔 : 『類聚方廣義』

譯 : 心中이 답답하고 모든 것이 거슬러 오르며 가슴이 졸라매는 듯하여 숨이 막히면서 아픈 경우에는 桂枝生薑枳實湯으로 치료한다.

解 : 心下滿이라고 기술하지 않고 心中痞라고 특별히 기술한 것은 다른 이유가 아니다. 소위 陰病에 하제를 너무 빨리 사용하여 滿에 이르게 한 것이 痞라면, 瀉下를 하지 않았는데 저절로 滿한 것을 滿이라고 하며, 逆은 인후부위로 上衝하지 않고 흉협부위에서 거스른 것을 말한다.

대체로 心胸부위에 痞, 痺, 懸痛, 結胸이 발생하는 원인은 알고 보면 水氣變調에 불과하나 水氣와 痰飮이 혹 挾寒중에 병세의 緩急이 있고, 혹 挾熱에도 병증의 大小가 있으며, 혹 寒熱이 서로 섞이고 번잡한 양상 중에 緩急, 大小, 輕重이 있다.

대체로 痞, 痺, 懸痛, 結胸의 병증과 병인이 대동소이 하므로 病症을 살펴서 病性을 파악하고, 胸腹을 촉진하여 輕重(병독의 경중)을 짐작하면 처방을 세우는 기준에 비록 적중하지 못하더라도 크게 오류를 범하지 않는다.

諸逆이라는 말은 일반적으로 氣가 上逆한 것이니 '胸滿 上衝 或嘔'에는 本方으로 치료하나 개인적으로 香砂六君子湯이나 半夏瀉心湯에 加減하여 치료한다.

譯 : 心痛이 背部에까지 뻗치거나 배통이 심부위에까지 뻗치면 烏頭赤石脂丸으로 치료한다.

解 : 心痛徹背者는 其病根在心하고 背痛徹心者는 其病根在背라

夫蓄水固하야 而寒冷甚者는 非本方이면 難以驅逐하니

心背劇痛하고 而煩驚者엔 烏頭赤石脂丸主之라

但烏頭赤石脂丸은 猛毒性劑니 當今에 取其症하나 而不取其方호라

夫然則 奈何而可오 蓄水未固之前에 二陳湯類主之라

【烏頭赤石脂丸方】蜀椒一兩, 烏頭一分, 附子半兩,

乾薑一兩, 赤石脂一兩

【附方】

【九痛丸】: 治九種心痛

附子三兩, 生狼牙一兩, 巴豆一兩, 人參, 乾薑, 吳茱萸各一兩

兼治卒中惡 腹脹痛 口不能言

又治連年積冷 流注心胸痛 幷冷衝上氣 落馬墜車血疾等 皆主之

忌口如常法

解 : 心痛徹背는 그 病根이 心 부위에 있고 背痛徹心은 그 病根이 등 부위에 있다. 대체로 蓄水가 완고하여 寒冷이 심한 경우에 本方이 아니면 蓄水를 驅逐하기 어려우므로 心背가 劇痛하고 煩驚한 경우에 烏頭赤石脂丸으로 치료한다. 다만 烏頭赤石脂丸은 猛毒性 약제이므로 오늘날 그 증상은 취하지만 그 처방은 취하지 않는다. 그렇다면 어떻게 해야 옳은 것인가?蓄水가 심하게 굳기 전에 二陳湯類로 치료해야 한다.

10. 腹滿寒疝宿食病脈證幷治第十

10-1. 趺陽脈이 **微弦**하면 **法當腹滿**이나 **不滿者**는 **必便難**하며
兩胠疼痛은 **此虛寒**이 **從下上也**일세니 **當以溫藥服之**라

解 : 奈何以趺陽脈微弦으로 乃知其腹滿乎며
奈何以腹不滿으로 乃知其必便難乎며
奈何以兩胠疼痛으로 乃知其虛寒之從下上乎아
腹滿便難者는 人人 腹診聞診 而得之者也어늘
何必以脈診 而論之乎아 去實遠矣라
夫病症이 因病勢而作者는 嘗聞之나
因病脈而出者는 未嘗聞之라
雖僭以虛寒으로 爲溫藥口實이나
然其所以兩胠疼痛者는 與其以虛寒으론 寧以寒水也라
此之謂 '懸飮伏飮으로 脇下引痛'이니 十棗湯主之라

10-2. 病者 腹滿호대 **按之不痛**하면 **爲虛**오
痛者爲實이니 **可下之**라
舌黃 未下者에 **下之**하면 **黃自去**라

譯 : 부양맥이 약간 弦하면 이치상 당연히 腹滿하지만 복만하지 않는 경우에는 반드시 대변이 難하며, 양 겨드랑이가 아픈 것은 虛寒이 아래에서 위로 오르기 때문이니 마땅히 溫性 약제로 치료해야 한다.

解 : 어떻게 趺陽脈의 微弦으로 腹滿한 것을 알 수 있으며,

어떻게 腹不滿으로 반드시 便難한 것을 알 수 있으며,

어떻게 양 겨드랑이의 疼痛으로 虛寒이 下上로 옮겨 다니는 것을 알 수 있는가?

腹滿과 便難은 누구나 복진과 문진으로 파악할 수 있는 것인데 하필이면 脈診으로 논했는가? 사실과 멀리 동떨어져 있다.

病症이 병세에 의해 발생한다는 것은 일찍이 들었지만 病脈으로 발생한다는 것은 일찍이 들어보지 못했다. 비록 虛寒으로 僭하여 溫藥을 쓰기 위한 口實로 삼았지만 양 겨드랑이의 疼痛은 虛寒 때문이기보다는 차라리 寒水 때문이라고 보는 것이 낫다.

이는 '懸飮, 伏飮이 脇下로 당기면서 나타난 통증'을 말한 것이니 十棗湯으로 치료한다.

譯 : 환자가 복만한 경우 복부를 按診하여 아프지 않으면 虛證이지만 아프면 實證이므로 下할 수 있다.

舌苔가 누런데 아직 下法을 쓰지 않은 경우에 下하면 누런 태가 자연히 없어진다.

解 : 腹滿之所來者 雖不見條文이나 凡太陽病을 下之太早하야
因爾腹滿而痛者는 屬太陰病하니 桂枝加芍藥湯主之하고
大痛者는 桂枝加芍藥大黃湯主之하니 以此考之컨대 爲虛爲實者는 非他라
案之腹滿不減 而痛者는 爲裏實之兆로 桂枝加芍藥大黃湯主之하고
腹滿時減 而時痛者는 爲裏虛之候로 桂枝加芍藥湯 理中湯類主之하니
然則 虛實之分者는 卽以大黃有無也어늘
而乃以爲補其虛而瀉其實者는 實不知病勢之輕重者也라
舌黃은 潮熱之候니 可下之者는 非必謂之下燥屎也라

10-3. 腹滿時減하다가 復如故하면 此爲寒일세니 當與溫藥이라

解 : 彼也엔 爲虛하고 此也엔 爲寒하나 虛與寒者는 同類之解也라
不書腹滿하고 特書腹滿時減者는 不以其潮熱이오 卽以寒水也라
雖然將恐後人이 以腹滿으로 爲內實할세
故病因과 方意를 竄入焉하야 云云曰 '此爲寒, 當與溫藥'이라호라
此際에 金鑑 按曰 宜厚朴生薑甘草半夏人蔘湯主之[1] 라하나
竊謂 此條腹滿者는 隨時而變之하니 此方은 不過變方이니
隨時處宜라야 可得本意라

---

1) 厚朴生薑甘草半夏人蔘湯主之 :『醫宗金鑑』當與溫藥之下 當有厚朴生薑甘草半夏人蔘湯主之 (當與溫藥 아래에 마땅히 厚朴生薑甘草半夏人蔘湯主之가 있어야 한다.)고 함

解 : 腹滿이 발생한 연유가 조문에 보이지 않지만 대체로 太陽病을 지나치게 빨리 下하여 발생한 복부가 팽만하면서 아픈 것은 太陰病에 속하니 桂枝加芍藥湯으로 치료하고 복통이 아주 심한 경우에는 桂枝加芍藥大黃湯으로 치료하였다.

이것으로 보면 虛가 되고 實이 된다는 것은 다른 뜻이 아니다. 눌러 보아 복만이 줄어들지 않고 통증이 있는 것은 裏實의 조짐이니 桂枝加芍藥大黃湯으로 치료하고, 복만감이 때때로 감소되고 때때로 통증이 있는 것은 裏虛의 증후이므로 桂枝加芍藥湯이나 理中湯類로 치료한다. 그러므로 虛實의 구분은 大黃의 有無에 있는데 虛한 경우는 補하고, 實한 경우는 瀉한다고 여기는 사람은 실로 병세의 輕重을 모르는 사람이다.

舌黃은 潮熱의 증후로 下해야 한다는 것이 반드시 燥屎를 下한다는 뜻이 아니다.

譯 : 복만이 일시적으로 경감되었다가 다시 예전 상태로 돌아오는 경우는 寒證에 속하므로 마땅히 溫性 약제를 주어야 한다.

解 : 앞 조문에서는 虛 때문이라 하고 이 조문에서는 寒 때문이라고 하나 虛와 寒은 같은 뜻을 지닌 註解문자다. 腹滿이라고 하지 않고 腹滿時減이라고 특별히 기술한 것은 潮熱 때문이 아니라 바로 寒水 때문이다. 그렇다 해도 후세 사람이 혹 腹滿을 內實로 여길 것으로 생각하여 病因과 方意를 몰래 삽입하여 '此爲寒 當與溫藥'이라고 말한 것이다. 醫宗金鑑 按에는 마땅히 厚朴生薑甘草半夏人蔘湯으로 치료한다고 하나 개인적으로 腹滿은 상황에 따라 변하므로 이 처방은 厚朴生薑甘草半夏人蔘湯은 變方에 불과하다. 상황에 따라 합당하게 처리하는 것이 본의를 이해한 길이다.

10-4. 病者痿黃호대 躁而不渴하고 胸中寒實하야 而利不止者는 死라

解 : 條文之意 非他라 痿黃 躁而不渴者는 以胸中寒實也일세나

夫煩躁는 三陰三陽病에 皆有之어늘 奈何以知其寒實乎아

其不渴者에 知其陰病之躁하야 於是乎 胸中寒實을 竄入焉호라

痿黃 躁而不渴하고 胸中窒塞하야 欲吐어든 此際에 瓜蔕散[2]主之하고

萬若 下利不止하야 而脫液亡陽하면 四逆湯類主之라

10-5. 寸口脈弦者는 卽脇下拘急而痛하고 其人이 嗇嗇惡寒也라

解 : 無故而以寸口脈弦으로 斷病症者는 未可也니

卽字를 削之可也라

脇下拘急而痛 嗇嗇惡寒 而脈弦者는 其或不以懸飮乎아

其微也엔 可以二陳湯類主之나 其甚也엔 可以十棗湯主之라

2) 瓜蔕散 : 大塚敬節『金匱要略講話』

譯 : 환자의 얼굴이 누렇게 떠있고 躁하지만 渴하지 않고 흉중에 寒實이 있어
설사가 멎지 않으면 死證이다.

解 : 조문의 뜻은 다른 것이 아니다! 痿黃한데 躁하지만 不渴한 것은 胸中의
寒實 때문이지만 대체로 煩躁는 三陰과 三陽病에 모두 나타나는 증상인데
어떻게 寒實인지 알 수 있는가?

그 不渴에서 陰病의 躁임을 알아 이에 胸中寒實이라는 병인문자를 몰래
삽입한 것이다.

痿黃하고 번조하지만 갈증이 없으면서 胸中이 窒塞하여 구토하려는
경우에는 瓜蒂散으로 치료한다.

만약 下利가 그치지 않아 脫液하고 亡陽으로 빠지면 四逆湯類로 치료한다.

譯 : 촌구맥이 弦한 경우는 협하가 당기면서 아프고 환자가 오들오들 추워한다.

解 : 아무런 단서도 없이 寸口脈弦으로 병증을 판단하는 것은 옳지 못하다.

即字를 삭제하는 것이 좋다.

脇下가 조이면서 아프고 오들오들 추워하며 脈弦한 것은 혹 懸飮 때문이 아닌가?

미미한 경우엔 二陳湯類로 치료하나 극심한 경우엔 十棗湯으로 치료할 수 있다.

10-6. 夫中寒家는 喜欠하고 其人 清涕出하나 發熱色和者는 善嚏라

解 : 夫喜唾[3], 喜忘[4], 喜嘔[5], 善噫[6],

喜欠, 善嚏, 喜太息의 喜字善字는 數之意也라

此些少之習慣이 其豈偶然哉리오

夫古醫는 察兆朕하야 而治未然하니

其兆朕은 不在遠大오 多在近小라

然則病人의 其一擧手一投足이 無非其病情이니

遡其緖하야 而探其本하면 則其病毒을 可知일세 故特書病情也나

然眼目未及하면 其病情常有로대 莫能如此之擇하니 可不着眼가

所謂中寒家는 素有寒飮之人也니

其人喜欠 清涕出者는 此爲心胸之寒飮也라

若發熱色和 而善嚏者는 乃愈之兆니 何以知之오

此際 '善嚏者는 欲通陽氣하야 而散寒飮也'일세라

竊謂 未然 四君子湯加半夏, 桂枝, 麻黃, 細辛主之라

3) 『仲景書讀法講解』 195조 理中丸조문
4) 『仲景書讀法講解』 131조 抵當湯조문
5) 『仲景書讀法講解』 61조 小柴胡湯조문
6) 『金匱要略』 11편18조문

譯 : 대체로 위장과 심부위에 寒氣가 있으면 하품을 자주하고 환자가 맑은 콧물을 흘리나, 열이 나면서 얼굴에 화색이 돌면 자주 재채기를 하게 된다.

解 : 대체로 喜唾, 喜忘, 喜嘔, 善噫, 喜欠, 善嚏, 喜太息의 喜字와 善字는 자주라는 뜻이다. 이 사소한 습관이 어찌 우연이겠는가? 고의들은 병증의 조짐에서 살펴 미연에 치료하니 그 조짐은 멀고 큰 증상에 있지 않고 대체로 가깝고 작은 행동에 있다.

그러므로 환자의 작은 동작이나 습관 하나라도 병정이 아님이 없으니 그 단서를 거슬러 올라가 그 근원을 파악하면 그 병독을 알 수 있기 때문에 병정을 특별히 기술한 것이다. 그러나 안목이 미치지 못하면 그 병정이 항상 있더라도 능히 이처럼 택하지 못하니 눈여겨보아야 하지 않겠는가?

소위 中寒家는 본래 寒飮이 있는 사람으로 자주 하품하고 맑은 콧물을 흘리는 것은 心胸에 寒飮이 있기 때문이다. 만약 발열하고 화색이 돌면서 자주 재채기 하는 것은 병증이 다소 낫는 조짐이니 어떻게 아는가? 이 경우에 '자주 재채기 하는 것은 陽氣를 잘 통하게 하여 寒飮을 해산시키려 하는 것'이다.

개인적으로 미연에 四君子湯에 半夏, 桂枝, 麻黃, 細辛를 加하여 치료한다.

10-7. 中寒에 其人下利는 以裏虛也며 欲嚔不能하면 此人肚中寒이라 (一云痛)

解 : 中寒과 與裏虛와 肚中寒者는 同意反復語로 病因也라

'腹中寒 胃上有寒 胸中有寒'의 寒者는 寒水也니

所謂裏虛者는 與其以亡陽으론 寧以寒水也라

條文之意 非他라 其人下利 欲嚔不能者는 此爲伏飮也니

善嚔, 不能嚔者는 卽以寒飮所在之差也일세라

竊謂 此際 眞武湯 四逆湯主之나

然急性熱病에도 其人下利 而腹痛者가 種種有之하니 良察之하라

10-8. 夫瘦人이 繞臍痛은 必有風冷일세 穀氣不行이어늘 而反下之하면 其氣必衝하고 不衝者는 心下則痞也라

解 : 條文冒頭에 或病人 或平人 或盛人 或瘦人

或濕家 或喘家 或黃家 若是之云者는 皆有以也라

大凡腹中有寒水하면 則常繞臍痛하야 穀氣不行[7]할세

故大凡其人羸瘦라

夫然則 其人羸瘦者에 可知奔豚, 繞臍痛之潛在也라

---

7) 穀氣不行 : 腸無力으로 음식물의 흡수기능이 저하된 것으로 본다.

譯 : 속에 寒氣가 있는 사람이 설사를 하는 것은 속이 虛하기 때문이며, 재채기를 하고 싶어도 하지 못하면 이런 사람은 뱃속이 한기가 있는 사람이다. (다른 판본에는 '痛'으로 되어 있다.)

解 : 中寒과 裏虛와 肚中寒은 동의반복어로 病因이다. '腹中寒과 胃上有寒과 胸中有寒'의 寒은 寒水이니 소위 裏虛는 亡陽 때문이라기보다는 차라리 寒水 때문으로 보는 것이 낫다. 조문의 뜻은 다른 것이 아니다. 이 사람이 설사를 하면서 재채기를 하고 싶어도 하지 못하는 것은 伏飮(복부의 한음)때문이니 자주 재채기하고 재채기를 하고 싶어도 할 수 없는 것은 寒飮의 소재(흉중 복중) 차이 때문이다.

개인적으로 眞武湯이나 四逆湯으로 치료하나 급성의 열병에도 하리하면서 복통이 있는 경우가 종종 있으니 잘 살펴야 한다.

譯 : 대체로 수척한 사람이 배꼽 주위가 아픈 경우는 반드시 風冷 때문에 穀氣가 운행하지 못하는 것인데 도리어 이를 下하면 반드시 氣가 위로 찔러 오르게 되며, 상충하지 않으면 心下에 痞症이 된다.

解 : 조문 머리에 혹 病人, 혹 平人, 혹 盛人, 혹 瘦人, 혹 濕家, 혹 喘家, 혹 黃家라고 이처럼 언급한 것에는 모두 이유가 있다. 대체로 腹中에 寒水가 있으면 항상 배꼽 주위로 통증이 있어 음식이 잘 운행하지 (영양물질을 흡수하지) 못하기 때문에 이런 사람은 대체로 수척하다. 그렇다면 수척한 사람은 (배꼽 아래에 수기가 잠재해 있기 때문에) 奔豚症과 繞臍痛이 어느 정도 잠재해 있다는 것을 알 수 있다.

所謂 '胃中不和[8] 腹中雷鳴[9] 心下有水氣, 胃上有寒'은

穀氣不行하야 而羸瘦之兆者를 於是乎 可見也라

竊謂 此際에 四君子湯加桂枝, 乾薑으로 未然不防하면

則四逆湯 茯苓四逆湯 眞武湯[10]類로도 一朝難回라

夫繞臍痛은 可驗之症이오 風冷은 推論之理로

此瘦人 常感風寒之中에 臍下有水氣일세 故風冷이라

以此考之 繞臍痛은 '臍下有水氣'之候니 宜當逐水溫中이어늘

醫師 反下之者는 何則고 非他라 踏襲古法하야 妄施下之라

若如條文 則氣衝者는 上衝咽喉也오

不衝而心下痞者는 心下逆滿也라

腹中有寒水하야 繞臍痛에 四逆湯, 眞武湯主之하고

服則已에 氣上衝於咽喉하면 桂枝湯主之하며

氣逆而心下痞엔 可與苓桂朮甘湯, 四君子湯類라

---

8) 胃中不和 : 半夏瀉心湯, 生薑瀉心湯症

9) 腹中雷鳴 : 生薑瀉心湯, 甘草瀉心湯症

10) 四逆湯 茯苓四逆湯 眞武湯 : 古醫들은 伏飮을 치료하는 처방으로 인식했다.

소위 '胃中不和, 腹中雷鳴 , 心下有水氣, 胃上有寒'에는 소화기 장애로 인하여 수척할 수 있는 조짐이 보인다.
개인적으로 이런 경우는 四君子湯에 桂枝, 乾薑을 加하여 미연에 예방하지 않으면 四逆湯 茯苓四逆湯 眞武湯類로도 하루아침에 회복하기 어렵다.

繞臍痛은 경험할 수 있는 증상이나 風冷은 추론적인 이치로 이 수척한 사람은 항상 風寒에 감모인 상태로 臍下에 水氣가 있기 때문에 風冷이라고 한 것이다.
이것으로 고려해 보면 繞臍痛은 '臍下有水氣'의 증후이므로 마땅히 逐水溫中해야 하는데 의사가 반대로 下한 것은 어찌된 일인가? 다름이 아니라 맹목적으로 古法을 답습하여 망령되게 下한 것이다.

조문과 같다면 氣衝은 咽喉부위까지 상충하는 것이라면 상충하지 않고 心下痞한 것은 心下逆滿이다. 腹中의 寒水로 繞臍痛한 경우 四逆湯이나 眞武湯으로 치료하고 약을 복용하고 나서 인후부위로 氣上衝하면 桂枝湯으로 치료하고, 氣逆하여 心下痞한 경우에는 苓桂朮甘湯, 四君子湯類를 줄 수 있다.

10-9. 病腹滿하고 發熱十日히 脈浮而數하며 飮食如故하면 厚朴七物湯主之라

解 : 或以 '發熱 脈浮로 爲病在表하고

而以腹滿 脈數으로 爲病在裏'일세

故此條를 以爲太陽陽明合病者는 多囿於名分하야 而臆解者也라

如其症者 見焉이어든 古醫는 桂枝去芍藥加厚朴大黃枳實主之하고

發熱惡寒 腹直筋拘攣 腹滿而痛이어든 桂枝加芍藥大黃湯主之하니

按之腹하야 隨症治之라

卽 '桂枝加芍藥湯證은 觸診時에 抵抗之感과 腹痛之訴가

雖未及於桂枝加大黃湯證이나 然腹直筋拘攣하고 而腹腔이 多少空虛로대

反面 桂枝加大黃湯證은 結毒實滿하야 而抵抗壓痛이 甚矣라

然則 考腹痛輕重하야 或加芍藥하고 或加大黃은 可也나

時腹痛者는 屬太陰일세 故虛腹痛이니 加芍藥하고

大實痛者는 屬陽明일세 故實腹痛이니 加大黃은 未可也'[11]라

據病勢而觀之하면 則自桂枝湯으로 歷桂枝加芍藥湯,

桂枝加芍藥大黃湯, 厚朴七物湯하야 而至于大承氣湯하니

何必囿於太陽, 陽明, 太陰病乎哉리오

---

11) 『仲景書讀法講解』 149조 桂枝加芍藥湯 桂枝加大黃湯

譯 : 환자가 복만하고 열이 오르는 증세가 10일이 계속되는데 맥이 浮하면서 數하고 먹는 것이 여전하면 厚朴七物湯으로 치료한다.

解 : 누군가 '發熱 脈浮로 病在表라 하고 腹滿 脈數으로 病在裏라' 하여 이 조문을 太陽과 陽明의 合病이라고 주장하니 다분히 명분에 묶여 억지로 해석한 사람이다. 이와 같은 증상이 나타나면 古醫는 桂枝去芍藥加厚朴大黃枳實로 치료하고 發熱惡寒 腹直筋拘攣 腹滿而痛한 경우에는 桂枝加芍藥大黃湯으로 치료하니 복부를 눌러보아 腹症이 어떠한가에 따라 치료한다.

즉 '桂枝加芍藥湯證은 복부를 촉진할 당시에 저항하는 감촉과 복통을 호소하는 정도가 비록 桂枝加大黃湯證에는 미치지 않지만 腹直筋이 拘攣하고 腹腔이 다소 공허한 반면에 桂枝加大黃湯證은 結毒이 實滿하여 저항감과 압통이 심하다. 그러므로 腹痛의 輕重을 고려해 혹 芍藥을 加하고 혹 大黃을 加하는 것은 옳지만 때때로 腹痛이 있는 것은 太陰에 속하므로 虛腹痛이라하여 芍藥을 加하고 大實痛은 陽明에 속하므로 實腹痛이라하여 大黃을 加하는 것은 옳지 못하다.' 病勢를 근거로 보면 桂枝湯에서 桂枝加芍藥湯과 桂枝加芍藥大黃湯, 厚朴七物湯을 거쳐 大承氣湯에 도달한 것이니 하필 太陽, 陽明, 太陰病에 묶일 필요가 있겠는가?

【厚朴七物湯方】厚朴半斤, 甘草三兩, 大黃三兩, 大棗十枚, 枳實五枚, 桂枝二兩, 生薑五兩

嘔者 加半夏五合 下利 去大黃 寒多者 加生薑至半斤

10-10. 腹中寒氣로 雷鳴切痛하고 胸脇逆滿하야 嘔吐하면 附子粳米湯主之라

解 : 寒者는 水之性也며 水者는 寒之質也며 痛者는 寒水之症也니
條文 曰寒, 曰水, 曰痛者 其言雖殊나 水之異名이라
然則不治水하고 而乃能治寒痛者가 未之有也니 良察之하라
腹中寒氣 腹中風冷者는 腹中有寒水니 病因也오
雷鳴切痛 胸脇逆滿 嘔吐者는 寒水振動之候니 病症也나
此際 水氣欲上衝이나 而但滿於胸脇일세 故特書逆滿이라
萬若 如其症者에 心下痞鞕이 見焉이어든 生薑瀉心湯類 主之하고
雷鳴切痛 下利不已하면 則附子粳米湯主之하니
後世所謂脾胃虛弱者는 只在其中(粳米)이라
竊謂 此際 四君子湯加半夏附子主之라

粳米 : 主治 癨亂下痢 自汗煩渴卒心痛

【附子粳米湯方】附子一枚, 半夏半升, 甘草一兩, 大棗十枚, 粳米半升

譯 : 복부에 寒氣로 腸에서 물소리가 나면서 끊어질듯 아프며 흉협으로 그득히 치밀어 올라 구토하면 附子粳米湯으로 치료한다.

解 : 寒은 水의 性이며, 水는 寒의 質이며, 痛은 寒水의 증상이니 조문에 寒, 水, 痛이라는 표현은 비록 다르나 水의 다른 이름이다.

그러므로 治水하지 않고 능히 寒과 痛을 치료하는 경우가 있지 않다는 사실을 잘 살펴야 한다. 腹中寒氣나 腹中風冷은 腹中에 寒水가 있다는 것이므로 病因이며, 雷鳴切痛 胸脇逆滿 嘔吐는 寒水의 진동에 의한 病症이나 이 경우에 水氣가 상충하려고 하지만 (上衝하지 않고) 흉협부위에서 단지 滿하기 때문에 특별히 逆滿이라고 기술한 것이다.

만약 이와 같은 증상에 心下痞鞭이 보이거든 生薑瀉心湯類로 치료하고 雷鳴切痛하고 설사가 멈추지 않으면 附子粳米湯으로 치료하니 후세에서 말하는 비위의 허약이라는 말은 단지 이 粳米 中에 있다.

개인적으로 이 경우 四君子湯에 半夏와 附子를 加하여 치료한다.

10-11. 痛而閉者는 厚朴三物湯主之라

解 : 腹痛而便閉者는 潮熱之候며 可下之症이니 厚朴三物湯主之라

厚朴三物湯과 與小承氣湯의 藥物이 同類나

然其差者는 厚朴爲君藥하니 主消腹滿而治逆氣하고

枳實大黃 爲臣藥하니 傍通便閉 而除凝滯라 但判其差者는 在其人이나

據方藥而考之컨대 與其述痛而閉으론 不若言閉而痛이라

【厚朴三物湯】 厚朴八兩, 大黃四兩, 枳實五枚

10-12. 按之에 心下滿痛者는 此爲實也오 當下之니 宜大柴胡湯이라

解 : 按之者는 觸而壓之로 言腹診也라

觸壓不診하고 而乃能得乎心下滿痛者가 無之하니

然則 述此條者 須腹診하야 而得心下滿痛者를 可知也어늘

每以陰陽五行之術로 論要略者[12]는 甚不察條文者也니라

【大柴胡湯方】 柴胡半斤, 黃芩三兩, 芍藥三兩, 半夏半升, 枳實四枚, 大黃二兩, 大棗十二枚, 生薑五兩

---

12) 論要略者 : 『醫宗金鑑』의 주해를 보면 알 수 있다.

譯 : 배가 아프고 대변이 막힌 경우에는 厚朴三物湯으로 치료한다.

解 : 腹痛이 있고 便閉한 것은 潮熱의 증후이며 가히 下할 수 있는 증상이니 厚朴三物湯으로 치료한다.

厚朴三物湯과 小承氣湯의 藥物은 같은 종류나 차이점은 厚朴이 君藥이므로 주로 腹滿을 소도하고 逆氣를 치료하며, 枳實과 大黃을 臣藥으로 삼아 부수적으로 便閉를 통하게 하고 凝滯된 것을 제거한다. 다만 兩方의 차이점을 판단하는 것은 개인의 주관에 달려있으나 方藥을 근거하여 고려해 보면 痛而閉로 표기하기보다는 차라리 閉而痛이라고 말하는 것이 낫다.

譯 : 복진을 하였을 때 心下 부위가 가득하고 아픈 것은 實證이니 마땅히 下해야 하니 大柴胡湯이 적합하다.

解 : 按한다는 것은 접촉하여 압박하는 것으로 복진을 말한다.

觸壓하는 진찰을 하지 않고 능히 心下滿痛이라는 증상을 얻는 사람은 없으니 이 조문을 기술한 사람은 반드시 腹診하여 心下滿痛을 얻었다는 것을 알 수 있다.

항상 陰陽五行의 방법으로 要略을 거론하는 사람은 깊이 조문을 살피지 않은 사람이다.

'心下滿痛'은 病症也오 '爲實'은 病因也오 '當下之'는 方意也나

夫病症具備하면 不待彼註解文字라도 而概知其病因方意라

此條文은 本是 '按之 心下滿痛者 宜大柴胡湯'이라

不書心下滿, 脇下滿하고 特書心下滿痛者는 以其病勢急迫也니

故一書 '爲實'하고 再書 '當下之'하야 使警戒之나

竊謂 此際에 若 '急下之'云云하면 則大承氣湯主之라

雖條文未備나 因其病勢輕重하야 而云云 曰可下之 曰宜下之

曰當下之 曰急下之하니 於是乎 急迫之將至者를 可知也라

10-13. 腹滿不減하고 減不足言하면 當須下之니 宜大承氣湯이라

解 : 但據腹滿하야 宜大承氣湯은 是大綱之法이라

當其兆朕하야 須下之니 何必待劇症而下之리오

彼也에 特據劇症하고 而不據餘症하며

此也에 但據兆朕하고 而不據劇症하니

於是乎 古醫文法을 可知也라 竊謂 腹滿主症엔 厚朴爲君藥이라

【大承氣湯方】 見前痓病中

'心下滿痛'은 病症이며, '爲實'은 病因이며 '當下之'는 方意이다.

대체로 病症이 구비되면 저와 같은 註解文字를 기대하지 않아도 그 병인과 方意를 대략 알 수 있다. 이 조문은 본래 '按之 心下滿痛者 宜大柴胡湯'이다.

心下滿이나 脇下滿이라고 기술하지 않고 心下滿痛이라고 특별히 기술한 것은 병세가 급박하기 때문이므로 '爲實'이라고 한번 쓰고 '當下之'라고 거듭 써서 주의를 요구한 것이나 개인적인 생각에 만약 '急下之'라고 언급했다면 大承氣湯으로 치료한다.

비록 조문이 미비하지만 病勢의 경중에 따라 '可下之, 宜下之, 當下之, 急下之'라 언급하니 급박한 상황에 처한 것을 알 수 있다.

譯 : 복만이 좀처럼 줄지 않고 줄었다 해도 말할 수 있는 정도가 아니면 마땅히 下해야 하므로 大承氣湯이 적합하다.

解 : 다만 腹滿을 근거로 大承氣湯이 마땅하다는 것은 大綱의 법이다.

그 조짐을 보아 모름지기 下한 것이니 하필 극심한 증상을 기다린 연후에 下하겠는가?

앞 조문에서는 특별히 극증만 거론하고 나머지 증상은 거론하지 않으며, 이 조문에서는 단지 조짐을 들고 극증을 거론하지 않았는데 이것으로 고의들의 문법을 알 수 있다.

개인적으로 腹滿이 主症인 경우엔 厚朴으로 君藥을 삼는다.

10-14. **心胸中大寒痛**하고 **嘔不能飮食**하며 **腹中寒**하고 **上衝皮起**하야 **出現有頭足**하고 **上下痛而不可觸近**하면 **大建中湯主之**라

解 : 若夫此條者는 極好之中에 有嫌疑處하니

'胸腹大痛 嘔不能飮食 腹皮其如有頭足

上下痛而不可觸近'者는 人人可驗之症이니 是極好處오

'心胸中寒 腹中寒'者는 未必共得之理니 是嫌疑處라

心胸大痛 腹中痛者는 公案也나

然心胸中大寒痛 腹中寒痛者는 私案也니

夫然則 公案之中에 奈何以僭補寒字乎아 非他라

將恐後人이 以心胸大痛 腹中痛으로 爲內實急迫之症일세

故僭補二句하야 不可下之오 當以溫藥服之를 於是乎 警告焉이라

'上衝皮起 出現有頭足'者는 其若有腹中異物이나 實非有形之物이오

但腸蠕動不安하야 寒氣凝聚而成하야 上下痛而不可觸近者也니

此際 非本方則未可라 暫取古方家解[13]하야 備之脚註하니 良察之하라

---

13) 古方家辯 : 『皇漢醫學』 본방에서 稻葉克文禮의 해석을 인용 腹皮脹起 如有頭足 譬如推看以袋包樹枝也 其痛發時爲大寒痛 嘔而不能食 上下不可近手 或大便秘 或心胸大寒痛而上衝者(腹皮가 脹起하는데 頭足이 있는 것 같으니, 비유하면 자루에 樹枝를 담고 있음을 추측할 수 있는 것과 같다. 痛이 發할 때에는 大寒痛하고 嘔而不能食하며 上下不可近手 하고 或大便秘하며 或心胸大寒痛而上衝한다.)고 하였다. 『類聚方廣義』 本方條曰小建中湯治裏急拘攣急痛 此方治寒飮升降 心腹劇痛而嘔 故能治疝瘕, 腹中痛者 又能治挾有蛔蟲也.(小建中湯은 裏急拘攣急痛을 治하고, 此方은 寒飮升降 心腹劇痛而嘔를 治한다. 故로 疝瘕, 腹中痛을 治하고, 또한 蛔蟲이 挾有한 것도 治한다.)고 하였다.

譯 : 心胸中이 몹시 차고 아프고 구토로 아무것도 먹지 못하며 복부가 차고 상충으로 피부가 돌출하여 머리와 발 같은 것이 있고 (배가 뭉클뭉클 움직이고 그 움직임이 머리와 꼬리의 모양을 띠고) 위 아래 통증으로 손도 대지 못하는 경우엔 大建中湯으로 치료한다.

解 : 이와 같은 조문은 極好한 가운데 의심이 있는 부분이 있으니 '胸腹大痛 嘔不能飮食 腹皮其如有頭足 上下痛而不可觸近'은 누구나 경험할 수 있는 증상이므로 極好한 부분이라면 '心胸中寒 腹中寒'은 누구나 같이 파악할 수 있는 병리가 아니므로 이것이 혐의처인 것이다. 心胸大痛이나 腹中痛은 公案이라면 心胸中大寒痛이나 腹中寒痛은 私案이니 그렇다면 경험적인 증상 가운데 어떤 이유로 병리적인 寒字를 참람하게 보충했는가? 다른 이유가 아니다.

장차 후세 사람이 心胸大痛과 腹中痛으로 內實의 急迫한 증상으로 여길 수 있다고 생각하여 이 二句(大寒, 中寒)를 僭補하여 下해서는 안되고 마땅히 溫藥을 복용해야 한다고 경고한 것이다.
다만 '上衝皮起 出現有頭足'은 복중에 이물질이 있는 것 같지만 사실은 복부에 어떤 유형의 물질이 있는 것이 아니라 단지 장의 연동이 불안하여 寒氣가 뭉쳐서 형성되어 위아래로 움직이며 아파서 손도 대지 못하는 것이니 이 경우에 본방이 아니면 치료가 잘 안 된다. 古方家의 해석을 취하여 각주에 갖추니 잘 살펴보기 바란다.

蜀椒 : 主治 溫中散寒 除濕止痛

【大建中湯方】蜀椒二合, 乾薑四兩, 人蔘二兩, 內膠飴一升, 當一日食糜, 溫服之

10-15. 脇下偏痛하고 發熱하며 其脈緊弦하면 此寒也오 以溫藥下之니 宜大黃附子湯이라

解 : 脇下偏痛之偏字[14]는 當作滿字라 하니 此言有理일세 吾亦從之나

然 "腹滿而痛은 脾實邪也오 脇下滿痛은 肝實邪也"[15]라한

若是之解는 皆妄論也니 吾不從之라

'脇下偏痛 發熱 其脈緊弦'者는 病症也오

'此寒'者는 病因也며 '以溫藥下之'者는 方意也라

如其症者를 不謂懸飮하고 乃謂此寒하니

雖不知其意나 或不以急迫狀況乎아

【大黃附子湯方】大黃三兩, 附子三枚, 細辛二兩

10-16. 寒氣厥逆하면 赤丸主之라

14) 『醫宗金鑑』에 마땅히 滿字이니 필시 이것은 傳寫하는 중에 오류라고 하였다.
15) 『醫宗金鑑』 註解

譯 : 脇下로 통증이 치우쳐 있고 발열하며 맥이 弦緊하면 이것은 寒 때문이므로 溫藥으로 下해야 하니 大黃附子湯이 적당하다.

解 : 脇下偏痛의 偏字는 당연히 滿字로 써야한다고 하는데 이 말이 타당하여 따르지만 "腹滿하면서 痛한 것은 脾의 實邪 때문이며 脇下滿痛은 肝의 實邪 때문이다."라는 이런 해석은 모두 망론이므로 따르지 않는다.

'脇下偏痛 發熱 其脈緊弦'은 病症이며, '此寒'은 病因이며 '以溫藥下之'는 方意이다. 이와 같은 증상을 懸飮이라하지 않고 此寒이라고 말하니 그 의도를 비록 알 수 없지만 혹 급박한 상황이 아닌가?

譯 : 寒氣가 사지로 厥逆하는 경우는 赤丸으로 치료한다.

解 : 寒氣厥逆者는 胸腹有寒水하야 而四肢厥冷者也라

條文未備하니 取類聚方廣義하야 而備之면

'心下悸 有痰飮 嘔而腹痛 惡寒 或微厥'이라

竊謂 當非常之時하얀 可與非常之藥이나 遺其藥毒이라

吾聞之하니 病未能殺人하나 或藥能害人이라 하니 可不警戒아

【赤丸】 茯苓四兩, 半夏四兩(一方用桂), 一方用桂, 烏頭二兩, 細辛一兩(千金作人參), 附子二兩, 射罔一枚如棗大

10-17. 腹痛하고 脈弦而緊하면 弦則衛氣不行하니 卽惡寒하고 緊則不欲食하니 邪正相搏하야 卽爲寒疝이라 繞臍痛에 若發則白汗出하고 手足厥冷하며 其脈沈緊者는 大烏頭煎主之라

解 : 所謂病理之說이 錯雜於症狀之間하야 而文意未屬하나 條文之意 非他라

'寒疝之爲病은 脈弦緊 繞臍小腹急痛 惡寒汗出 而手足厥冷'이라

大凡繞臍痛 而不慾食者는 卽以臍下有水氣也나

然寒疝者는 主腹痛而言者也오 臍下悸者는 據奔豚而言者也니

奔豚엔 苓桂甘棗湯類主之하고 寒疝엔 大烏頭煎方類主之하니

病毒이 雖相似나 方意가 不相似者는 卽以藥力之達腹痛未達也일세라

解 : 寒氣에 의해 厥逆되었다는 것은 胸腹에 寒水가 있어 四肢가 厥冷한 것이다.

조문이 미비하여『類聚方廣義』의 의안을 인용하여 증상을 갖추면

'心下悸 有痰飮 嘔而腹痛 惡寒 或微厥'이다.

개인적인 생각에 비상한 상황에 처해서는 비상한 약을 주어야 하나

간혹 약물의 독성이 몸에 미칠 수 있다. 듣기로는 병은 능히 사람을 죽이지는

않지만 간혹 약은 사람을 위태롭게 할 수 있다고 하니 경계하지 않을 수 있겠는가?

譯 : 복통에 맥이 弦하며 緊한 경우 현은 衛氣가 운행하지 못하니 오한이 있고

긴은 식욕이 없는 것이므로 邪氣와 正氣가 서로 맞붙어 寒疝이 된 것이다.

배꼽 주위로 아프다가 발작하면 백한(白汗-自汗?)이 나고 손발이 싸늘하며

맥이 沈弦한 경우는 大烏頭煎으로 치료한다.

解 : 소위 病理에 해당하는 說이 증상 사이에 뒤섞여 있어 문의가 다소 연결되지 않지만

조문의 뜻은 다른 것이 아니다. '寒疝이라는 병은 脈弦緊하고 배꼽 주위로 小腹이

急痛하며 惡寒汗出하면서 手足이 厥冷'하다는 것이다.

대체로 배꼽 주위가 아프면서 식욕이 없는 것은 臍下에 水氣가 있기 때문이나

寒疝은 腹痛을 주증으로 말한 것이라면 臍下悸는 奔豚을 근거로 말한 것이다.

奔豚에는 苓桂甘棗湯類로 치료하고 寒疝에는 大烏頭煎方類로 치료하니

病毒이 비록 서로 비슷하더라도 처방 같지 않은 것은 약력이 복통의 증상에

미치고 미치지 못하는 차이 때문이다.

【烏頭煎方】烏頭大者五枚

10-18. 寒疝으로 **腹中痛**하고 **及脇痛裏急者**는 **當歸生薑羊肉湯主之**라

解 : 寒疝之症이 卽腹中痛이오 腹痛之因이 卽寒疝이니 同意反復語라

此證外에 産後腹痛과 血燥液枯한 所謂虛勞不足者에 可與本方이라

【當歸生薑羊肉湯方】當歸三兩, 生薑五兩, 羊肉一斤

若寒多者 加生薑成一斤 痛多而久者 加橘皮二兩 白朮一兩

加生薑者 亦加水五升 煮取三升二合 服之

10-19. 寒疝으로 **腹中痛**하고 **逆冷 手足不仁**[16]하고 **若身疼痛**하야 **灸刺諸藥**으로도 **不能治**하면 **抵當烏頭桂枝湯主之**라

解 : 寒疝者는 水毒凝結於小腹하야 腹痛如絞하야 或有繞臍成塊[17]也라

丹波元堅曰 "烏頭煎證은 爲寒氣專盛於裏로대

此條證은 是表裏俱壅塞하야 所以須桂枝也"라하나

---

16) 手足不仁 : 程子曰 醫書 以手足痿痺 爲不仁 此言 最名狀 (정자가 말하기를 의서에서 수족마비를 不仁이라고 하는데 이 말이 상태를 잘 명명하였다고 했다.)

17) 腹痛如絞 或有繞臍成塊 :『腹證奇覽』本方條

譯 : 寒疝으로 복부가 아프고 옆구리까지 아프면서 뱃속이 당기면 當歸生薑羊肉湯으로 치료한다.

解 : 寒疝의 증상이 바로 腹中痛이며 腹痛의 원인이 바로 寒疝이니 동의반복어이다. 이 증상 외에 產後腹痛과 血燥液枯하여 이른바 虛勞不足한 경우에 본방을 줄 수 있다.

譯 : 한산으로 뱃속이 아프고 궐랭하여 손발이 마비되어 다른 사람 살 같고 만약 몸이 아파 뜸이나 침 및 모든 약제로 효과가 없는 경우에는 烏頭桂枝湯으로 치료한다.

解 : 寒疝은 水毒이 小腹에 응결하여 배가 뒤틀리고 쥐어짜듯이 아프거나 혹은 배꼽 주위로 덩어리가 있기도 하다.

丹波元堅은 "烏頭煎의 증상은 寒氣가 오로지 복부의 안에서 盛한 것인데 이 조문의 증상은 表裏가 모두 壅塞한 관계로 桂枝를 필요로 한 것이다."고 말하는데

竊謂 反曰 "桂枝湯이 解肌하니 故外而能治身疼痛하고

散飮하니 故內而能緩寒腹痛하나

然沈寒固冷하고 寒疝腹痛엔 其藥力未達하니

此際에 非藉附子, 配烏頭하면 則不能逐水破塊니 是經驗之得者也"라

若不然則 何必云云 '灸刺諸藥不能治'乎아

古醫之於此症也에 本主之桂枝湯호대 仍不能治어늘

而乃桂枝加烏頭湯主之하고 終乃作名曰 烏頭桂枝湯[18]이라호라

自其病勢而論之하면 則自桂枝湯으로 歷桂枝加附子湯하고

而至于烏頭桂枝湯이라

10-20. 其脈이 數而緊하고 乃弦하야 狀如弓弦하고 按之不移에

脈數弦者는 當下其寒하고 脈緊大而遲者는 必心下堅하며

脈大而緊者는 陽中有陰하니 可下之라

解 : 惜哉 仲景 述症之際에 乃取要症하고 集中腹症하야

使其後人으로 '見病知源'케하야늘 先生沒 未百年에

症候之意가 毁하고 而脈法之理가 亂矣라

---

18) 烏頭桂枝湯 : 手足逆冷. 大川烏 一箇 用蜜一盞, 同煎減半, 取出細切, 肉桂, 白芍藥 各三錢三分, 甘草 二錢半.

개인적으로 반대하여 "桂枝湯이 解肌하므로 外로는 身疼痛을 치료하고 內로는 散飮하기 때문에 어느 정도 寒水로 인한 腹痛을 치료한다. 그러나 沈寒固冷하고 寒疝으로 인한 腹痛에는 그 약력이 미치지 못하므로 이 상황에서는 附子의 도움을 받거나 烏頭와 배합하지 않으면 능히 逐水하고 破塊하지 못한다는 것을 경험을 통해서 얻은 것이다."라고 주장한다. 만약 그렇지 않다면 하필 '뜸이나 침 및 모든 약제로 치료하기 어렵다'고 말했겠는가? 古醫가 이 증상에 처음에는 桂枝湯으로 치료했는데 오히려 치료되지 않아 桂枝加烏頭湯으로 치료하고 나서 마침내 烏頭桂枝湯이라고 작명한 것이다. 병세의 관점에서 논하면 桂枝湯에서 시작하여 桂枝加附子湯을 지나 烏頭桂枝湯으로 도달한 것이다.

譯 : 맥이 數하고 緊한 것이 弦하여 그 상이 마치 활줄과 같아 눌러도 움직이지 않는 경우에 맥이 數하면서 弦한 경우 반드시 寒을 下해야 하고, 맥이 緊大하면서 遲하면 반드시 心下가 단단하며, 맥이 大하면서 緊한 것은 陽中에 陰이 있는 것이므로 下해볼 수 있다.

解 : 애석하다! 仲景은 증상을 기술하는데 주요 증상을 취하고 복증을 집중하여 후세 사람들에게 '見病知源'하게 하였는데 선생이 돌아가신지 백년도 지나지 않아 症候의 뜻이 훼손되고 脈法의 뜻이 어지러워졌다.

吾嘗讀中庸에 塗貌紙[19] 不知 '索隱行怪'[20]之意라가

讀要略에 始知夫其意라

本是條文은 '心下堅하고 脈大而緊者는 可下之' 不過如此라

10-21. 問曰 人病有宿食하니 何以別之오

師曰 寸口脈 浮而大하나 按之反澁하고 尺中 亦微而澁일세

故知有宿食하니 大承氣湯主之라

解 : 愚問賢答者는 嘗聞之나 賢問愚答者는 未嘗聞之호라

要略問答之間에 其荒唐之說이 何其多乎아

若按之에 汩汩有聲而軟者에 知其有停水也오

按之 腹滿硬痛者에 知其有宿食也니 輕則消導오 重則下之어늘

是之不徵하고 但據寸尺脈狀하야 大承氣湯主之者는 不可也라

---

19) 塗貌紙 : 황현 『梅泉野錄』에 보면 '도모지(塗貌紙)'라는 사형(私刑)이 있었다는 기록이 나온다. 도모지는 얼굴에 종이를 바른다는 뜻에서 생긴 말이다. 죄를 지은 자식을 움직이지 못하게 묶어 놓고 물을 묻힌 창호지를 얼굴에 몇 겹씩 착착 발라 놓으면 보이지도 않고, 들리지도 않고, 말도 못하는 상태에서 종이가 물기가 말라감에 따라 서서히 숨조차 쉬지 못하게 되어 마침내는 죽게 하는 끔찍한 형벌이었다. 즉 도무지는 도저히라는 뜻이다.

20) 索隱行怪 : 『中庸』 11 子曰 索隱行怪 後世 有述焉 吾弗爲之矣(공자가 말하기를 후세에 은미한 것을 들추어 내고 괴상한 일을 행하는 자가 있겠지만 나는 하지 않겠다.)

일찍이 中庸을 읽을 때 '索隱行怪'의 뜻을 도무지 이해하지 못했는데

要略을 읽고 나서야 그 뜻을 알게 되었다.

본래 조문은 '心下堅 脈大而緊者 可下之' 이 정도에 불과하다.

譯 : 問曰 어떤 사람이 병을 앓고 있는데 宿食이 있는 것을 어떻게 식별할 수 있는가?

師曰 촌구맥이 浮하고 大한데 깊이 눌러 取하면 반대로 澁하고 척맥 또한

微하면서 澁한 것으로 숙식이 있다는 것을 알아 大承氣湯으로 치료한다.

解 : 어리석은 질문에 현명한 대답은 일찍이 들었지만 현명한 질문에 어리석은

답변은 일찍이 들어보지 못했다.

要略의 問答간에 황당한 설이 어찌 이렇게 많은가?

만약 복부를 눌러 물소리가 나면서 연약한 경우에 停水라는 것을 알 수 있고

눌러보니 腹滿하면서 硬結되어 통증이 있는 경우에 宿食이 있다는 것을 알 수 있다.

경결과 통증이 가벼우면 消導劑(후박, 지실)를 쓰고 중하면 下劑(후박, 지실, 대황)를

써야 하는데 이것을 근거하지 않고 단지 寸尺脈狀을 근거로 大承氣湯으로 치료하는

것은 옳지 않다.

10-22. 脈數而滑者는 **實也**라 **此有宿食**이니
下之면 **愈**하니 **宜大承氣湯**이라

解 : 與其法脈狀하야 而論之론 曷若據腹診하야 而徵之리오
腹症者는 大節而難變也오 脈狀者는 小節而數變也어늘
不取此하고 而取彼하니 怪莫甚焉이라

10-23. 下利에 **不欲食者**는 **有宿食也**일세라
當下之니 **宜大承氣湯**라

解 : 若曰 '下利 不欲食者는 胃中有寒也오 急溫之니 宜人蔘湯'이라한달
天下何人이 反駁於此主張乎아
若夫此條者는 不足以爲成文이라 設爲仲景文이라도 不掛齒牙間이라
下利 不欲食之因者가 非一非再어늘 奈何以知其有宿食乎아
據傍例하야 而攈摭之하면
則 '下利 不欲食 腹滿 心下痛者는 當下之니 宜大承氣湯'이라

譯 : 맥이 數하면서 滑한 것은 實이다. 이것은 숙식이 있기 때문이니
下하면 치료되므로 大承氣湯이 적당하다.

解 : 脈狀을 법으로 삼아 논하는 것이 어찌 腹診을 통하여 증거로 삼는 것과 같겠는가?
腹症은 병증의 큰 줄기이면서 잘 변하지 않는 반면 脈狀은 작은 줄기로 자주 변하는데
복증을 취하지 않고 맥상을 취하니 해괴함이 이보다 심한 것이 없다.

譯 : 下利에 음식을 먹고 싶어도 먹을 수 없는 것은 숙식이 있기 때문이다.
마땅히 下해야 하니 大承氣湯이 적당하다.

解 : 만약 '下利로 음식을 먹지 못하는 것은 胃中에 寒이 있기 때문이므로
급히 溫藥을 써야 하니 人蔘湯이 합당하다.'고 말하더라도 세상에 누가
이 주장에 대해서 반박할 수 있겠는가?
이와 같은 조문은 온전한 글이 아니다. 설령 仲景文일지라도 마음에 담아두지
말아야 한다.
下利 不欲食의 원인이 비일비재한데 어떻게 宿食이 있다는 것을 알 수 있는가?
여러 경우를 근거로 증상을 모아 갖추면
'下利 不欲食 腹滿 心下痛한 경우에 마땅히 下해야 하니 大承氣湯이 합당하다.'이다.

10-24. 宿食이 在上脘하면 當吐之니 宜瓜蒂散이라

解 : 若宿食이 在上脘하면 則胸中痞塞하고 鬱鬱欲吐어늘
如其症者가 不見이어늘 奈何以知其宿食在上脘乎아
仲景治法은 非他라 因其病毒所在하야
而汗之, 吐之, 下之, 溫之, 和之니
須據餘症이라야 可以知宿食在上脘下脘也라

10-25. 脈緊이 如轉索無常者는 有宿食也라

解 : 但據脈診하야 知有宿食者는 雖仲景叔和도
未免臆測이온 矧玆後人따녀 條文之意는 非他라
脈緊如轉索無常者는 病勢急迫하니 當下之라

10-26. 脈緊에 頭痛은 風寒이어나 腹中有宿食不化也일세라 (一云寸口脈緊)

譯 : 숙식이 胃脘의 상부에 있다면 반드시 吐해야 하니 瓜蒂散이 적당하다.

解 : 만약 宿食이 상완에 있다면 가슴이 무엇인가에 막혀 답답하고 구토하려고 할 텐데 이와 같은 증상이 보이지 않으니 어떤 근거로 宿食이 상완에 있다는 것을 아는가? 仲景의 치법은 다른 것이 아니다! 病毒의 所在에 따라 발한하거나 吐하게 하거나 下하거나 溫針하거나 和解하는 것이니 반드시 여타의 증상을 근거하여야 宿食이 上脘에 있는지 下脘에 있는지 알 수 있다.

譯 : 맥이 緊한 것이 마치 새끼줄을 꼬는 것처럼 팽팽하여 일정함이 없는 경우는 숙식이 있기 때문이다.

解 : 단지 脈診으로 宿食이 있다는 것을 아는 것은 비록 仲景과 叔和도 억측을 면하기 어려운데 하물며 우리 같은 사람에 있어서랴?
조문의 뜻은 다른 것이 아니다. 맥이 緊한 것이 마치 새끼줄을 꼬는 것처럼 팽팽하여 일정함이 없는 경우는 병세가 급박한 상황이니 일단 下하라는 것이다.

譯 : 맥이 緊한데 머리가 아픈 것은 風寒으로 인한 것이거나 복부에 숙식이 있어 소화되지 않기 때문이다.

解 : 脈緊 頭痛者는 或以風寒이어나 或以宿食不化也일세니

然則治風寒과 化宿食者가 其若二法이나 實則一法이니

何則고 非他라

風寒客形에 百體反應할세 故治風寒者는 不專爲治風寒也라

此篇大義는 但在宿食하니 竊謂 此際에 桂枝加厚朴枳實湯이라

解 : 脈緊하고 頭痛이 있는 경우는 혹 風寒 때문이거나 혹 宿食이 소화되지 않았기 때문이고, 風寒을 치료하는 것과 宿食을 치료하는 것이 두 가지 법인 것 같으나 사실은 하나의 법이다. 왜냐하면 다른 이유가 아니다!

風寒이 인체에 침범하면 인체의 모든 기능이 반응하기 때문에 風寒을 치료하는 것은 전적으로 風寒만을 치료하는 것은 아니다.

이 편의 대의는 단지 숙식에 있으니 개인적인 생각에 桂枝加厚朴枳實湯으로 치료한다.

11. 五臟風寒積聚病脈證幷治第十一

11-1. 肺中風者는 口燥而喘하고 身運而重하며 冒而腫脹이라

解 : 大凡註解家 借內經之說하야 云云曰

"肺主氣하니 肺中風邪하면 則氣鬱하야 而津液不行"할세

故口燥而喘 身運而重 冒而腫脹이라 하니

竊謂 風寒客形에 如其症者를 何必謂之肺中風乎아

若五臟 有中風中寒하면 則六腑 亦有中風中寒이어늘

仲景述症之際에 未嘗分五臟六腑之風寒者는

何則고 非他라 不可知事也일세라

以下 五臟風之病症者는 非徒當時오 而雖至今히 難以徵之라

11-2. 肺中寒하면 吐濁涕라

解 : 吐濁涕가 不爲肺中風之候오 而爲肺中寒之候者를

奈何以知之乎아

大凡 吐濁涕는 胃中留飮之候니 可與小青龍湯, 二陳湯類니

雖不知肺中寒, 肺中風이라도 則其於治也에 何難之有리오

譯 : 肺가 風邪를 맞으면 입이 마르면서 숨이 차고 머리가 어지럽고 무거우며 昏冒가 심해지면서 腫脹이 발생한다.

解 : 대부분 주해가들은 內經의 설을 차용하여 "肺는 氣를 주관하므로 肺가 風邪를 맞으면 氣가 울결하여 津液이 운행하지 못한다"고 하여 口燥而喘 身運而重 冒而腫脹한 것이라고 말한다.

개인적인 생각에 인체가 풍한에 감모되어 이와 같은 증상을 하필 肺中風이라고 말하는가?

만약 五臟에 中風과 中寒이 있다면 六腑도 또한 中風과 中寒이 있어야 하는데 仲景은 증상을 기술하면서 일찍이 風寒에 의한 五臟六腑의 증상을 구분하지 않은 것은 어떤 이유인가? 다른 이유가 아니다.

알 수 없는 일이기 때문이다. 이하 五臟風의 병증은 당시뿐만 아니라 비록 오늘날에도 증명하기 어렵다.

譯 : 폐가 寒邪를 맞으면 탁한 콧물을 뱉는다.

解 : 濁涕를 뱉는 것이 肺中風의 증후가 아니고 肺中寒의 증후인 것을 어떻게 아는가?

대체로 濁涕를 뱉는 것은 胃中留飮의 증후이니 小青龍湯이나 二陳湯類를 사용할 수 있으니 비록 肺中寒과 肺中風을 알지 못해도 치료하는데 무슨 어려움이 있겠는가?

11-3. 肺死臟은 浮之면 虛하고 按之면 弱如與葱葉하야 下無根者는 死라

解 : 診脈하야 而知其病勢進退와 及病症輕重者는 可也나

據脈하야 而知其肺死臟者는 未可也라

11-4. 肝中風者는 頭目瞤하고 兩脇痛하며 行常傴하고 令人嗜甘호라

解 : 古之所謂肝者는 今之所謂肝乎아 否則 五行配屬之木乎아

'肝主風 風傷筋 肝苦急 欲甘緩之'[1] 若是之解는 牽强附會라

欲嗜甘者는 與其緩之肝苦急으론 不若緩之病勢急迫也일세니

謂予不信컨대 請看條文하라 甘草主治[2]는 裏急急痛攣急하고

旁治[3]는 厥冷煩躁衝逆하니 是非急迫之症而何오

東洞이 安有以私意로 而捏造藥徵乎哉리오

其醫案은 但據條文方例하야 而備之라

---

1) 肝主風 風傷筋 肝苦急 欲甘緩之 : 『醫宗金鑑』 주해

2) 甘草主治 : 『藥徵』의 甘草조문

3) 旁治 : 『藥徵』의 甘草조문

譯 : 폐의 死臟脈은 가볍게 대면 虛하고, 누르면 약한 것이 파 잎과 비슷하여 아래에 뿌리가 없는 것 같으면 죽는다.

解 : 診脈하여 그 病勢의 進退와 病症의 輕重을 파악하는 것은 옳지만 脈을 근거로 肺의 死臟脈을 안다는 것은 옳지 못하다.

譯 : 肝이 풍사를 맞으면 눈에서 머리로 경련감이 있고, 양 옆구리가 아파서 걸을 때 늘 허리를 펴지 못하고, 환자가 단 것을 좋아한다.

解 : 옛 사람이 말하는 肝은 오늘날 말하는 肝인가? 아니면 五行配屬에 의한 木인가? '肝은 風을 주관하고 風은 筋을 상하여 肝이 苦急한 경우에 단맛으로 완만하게 한다.' 이와 같은 해석은 견강부회이다.

단맛을 좋아하는 것은 肝의 苦急을 완만하게 한다기보다는 병세의 급박한 것을 완만하게 한다는 것이 낫다. 내말이 미덥지 못하거든 조문을 보기 바란다!

甘草는 裏急急痛攣急을 주로 치료하고 厥冷煩躁衝逆을 旁治하니 이것이 급박한 증상이 아니면 무엇인가? 길익동동이 어찌 개인적인 생각으로 藥徵을 날조했겠는가?

그 의안(류취방, 약징)은 단지 條文에 나오는 처방의 예들을 근거하여 갖추었을 뿐이다.

11-5. 肝中寒者는 兩臂不擧하고 舌本燥 喜太息 胸中痛하며 不得轉側하고 食則吐而汗出也라 (『脈經』『千金』云 時盜汗 咳 食已吐其汁)

解 : 肝中寒者는 雖不取나 如其病症者를 其可信乎인댄
'舌燥 喜太息 胸中痛'者는 熱痰痞塞之候也오
'兩臂不擧 不得轉側 食則吐而汗出'者는 熱痰上衝之候也니
竊謂 此際에 竹茹溫膽湯類主之라

11-6. 肝死臟은 浮之면 弱하고 按之면 如索不來어나 或曲如蛇行者는 死라

解 : 金匱要略 著世以後로 千載之間에 讀要略者 奚翅千萬가
若夫此條者에 其何人도 未嘗反駁於厥辜하니 寒心之事也라

11-7. 肝着은 其人이 常欲蹈其胸上하고 先未苦時하얀 但欲飮熱하니 旋覆花湯主之라 (臣億等校諸本旋覆花湯方 皆同)

解 : 旋覆花湯症이 模糊不明하니 擬諸旋覆花代赭石湯하야
而考之하면 則其未及乎 '心下痞硬 噫氣不除 驚狂'者를 可知也오
其人 常欲蹈其胸上者는 以心下痞硬하야 噫氣不除也라

譯 : 간이 한사를 맞으면 양팔을 아파 들지 못하고, 혀뿌리 부위가 타며, 한숨을 잘 쉬고, 가슴이 아파 몸을 돌리지 못하는데, 음식을 먹으면 吐하고 땀이 난다.

(『脈經』『千金方』에서는 "때때로 盜汗을 흘리고 기침을 하며 음식을 먹고 나면 그 汁을 토한다."라고 하였다.)

解 : 肝中寒이라는 용어는 비록 취하지 않지만 이와 같은 증상을 신뢰할 수 있다면 '舌燥 喜太息 胸中痛'은 熱痰이 흉중에 痞塞한 증후이며 '兩臂不擧 不得轉側 食則吐而汗出'은 熱痰이 上衝한 반응이므로 개인적인 생각에 竹茹溫膽湯類로 치료한다.

譯 : 간의 死藏脈은 가볍게 대면 弱하고, 지긋이 누르면 동아줄처럼 뻣뻣하거나 또는 뱀이 기어가는 것처럼 구불구불하면 죽는다.

解 : 金匱要略이 출판된 이후 오랜 세월 동안 읽은 사람이 어찌 천명 만명뿐이겠는가? 이런 조문에서 그 어떤 사람도 일찍이 문제점을 반박하지 않았으니 한심한 일이다.

譯 : 간의 着病은 환자가 항상 가슴을 밟아달라고 하는데 증세가 발현하기 전에는 다만 뜨거운 것을 마시려 하니 旋覆花湯으로 치료한다.

(臣 林億 등이 여러 판본의 旋覆花湯을 교열하였는데 모두 같았다.)

解 : 旋覆花湯症이 불분명하므로 旋覆花代赭石湯을 헤아려 고찰하면 旋覆花代赭石湯症의 '心下痞硬 噫氣不除 驚狂'에 미치지 못하는 것을 알 수 있고 이 사람이 항상 가슴을 밟아 달라고 하는 것은 心下痞硬하여 트림이 없어지지 않기 때문이다.

若有肝着, 腎着하면 則必有心着, 脾着, 肺着하니

如其症者를 何必謂之肝着하고 而不謂之心着乎아

方意는 謀諸心下痞硬 噫氣不除하고 不謀諸肝着心着하니

竊謂 如其症者에 生薑瀉心湯主之하고 不愈어든 本方主之라

旋覆花 : 鎭虛逆而泄水飮 重墜收澁 故治吐血鼻血崩中

【旋覆花湯方】 旋覆花三兩, 葱十四莖, 新絳少許

11-8. 心中風者는 翕翕發熱하고 不能起하며 心中饑오도 食卽嘔吐라

解 : 醫宗金鑑 按 '文意不屬하고 必是錯簡'이라하나

竊謂 如其症者에 梔子豉湯 瀉心湯主之라

11-9. 心中寒者는 其人이 苦病心如噉蒜狀하며 劇者는 心痛徹背하고 背痛徹心하야 譬如蠱注[4]나 其脈浮者는 自吐乃癒라

4) 蠱注 : 巢元方『諸病源候論』中 注病諸候에 對한 硏究(동신대학교 최한백 학위논문) 注病이란 獨立的인 疾病을 말하는 것이 아니고, 그 病理的 特徵을 가지고 이야기한 것이다. 그 病情이 한 번 罹患되면 오래 가고 反復的으로 發作하며 때로는 주변 사람들에게 傳染되는 속성을 가진 疾病을 總稱해서 注病이라고 한 것이다. 病因에 의하여 분류한 것으로는 風注, 氣注, 寒注, 寒熱注, 冷注, 食注, 勞注 등이 있고, 比較的 急性이고 惡毒한 邪氣를 가진 것으로 분류한 것으로는 鬼注, 蠱注, 毒注, 惡注 등이 있으며, 一般的으로 쉽게 볼 수 있는 疾病에서 轉變하여 形成된 것으로 분류한 것으로는 溫注, 水注, 濕痺注, 飮注 등이 있고, 傳染性을 가진 것으로 분류한 것으로는 生注, 死注, 殃注 등이 있다. 여기에 다시 五注, 轉注, 三十六注, 九十九注 등이 있는데, 名稱만 전해 오고 구체적 病症은 敍述하지 않고 있다.

만약 肝着, 腎着이라는 병증이 있다면 반드시 心着, 脾着, 肺着도 있어야 하는데 이와 같은 증상을 하필 肝着이라 부르고 心着이라고 부르지 않았는가?
처방의 기준은 心下痞硬 噫氣不除에서 도모하는 것이지 肝着이나 心着에서 도모하지 않는다. 개인적으로 이와 같은 증상에 生薑瀉心湯으로 치료해 보고 낫지 않으면 본방으로 치료한다.

譯 : 心이 풍사를 맞으면 후끈후끈 열이 나고, 자리에서 일어나지 못하며 心中에 굶주림감이 있어도 음식을 먹으면 吐한다.

解 : 醫宗金鑑의 按에 '文意가 연결되지 않으니 반드시 이것은 錯簡된 것'이라고 하지만 개인적인 생각에 이런 증상에 梔子豉湯이나 瀉心湯으로 치료한다.

譯 : 心이 한사를 맞으면 환자가 마늘을 씹은 것처럼 心下가 쓰린데 극심한 경우는 마치 蠱注病(팔다리가 붓고 여위면서 기침하고 복통이 심한 증상)처럼 심장에서 등으로 등에서 심장으로 꿰이듯이 아프다. 그 맥이 浮한 경우는 스스로 吐하고 낫는다.

解 : 其人이 苦病心如噉蒜狀者에 可知其心中寒이나

是顚倒之文也며 而無根之說也라

夫心痛徹背와 背痛徹心이 雖劇症이나

然古醫는 病症之所來를 一切不問하고

而但察其病毒之性이 如何而已矣니 何則고 非他라

立方意는 在此하고 而不在彼일세 非獨心中寒이오 凡病蓋然이라

11-10. 心傷者는 其人勞倦하면 卽頭面赤而下重하고 心中痛而自煩하며 發熱하고 當臍跳하며 其脈弦하니 此爲心臟傷所致也라

解 : 自其病勢而觀之하면 則病根之症者는 臍跳也니

臍跳는 恰似臍下悸, 奔豚이라

然則 '頭面赤而下重 心中痛而自煩'者는 臍跳奔豚之候니

與其 '從小腹起 上衝咽喉 發作欲死'와 同類之症也라

彼臍跳之症이 劇則劇하나 臍跳之因은 不過臍下有水氣니

若夫然則 奔豚과 心臟傷所致者는 卽從驚恐得之[5]者也라

竊謂 其人 本是臍下有水氣에 或勞倦 或感冒 或驚恐으로

因臍跳作하야 而上衝劇하니 方意는 須參之奔豚症하라

5) 從驚恐得之 :『金匱要略』8편 1조

解 : 이 환자가 마늘을 씹은 것처럼 心下가 쓰린 것 같은 극심한 상태에서 心中寒을 파악한 것이나 이 조문은 전도된 글이며 근거없는 설이다. 心痛徹背와 背痛徹心이 비록 심한 증상이나 古醫는 이 病症이 온 연유를 일체 묻지 않고 단지 病毒의 성향(氣血水變調의 挾熱挾寒 상태)을 살피는 것뿐이니 왜냐하면 다른 이유가 아니다! 방의를 세우는 것은 여기(병독의 성향)에 있고 다른 것(병독을 발생하게 한 원인)에 있지 않기 때문이다. 비단 心中寒뿐만이 아니라 모든 병증도 다 그렇다.

譯 : 心傷者는 환자가 과로하면 頭面이 붉어지면서 下肢가 무거우며 心中이 아프면서 자연히 煩하고, 열이 올라 배꼽 위가 뛰고 맥은 弦하다. 이는 심장이 무엇인가에 의해 손상된 것이다.

解 : 病勢의 관점에서 보면 病根에 해당하는 증상은 臍跳니 臍跳는 臍下悸와 奔豚과 흡사하다. 그렇다면 '頭面赤而下重 心中痛而自煩'은 바로 臍跳와 奔豚에 의한 반응이니 '從小腹起 上衝咽喉 發作欲死'와 같은 종류의 증상이다.

저 臍跳가 심하면 심하다고 할 수 있지만 臍跳의 원인은 臍下의 水氣에 불과하다.

만약 그렇다면 奔豚과 心臟이 무엇인가에 의해 손상되었다는 것은 바로 어떤 공포감에 의해서 발생한 것이다.

개인적인 생각에 이 사람은 본래 臍下에 水氣가 있었던 차에 혹 勞倦, 혹 感冒, 혹 驚恐으로 인하여 臍跳가 발작하고 上衝이 극심한 것이니 방의는 반드시 奔豚症을 참고해야 한다.

11-11. 心死臟은 浮之면 實如丸豆하고 按之면 益躁疾者는 死라

解 : 條文未備하야 雖不知其劇症如何나

如其脈狀者에 可知其病勢急迫하야 而死生 在寸刻者也라

11-12. 邪哭[6]으로 使魂魄不安者는 血氣少也오

血氣少者는 屬於心하니 心氣虛者는 其人則畏하고

合目欲眠하면 夢遠行而精神離散하고 魂魄妄行이라

陰氣衰者는 爲癲하고 陽氣衰者는 爲狂이라

解 : 邪哭者는 血氣少하야 而屬於心也라 하니 丁寧可信인댄

若夫 "獨語如見鬼狀 不識人 循衣摸牀 怵惕而不安"[7]者는

果然 奈何之因이완대 仲景主之大承氣湯乎아

非他라 不過潮熱之候也일세니 以此考之컨대

彼所謂 '血氣少 心氣虛 陰氣衰 陽氣衰'者는 皆妄論也라

留飮振動之劇者는 爲癲하고 瘀血上衝之劇者는 爲狂하니

夫然則 爲癲, 爲狂者는 因其病毒之性하야 而分之일세

6) 邪哭 : 『醫宗金鑑』本文 邪哭 謂心傷之人無故而哭也 (사곡은 마음 상한 사람이 이유없이 우는 것이다.)

7) 『仲景書讀法講解』 119 조문

譯 : 심의 死藏脈은 가볍게 대면 삼씨처럼 단단하고, 약간 누르면 더욱 조급하고 빨라지는 경우에는 죽는다.

解 : 조문이 미비하여 비록 위험한 상태의 정도를 알 수 없지만 이와 같은 맥상에 (약간 누르면 더욱 조동하고 빨라지는 것으로 보아) 病勢가 급박하여 死生이 촌각에 달려있음을 알 수 있다.

譯 : 邪哭으로 혼백이 안정되지 못하는 것은 血氣가 적기 때문이며 혈기가 적은 병증은 心病에 속하니 心氣가 虛하면 환자는 두려워하며 눈을 감고 잠을 자려고 하면 꿈속에 멀리 나다녀 정신이 흩어지고 혼백이 망행한다. 陰氣가 쇠약한 사람은 癲病을 앓고, 陽氣가 쇠약한 사람은 狂病을 앓는다.

解 : 邪哭은 血氣가 少하여 心에 귀속된다고 하니 정말로 이 말을 믿을 수 있다면 "獨語如見鬼狀 不識人 循衣摸牀 怵惕而不安"과 같은 경우는 과연 어떤 원인이길래 仲景은 大承氣湯으로 치료하였는가? 다른 이유가 아니다! 潮熱의 증후에 불과하기 때문이니 이것으로 본다면 소위 '血氣少 心氣虛 陰氣衰 陽氣衰'라는 말은 모두 망론이다. 留飮의 진동이 극심한 경우는 癲이 되고, 瘀血의 上衝이 극심할 때는 狂이 되므로 癲, 狂이 되었다는 것은 病毒의 性에 따라 구분한 것으로

故着眼者은 但在 '夢遠行而精神離散'[8]이오 不在血氣少心氣虛라

若迷於末流文字(血氣少, 心氣虛, 陰氣衰, 陽氣衰)하면

則其於此症也에 不主之補血安心劑, 歸脾湯者가 不少하니

條文未備하야 雖不敢知나 魂魄不安 精神離散者는

其或不以譫語之餘波乎아

按之胸脇苦滿 心下痞어든 病名不問하고 而乃主之小柴胡湯 甘草瀉心湯이라

11-13. 脾中風者는 翕翕發熱하야 形如醉人하고 腹中煩重하며 皮目瞤瞤[9]而短氣라

解 : 竊謂 如其症者는 與其以脾中風으론 不若以潮熱未劇이니

何以知之오 形如醉人者 是非煩熱之候而何오

此際에 可與小柴胡湯이라

11-14. 脾死臟은 浮之면 大堅하고 按之면 如覆盃하며 潔潔하야 狀如搖者는 死라

(臣億等 計五臟各有中風中寒 今脾只載中風 腎中風中寒 俱不載者 以古文簡亂極多 去古旣遠 無文可以補綴也)

---

8) 魂魄不安 夢遠行而精神離散 : 정서불안 섬망증 또는 몽유병으로 볼 수 있다.

9) 瞤瞤 : 근육경련을 뜻하는 형용사로 水分變調때 피부나 근육에서 나타난다.身爲振振搖者 茯苓桂枝白朮甘草湯이고, 身瞤動 振振欲擗地者 眞武湯이다.

여기서 착안해야 할 점은 단지 '夢遠行而精神離散'에 있고 血氣少, 心氣虛에 있지 않다. 만약 말류문자(血氣少, 心氣虛, 陰氣衰, 陽氣衰)에 미혹되면 이 증상에 대하여 補血安心劑나 歸脾湯으로 치료하지 않을 사람이 적다.
조문이 미비하여 감히 안다고 할 수 없지만 魂魄이 불안정하여 精神이 흩어지는 것은 혹시 譫語의 여파가 아닌가? 복진하여 胸脇苦滿이나 心下痞가 있으면 일체의 병명을 문제삼지 말고 小柴胡湯이나 甘草瀉心湯으로 치료한다.

譯 : 脾가 풍사를 맞으면 후끈후끈 열이 나 모습이 술에 취한 사람 같고 뱃속이 번만하고 살이 떨리며 호흡이 짧다.

解 : 개인적인 생각에 이런 증상은 脾中風 때문이라기보다는 潮熱이 아직 심하지 않은 상태로 여기는 것이 나으니 어떻게 아는가?
形如醉人은 煩熱의 반응이 아니면 무엇인가? 이 경우에 小柴胡湯을 쓸 만하다.

譯 : 脾의 死藏脈은 가볍게 대면 크고 단단하고 약간 누르면 엎질러진 잔처럼 속이 텅 비었고 맥상이 요동하면 죽는다.

(臣 林億 등이 자세히 살펴 보건데, 오장에는 각각 中風과 中寒이 있는데, 지금 脾에는 중풍만 기재되어 있고, 腎에는 중풍과 중한이 모두 기재되어 있지 않은 것은, 古文에 錯簡과 혼란이 매우 많기 때문입니다.
옛날과 시대가 멀어진 까닭에 보충할 글이 없습니다.)

解 : 嗚呼 林億은 當代儒師로 校閱之際[10)]에

若是之文은 太不類正文이어늘 奈何以不刪乎아

要略所以難讀者는 不必以其簡亂極多오 猶以其穿鑿附會也니

林億之於吾醫也에 無窮之功을 立焉하나 而亦無窮之害를 遺焉이라

11-15. 趺陽脈이 浮而澁하면 浮則胃氣强이오 澁則小便數이라 浮澁相搏하면 大便則堅하야 其脾爲約[11)]하니 麻子仁丸主之라

解 : 彼也[12)]엔 趺陽脈이 浮而滑하면 滑則穀氣實이라 하고

此也엔 趺陽脈이 浮而澁하면 浮則胃氣强이라 하니

浮與滑 其脈狀이 相似하니 然則穀氣實者는 謂之胃氣强乎아

仲景書 '太陽陽明者 脾約'[13)]이라 하고

金匱要略 '趺陽脈 其脾爲約'이라 하니

自古로 或以脾約으로 爲脾弱[14)]이어나 爲脾强이라하야 論爭不已어늘

---

10) 校閱之際 : 北宋때 校正醫書局에서 林億등이 『金匱玉函要略方』을 再編, 校正하여 간행함

11) 脾約 : 便秘의 일종. 脾虛津少로 腸液이 건조하여 대변이 단단하여 잘 나오지 않는 병증이라고 하나 근거 없는 해석이다.

12) 彼也 : 『金匱要略』 5편5조

13) 太陽陽明者 脾約 : 問曰 病有太陽陽明 有正陽陽明 有少陽陽明 何謂也 答曰太陽陽明者 脾約(一云絡)是也 正陽陽明者 胃家實是也 少陽陽明者 發汗利小便已 胃中燥煩實 大便難是也 (묻기를 병에는 태양양명 정양양명 소양양명이 있다고 하는데 무엇을 말하는 것인가? 답하기를 태양양명은 脾約이 이것이며 정양양명은 胃家實이 이것이며, 소양양명에 발한 이소변하면 胃中이 燥煩하여 實하게 되어 大便 보기가 곤란해진다는 것이 이것이다.)

14) 成無己 註解曰 趺陽胃脈 ~~ 胃强脾弱 約束津液 不得四布 但輸膀胱 致小便數 大便難(부양위맥

解 : 아! 林億은 당대의 명망 있는 선생으로 校閱하는 가운데 이와 같은 글은 중경의 正文과 매우 다른데 어찌하여 삭제하지 않았는가?

要略이 읽기 어려운 이유는 반드시 책의 순서가 혼란하고 어지러움이 지나치게 많아서가 아니라 오히려 억지로 끼워 맞추었기 때문이다.

林億이 한의학의 발전에 무한한 공을 세우기도 했지만 무한한 해도 남겼다.

譯 : 부양맥이 浮하면서 濇한 경우 浮는 胃氣가 강한 것이고, 濇은 소변이 잦은 것이다. 浮와 濇이 서로 치받으면 대변이 굳으면서 脾臟의 진액이 마르게 되니 麻子仁丸으로 치료한다.

解 : 앞 조문에서는 趺陽脈이 浮하면서 滑하면 滑은 穀氣實이라 말하고 이 조문에서는 趺陽脈이 浮하면서 澁하면 浮는 胃氣强이라고 하니 浮와 滑의 脈狀이 서로 비슷하므로 穀氣實은 胃氣强을 말하는 것인가?

仲景書에서는 '太陽陽明者 脾約'이라 하고 金匱要略에서는 '趺陽脈 其脾爲約'이라 하니 예로부터 혹자는 脾約을 脾弱이라 하거나 脾强이라 하여 논쟁이 끝이지 않았는데

은 ~胃는 强하고 脾가 弱하면 진액을 속박하여 사지로 분포시키지 못하고 다만 방광으로만 수송하여 소변이 자주 마렵고, 대변은 곤란하게 된다.) 脾約丸을 주어 치료한다. 성무기가 脾爲約을 胃强脾弱으로 해석하면서 후세의 주해가들은 이 의견에 찬성하는 쪽과 반대하는 쪽으로 갈리게 되었다.

喩嘉言曰 “脾弱卽當補矣어늘 何爲麻子仁丸中에 反用大黃枳實厚朴乎아

~~~ 設脾氣弱하면 卽當便泄矣어늘 豈有反難之理乎”아라 하니

吾雖從喩嘉言이나 然讀其尙論篇槪要[15)]하면

則其亦 “日聆師說호대 而腹笥從前相仍之陋”[16)]者를 可知也라

喩嘉言解釋이 雖得於方意나 然不得於大義하니 其是非論爭이

恰似 “春秋無義戰하니 彼善於此 則有之矣”[17)]라 何則고 非他라

條文所謂 ‘胃氣强 脾爲約 ‘者는 本是僞文이 誤入正文者也라

一有臆測之說이 錯雜於論辯之間하면 則其爲註解文字가

設令 善且玄하더라도 終歸於無根之說하고 而惹起乎論爭之緖하니

讀仲景書, 要略에 一於實證하고 而不二於臆論者는 以此也라

麻子仁丸은 小承氣加麻子仁芍藥杏仁湯也어늘

乃以小承氣湯을 爲實秘之適하고 以麻子仁丸을 爲虛秘之適者는

多囿於名分하야 以不徵實之解者也라

當今에 麻子仁 禁忌之物이니 小承氣合四物湯이라도 何不可之爲리오

---

15) 尙論篇 槪要 : 『醫學全書』 脾約證의 의미에 대한 小考- 179조와 247조의 비교를 중심으로 慶熙大學校 一般大學院 基礎韓醫科學科 · 慶熙大學校 韓醫科大學 原典學敎室 安鎭熹 · 丁彰炫 · 張祐彰 · 白裕相

16) 喩嘉言이 胃强脾弱이라고 주장한 무리들에게 반박하면서 子輩日聆師說 而腹笥從前相仍之陋 甚非所望也(이 무리들은 날마다 중경선생의 학설을 따르면서도 마음속으로는 예전부터 답습해온 구태의연한 설을 따르는데 이것은 심히 내가 바라는 것이 아니다.)라고 하였다.

17) 『孟子 · 盡心下』 『春秋』에 諸侯들이 戰伐한 일을 쓸 때마다 반드시 비판과 貶을 가하여 그 멋대로 군대를 일으킨 죄를 드러내었고, 義에 합한다고 여겨 허락한 것이 없다. 다만 누구의 명분이 누구보다 조금 나은 정도다라는 뜻으로 『중경전서』와 『금궤요략』의 주해 가운데 저것이 이것보다 좋다는 의미는 있어도 무분별하게 『내경』의 장부론, 음양오행론, 경락설을 인용한 해석들은 중경의 근거주의 내지 실증주의관점에서 모두 문제점을 가지고 있다는 뜻
~~~

喩嘉言은 "脾弱하면 당연히 補해야 하는데 어찌 麻子仁丸 중에 도리어 大黄, 枳實, 厚朴을 쓸 수 있는가? 하였고~~만약 脾氣弱하면 당연히 便泄해야 하는데 어찌 도리어 便難하는 이치가 있는가?" 말하였다.
비록 喩嘉言의 견해를 따르지만 그의 『醫學全書 · 尙論篇』을 읽어보면 그 또한 "날마다 중경선생의 학설을 따르면서도 마음속으로는 예전부터 답습해온 구태의연한 설을 따르는" 사람임을 알 수 있다.
喩嘉言의 해석이 비록 본방의 뜻을 얻었지만 그 대의를 얻지 못했으니 그 시비의 논쟁은 마치 "春秋시대에 의로운 전쟁은 없었고 저쪽이 이쪽보다 조금 좋은 정도는 있었다."는 것과 흡사하니 왜냐하면 다른 이유가 아니다.

조문에서 말하는 '胃氣强 脾爲約'은 본래 僞文이 잘못하여 正文에 들어온 것이다. 조금이라도 억측된 논리가 논변 중에 뒤섞이면 그 註解文字가 설령 아무리 좋고 현묘하더라도 근거없는 설로 귀결되고 논쟁의 단서를 야기하므로, 仲景書와 要略을 읽을 때 오로지 實證에 근거하고 억측된 논리로 간섭하면 안 되는 것은 이런 이유 때문이다.
麻子仁丸은 小承氣에 麻子仁, 芍藥, 杏仁을 加한 처방인데 이에 小承氣湯을 實秘에 적용하고 麻子仁丸을 虛秘에 적용한다고 여기는 것은 모두 名分에 얽매여 사실을 증거로 한 해석이 아니다.
오늘날 麻子仁은 금기약물이니 小承氣湯과 四物湯을 합방해도 어찌 잘못된 것이 되겠는가?

麻子仁 : 主治 潤結燥

【麻子仁丸方】 麻子仁二升, 芍藥半斤, 枳實一斤, 大黃一斤, 厚朴一尺, 杏仁一升

11-16. 腎著之病은 **其人身體重**하고 **腰中冷**하야 **如坐水中**하고
形如水狀하나 **反不渴**하고 **小便自利**하며 **飮食如故**하니 **病屬下焦**라
身勞汗出하야 **衣**(一作表)**裏冷濕 久久得之**니 **腰以下冷痛**하야
腰重如帶五千錢하면 **甘薑苓朮湯主之**라

解 : 夫以此病症을 爲濕家之病者는 猶可也나
然而爲腎著之病者는 不可也며
其人身體重 形如水狀하고 小便不利하면 或渴하나
小便自利일세 故特書反不渴이라
雖然 '病屬下焦'云云者는 卽以伏飮也일세나
設有伏飮에 或渴或不渴하고 或小便自利或不利라
竊謂 此際에 本方主之하고 仍不愈어든 眞武湯主之라
或以甘薑苓朮湯으로 爲補土溫脾劑라 하니
若夫然則 如其症者는 果然土虛脾寒之故乎아 其未可也夫인저
所謂濕病을 以爲脾土虛者는 太迷於五行假說者也니라

【甘草乾薑茯苓白朮湯方】 甘草, 白朮各二兩, 乾薑, 茯苓各四兩

譯 : 腎著 병증은 환자가 몸이 무겁고 물속에 앉은 것처럼 허리가 冷하며,

몸에 부기가 있는데, 반대로 渴하지 않고, 소변은 自利하며 먹고 마시는

것은 여전하므로 이 병은 下焦에 속한다.

(이 병증의 원인은) 과로하여 땀을 흘린 데다 옷(어떤 판본에는 '表'로 되어 있음)

속으로 냉습한 기운을 오랫동안 받은 것이니 허리 이하가 시리고 아픈 것이 마치

무거운 전대를 매단 것처럼 허리가 묵직하면 甘薑苓朮湯으로 치료한다.

解 : 이 病症을 濕家의 병으로 여기는 것은 오히려 옳지만 腎著의 病으로

여기는 것은 옳지 않다.

몸이 무겁고 물속에 앉은 것과 같은 경우에 小便不利하면 或渴하지만

小便自利하기 때문에 도리어 不渴이라고 특별히 기술한 것이다.

비록 그렇다 하더라도 '病屬下焦'이라고 언급한 것은 伏飮때문이나

설령 伏飮이 있다 하더라도 或渴, 或不渴하고 或小便自利, 或不利하기도 한다.

개인적으로 이 경우에 本方으로 치료하고 그래도 낫지 않으면 眞武湯으로 치료한다.

혹자는 甘薑苓朮湯을 補土溫脾하는 약제라고 여기는데 만약 그렇다면 이와 같은

증상은 과연 土虛脾寒의 연고인가? 옳지 않다! 소위 濕病을 脾土의 虛로 여기는

사람은 지나치게 오행의 가설에 미혹된 사람이다.

11-17. 腎死臟은 浮之하면 堅하고 按之하면 亂如轉丸하야 益下入尺中者는 死라

解 : 寸關尺을 浮之按之하야 知肺, 肝, 心, 脾, 腎死臟은 荒唐無稽之說이니 若夫此條者는 不足掛齒者也라 設令着於此 而善辯之라도 不過夢囈之言이라

11-18. 問曰 三焦竭部에 上焦竭하면 善噫는 何謂也오 師曰 上焦受中焦氣에 未和하야 不能消穀할세 故能噫耳라 下焦竭하면 卽遺溺失便하니 其氣不和하야 不能自禁制나 不須治오 久則癒라

解 : '咳唾涎沫 嘔噦 噫氣不除'者는 此爲留飮이니 生薑主之나 然 '上焦受中焦氣 未和하야 不能消穀 故能噫'者엔 果然奈何主之아 其所謂上焦竭者는 肺氣虛乎아 否乎아 下焦竭者는 腎陽虛乎아 否乎아 設令仲景이라도 不據病症하고 而論病因하면 未免空理라 夫病症이 雖在此라도 病因은 不在此而在彼者 種種有之하니 良察之하라

譯 : 腎의 死藏脈은 가볍게 대면 堅하고, 약간 누르면 마치 탄환이 구르는 것처럼 어지러워 더욱이 촌구에서 척부로 들어가면 死證이다.

解 : 寸關尺부위를 가볍게 대고 약간 눌러 肺, 肝, 心, 脾, 腎의 死臟을 안다는 것은 황당무계한 설이므로 이와 같은 조문은 마음에 담아서는 안 된다.
설령 이에 착안하여 잘 변론하더라도 잠꼬대에 불과한 것이다.

譯 : 問曰 三焦의 각부가 기능이 원만하지 못하는 경우 상초가 갈(竭-기능이 쇠약)하면 트림을 자주하는 것은 무엇 때문인가?
師曰 상초가 중초의 氣를 받는데 조화를 이루지 못하여 소화를 시킬 수 없기 때문에 트림만 할 뿐이다. 하초가 竭하면 소변을 흘리고 대변이 새는데 그것은 하초의 氣가 조화롭지 못하여 능히 스스로 억제하지 못하기 때문이나 치료하지 않아도 오래되면 낫는다.

解 : '咳唾涎沫 嘔噦 噫氣不除' 이것은 留飮 때문이므로 生薑으로 치료하지만 '上焦가 中焦의氣를 받는데 아직 조화를 이루지 못하여 소화를 시킬 수 없어 트림만 하는 경우'에는 과연 무엇으로 치료하는가? 조문에서 말하는 上焦竭은 肺氣가 虛한 것인가? 아닌가? 下焦竭은 腎陽이 虛한 것인가? 아닌가? 설령 仲景이라도 病症을 근거하지 않고 病因을 논했다면 쓸데없는 이론임을 면할 수 없다. 병증이 비록 여기에 있더라도 그 병인은 여기에 있지않고 다른 곳에 있는 경우가 있으므로 잘 살펴야 한다.

11-19. 師曰 熱在上焦者는 因咳爲肺痿오 熱在中焦者는 則爲堅하며
熱在下焦者는 則尿血하고 亦令淋秘不通이라
大腸有寒者는 多鶩溏[18]하고 有熱者는 便腸垢[19]라
小腸有寒者는 其人下重便血하고 有熱者는 必痔라

解 : 若夫此條者는 本末顚倒也니 換言之라야 文理接續이라

咳爲肺痿者에 知其熱在上焦며 便堅腹滿者에 知其熱在中焦며

尿血 淋秘不通者에 知其熱在下焦며 多鶩溏者에 知其大腸有寒하며

便腸垢者에 知其大腸有熱이며 其人下重便血者에 知其小腸有寒이며

痔者에 知其小腸有熱이라

---

18) 鶩溏 : 한국한의학 연구원- 설사의 하나. 《素問》〈至眞要大論〉에 나옴.鶩泄, 鴨溏이라고도 하며 鶩溏이라고도 읽음. 《張氏醫通)》〈大小府門〉에서 "목당은 속이 차서 찌꺼기가 삭지 않은 채로 나오는데 빛깔이 오리똥같이 맑으면서 차며 소변이 맑은 것으로 습(濕)에 한(寒)을 겸하기 때문이다. 附子理中湯을 쓴다.(鶩溏者, 中寒糟粕不化, 色如鴨糞, 所以澄沏淸冷, 小便淸白, 濕兼寒也. 附子理中湯.)"라고 하였다. 《金匱翼)》〈泄瀉諸證統論〉에서는 "목당은 물과 똥이 함께 大腸으로 치몰리는 것이다. 脾는 胃를 위하여 그 진액을 돌리는 것을 맡는데 脾氣가 쇠약하여 나누어 퍼뜨리지 못하면 진액과 찌꺼기가 어우러져 함께 똑같은 竅로 내려가니, 《金匱要略》에서 말한 비기가 쇠하면 오리똥을 싼다는 것이다. 또 한기가 아래에 있어도 역시 물과 똥이 섞여 나오되 빛깔이 대부분 검푸른데 대장에 한이 있으면 오리똥(鶩溏)을 싼다.(鶩溏者, 水糞幷趨大腸也. 夫脾主爲胃行其津液者也. 脾氣衰弱, 不能分布, 則津液糟粕幷趨一竅而下, 金匱所謂脾氣衰則鶩溏也. 又寒氣在下, 亦如令人水糞雜下, 而色多靑黑, 所謂大腸有寒則鶩溏也.)"라고 하였다.

19) 腸垢 : 한국한의학 연구원- 대변과 함께 나오는 부패한 오물. 대부분습열(濕熱)의 邪毒이 腸道에 鬱滯함으로써 발생한다. 《諸病源候論》〈痢病諸候〉에 "腸垢는 장 사이의 汁液이 부패한 것이다.(腸垢者, 腸間津汁垢膩也.)"라고 하였다. 便腸垢는 熱痢, 協熱痢 등에서 나타난다. 《雜病源流犀燭》〈痢疾源流〉에 "冷熱이 腸胃에 맺혀 기름낀 오물이 나오는 것을 장구라고 하는데 바로 열리다. 치료에는 芩蓮芍藥湯이 적합하다.(其冷熱蘊結腸胃間, 滑泄垢膩者, 名腸垢, 卽爲熱痢, 宜芩連芍藥湯.)"라고 하였고, 《傷寒捷訣》〈腸垢鶩溏〉에 "傷寒自利로 三陽經에서 陰經으로 사기가 전하여져 下利하는 것을 協熱痢라고 하는데 이것이 장구이다. 배꼽 아래에 반드시 열이 나는데, 黃芩湯, 葛根湯으로 치료한다.(凡傷寒自利, 有因 三陽傳陰經而下利者, 爲協熱利, 協熱利者, 曰腸垢, 臍下必熱, 宜黃芩湯, 葛根湯主之.)"라고 하였다.

譯 : 師曰 열이 상초에 있는 경우는 咳嗽로 인해 肺痿가 되고, 열이 중초에 있는 경우는 대변이 굳어지며, 열이 하초에 있는 경우는 피오줌을 누거나 소변이 방울방울 떨어져 잘 나오지 않는다.

大腸에 寒이 있는 경우는 주로 鶩溏설사를 하고, 熱이 있는 경우는 腸垢설사를 한다.

小腸에 寒이 있는 경우는 아래가 무지근하면서 血便이 나오고, 열이 있는 경우는 반드시 치질이 생긴다.

解 : 이와 같은 조문은 本末이 顚倒된 것이므로 환언해야 文理가 연결된다.

咳爲肺痿한 것으로 熱在上焦를 짐작할 수 있으며,

便堅腹滿한 것으로 熱在中焦를 짐작할 수 있으며,

尿血 淋秘不通한 것으로 熱在下焦를 짐작할 수 있으며,

심하게 鶩溏한 것으로 大腸有寒을 짐작할 수 있으며,

便腸垢한 것으로 大腸有熱을 짐작할 수 있으며,

그 사람이 下重便血한 것으로 小腸有寒을 짐작할 수 있으며,

痔한 것으로 小腸有熱한 것을 짐작할 수 있다.

夫病症者는 人人同見之徵者也나

然眼目未及하면 設見其病症이라도 難知其病源이라

彼咳爲肺痿者는 未必以熱在上焦也며 留飮挾熱之故也니

'熱在上焦, 中焦, 下焦와 大腸有寒, 有熱과 小腸有寒, 有熱'은

是後人之私案으로 于今 或是或否나 志仲景者는 槪不取也라

11-20. 問曰 病有積 有聚 有穀氣는 何謂也오

師曰 積者는 臟病也니 終不移하고

聚者는 腑病也니 發作有時하고 展轉痛移하니 爲可治며

穀氣者는 脇下痛하고 按之則癒라가 復發爲穀氣라

諸積大法에 脈來細而附骨者는 乃積也니

寸口면 積在胸中이오 微出寸口면 積在喉中이오

關上하면 積在臍膀이오 上關上하면 積在心下오

微下關하면 積在小腹이오 尺中하면 積在氣衝이라

脈出左하면 積在左오 脈出右하면 積在右오

脈兩出하면 積在中央하니 各以其部로 處之라

대체로 病症은 누구나 같이 인식할 수 있는 증거이나 眼目이 미치지 못하면 설령 그 病症을 보아도 그 病源을 알기는 어렵다. 저 咳爲肺痿는 반드시 熱在上焦때문이 아니라 留飮이 挾熱한 연고이니 '熱在上焦, 中焦, 下焦와 大腸有寒, 有熱과 小腸有寒, 有熱'은 후인의 私案으로 오늘날 관점에서 혹 맞기도 하고 혹 아닐 수도 있지만 仲景의 학술에 뜻을 둔 사람은 대체로 취하지 않는다.

譯 : 問曰 병에 積이 있고, 聚가 있고, 穀氣가 있다고 하는데 무엇을 말하는가?

師曰 적은 臟病으로, 끝내 자리를 옮기지 않는다. 취는 腑病으로 발작하는 시간이 따로 있고, 병소가 자주 이동하니 치료할 수 있다. 곡기는 옆구리 아래가 아픈데, 손으로 주무르면 풀렸다가 다시 일어나면 곡기이다.

모든 적을 진단하는 대체적인 방법은 맥이 올 때 가늘면서 뼈에 닿을 정도로 눌렀을 때 잡히면 적의 맥이다. 이러한 맥상이 촌부에 나타나면 적이 흉중에 있고, 약간 촌부에서 나오면 적이 喉中에 있는 것이다.

이러한 맥상이 관부에 나타나면 적이 배꼽 주위에 있는 것이고, 관부에서 조금 올라가 나타나면 적이 心下에 있는 것이며, 관부에서 약간 아래로 나타나면 적이 小腹에 있는 것이다. 척중에서 나타나면 적이 氣衝에 있는 것이다.

이러한 맥상이 左手에 나타나면 적이 좌측에 있는 것이고, 우수에 나타나면 적이 우측에 있는 것이며, 兩手에 나타나면 적이 중앙에 있는 것이다.

각각 해당 부위를 살펴서 판단한다.

解 : 終不移之謂積이오 展轉痛移之謂聚者는 猶可也나

然積聚之謂臟腑病者는 未可也니 何則고 非他라

其所謂臟者는 五臟中에 何臟이며 腑者는 六腑中에 何腑아

其積聚之因者는 氣血水變調中에 挾寒乎아 挾熱乎아

半面 '心下痞, 心下痞鞕, 脇下滿, 胸脇苦滿, 臍動悸,

胸痞結, 腹脹滿, 腹滿, 小腹急結, 小腹苦滿'者

是非積聚之症而何오 仲景은 腹診而得之하야

其一症도 無非病毒之根이며 其一方도 無非拔本之意어늘

反面要略은 脈診而論之하야

其橫說竪說이 不合正文이 明明白白하야 不可同列而論也라

抑古今諸醫 未嘗一人도 掊擊辯難於其間이어늘

予淺陋偸惰之材로 是其是而非其非하고 信其信而疑其疑者는

非敢褒其可褒하고 而貶其可貶也[20]라

要略에 雖徵實而信하고 易簡而知하야 髣髴仲景이 種種有之나

然似是而非者 充斥簡牘하야 頗多疑義하고 而不成文이 過半焉이라

---

20) 非敢褒其可褒 而貶其可貶也 : 韓愈가 편지에서 사용한 말(출처를 잊었음)- 공자가 『춘추』를 편찬한 이유는 포폄을 제대로 하기 위해서였다. '褒'는 기려 포상한다는 의미이고, '貶'은 폄하의 뜻이다. 『춘추』는 포폄을 정확히 한 기록의 대표적인 예인데 이처럼 포폄을 정확히 가려 글을 쓰는 법을 '春秋筆法'이라고 한다. 개인적으로 『금궤요략』을 논하면서 감히 공자를 흉내 내려는 의도가 아니라는 의미이다.

解 : 마침내 이동하지 않는 것을 가리켜 積이라 하고, 이리저리 옮기면서 통증도 이동하는 하는 것을 가리켜 聚라고 여기는 것은 오히려 옳지만 積과 聚를 臟과 腑의 病이라고 말하는 것은 옳지 않다. 왜냐하면 다른 이유가 아니다. 조문에서 말하는 臟은 五臟가운데 어떤 臟이며, 腑는 六腑가운데 어떤 腑인가? 그 積聚의 원인은 氣血水가 變調하는 가운데 挾寒한 것인가? 挾熱한 것인가?

반면에 '心下痞, 心下痞鞭, 脇下滿, 胸脇苦滿, 臍動悸, 胸痞結, 腹脹滿, 腹滿, 小腹急結, 小腹苦滿'과 같은 것이 적취의 병증이 아니면 무엇인가? 이 증상은 仲景이 腹診하여 얻은 것으로 그 어떤 증상도 病毒의 뿌리가 아님이 없고, 그 어떤 처방도 拔本하는 뜻이 없지 않거늘 요략은 脈診으로 논하여 그 횡설수설이 正文에 합당하지 않은 것이 명백하고 분명하여 같이 논할 수 있는 것이 아니다.

그런데 고금의 많은 의사 가운데 일찍이 어느 한사람도 이 문제에 대해서 비평하고 옳고 그름에 대해서 논박하지 않았다. 나의 견문과 식견이 천박하고 고루하며 구차스럽고 게으른 재능으로 옳은 것이니 옳다 하고, 그른 것은 그르다 하며, 믿을 만한 것은 믿고, 의심되는 것은 의심하는 것은 감히 (옛 사람을 흉내 내어) 칭찬할 만한 것은 칭찬하고, 폄훼할 만한 것은 폄훼하려는 의도가 아니다. 요략에 비록 사실을 증거로 믿을 만하고 쉽고 간단하여 알 수 있는 중경의 글과 비슷한 것도 종종 있지만, 겉으로는 비슷하나 본질은 완전히 다른 내용이 책 가운데 가득하여 자못 대다수가 뜻이 의심스러워 올바른 글이라고 할 수 없는 것이 과반이나 된다.

故不善繼其志하고 不善述其事어늘

是之不察하고 乃肯以爲仲景之筆하니

非徒不知仲景遺書之意이오 而實不知金匱要略之文故也라

若夫此條者는 不宜於古하고 不宜於今하며 不宜於後일세라

吾聞之하니 "知之爲知之요 不知爲不知 是知也"[21]라 하니 良察之하라

---

21) 『論語 · 爲政篇』子曰 由 誨女知之乎~ (孔子가 말했다. 유<由-子路>야! 너에게 아는 것을 가르쳐 주겠다) 일설에 공자가 새의 울음소리를 해석할 수 있는 제자 公冶長에게 비둘기의 울음을 시키자, "치치웨이치치, 부치웨이부치, 시치에"라고 했는데 이것을 듣고(知之為知之 不知為不知 是知也)라고 했다는 재미있는 이야기가 전해짐

그러므로 중경의 뜻을 잘 계승하지 못했고 그 유업을 잘 이루지 못했는데 이 사실을 살피지 않고 오히려 요략을 중경의 글이라고 여긴 것은 중경이 남긴 글의 뜻을 알지 못했을 뿐 아니라 사실은 금궤요략의 글을 알지 못한 연유이다. 이와 같은 조문은 옛날에도 합당하지 않았고 현대에도 합당하지 않으며 미래에도 합당하지 않다. 듣기로는 "아는 것을 안다고 하고 모르는 것을 모른다고 하는 것이 아는 것이다."라고 하니 잘 헤아리기 바란다.

12. 痰飮咳嗽病脈證幷治第十二

12-1. 問曰 夫飮有四라 하니 **何謂也**오

師曰 有痰飮 有懸飮 有溢飮 有支飮이라

12-2. 問曰 四飮이 **何以爲異**아

師曰 其人 素盛今瘦하고 **水走腸間**하야 **瀝瀝有聲**을 **謂之痰飮**이오

飮後 水流在脇下하야 **咳唾引痛**을 **謂之懸飮**이오

飮水流行하야 **歸於四肢**하고 **當汗出而不汗出**하야

身體疼重을 **謂之溢飮**이오

咳逆倚息하야 **短氣不得臥**하고 **其形如腫**을 **謂之支飮**이라

解 : 痰飮 懸飮 溢飮 支飮者는 飮病之情狀이라

水分이 挾寒流動之謂飮이오 挾熱凝聚之謂痰이니

"分而言之하면 則四飮이오 合而言之하면 則痰飮"[1)]이라

夫然則 條文中에 曰痰飮 曰懸飮 曰溢飮 曰支飮의

其名雖殊나 其實則一로 水分變調之物이니 卽汚水라

1) 『醫宗金鑑』 주해

譯 : 問曰 무릇 飮病에는 네 가지가 있다고 하는데, 무엇을 말하는가?

師曰 痰飮, 懸飮, 溢飮, 支飮이 있다.

問曰 4가지 飮病의 차이는 무엇인가?

師曰 환자가 평소에는 건장했지만 지금은 수척해지고, 물이 腸間으로 흘러가서 꼬르륵 소리가 나는 것을 담음이라고 한다.

물을 마신 후에 물이 협하로 흘러가서 기침하거나 침을 뱉을 때 당기고 통증이 있는 것을 현음이라고 한다.

마신 물이 흘러 다니다가 팔다리에 귀착되어 땀이 나야 할 때 땀이 나지 않아서 몸이 무겁고 아픈 것을 일음이라고 한다.

咳逆으로 몸을 기대고 숨을 쉬거나 숨이 짧아서 똑바로 눕지 못하며 몸이 마치 부은 것 같은 것을 지음이라고 한다.

解 : 痰飮 懸飮 溢飮 支飮은 飮病의 정황을 의미하는 狀이다.

水分이 挾寒하여 흐르고 움직이는 것을 일러 飮이라 하고 挾熱하여 응결하여 모인 것을 일러 痰이라 하니 "나누어 말하면 四飮이고 합하여 말하면 痰飮이다."

그러므로 조문 중에 痰飮 懸飮 溢飮 支飮은 그 이름이 비록 다르지만 그 실체는 하나인 水分이 變調된 물체이니 즉 오염된 물이다.

或問曰 若如所論하면 則惑滋甚焉케라

四飮은 何以生之며 何以分之[2]오 請聞其詳호라

答曰 已辯之於拙著하니 不復詳說이나 槪略言之하니 良察之하라

夫充塞于人體間者 雖氣也나

一有外感內傷之病하야 而作於其人體間하면

則未嘗不氣鬱하야 而水分變調가 遂作焉이나

但因其新舊淺深[3]하야 而痰飮, 懸飮, 溢飮, 支飮等으로 分焉하고

而氣亦分焉이라 此際 後醫以爲 '諸病 始于氣'라 하고

古醫以爲 '治病 始于水'라 하니 各有微意라 何以知之오

水之與氣는 本是互藏하니 水藏於氣 氣藏於水하야 可易其狀故也라

水之爲精微 則變爲氣니 此所謂 "在天成象"이오

氣之爲粗濁 則化爲水니 此所謂 "在地成形"이라

以此考之컨대 氣者는 水之象也오 水者는 氣之形也니

卽因其所在하야 而變之象形일세 故嘗曰 '水亦氣며 氣亦水'라호라

2) 分 : 流飮, 留飮, 癖飮, 支飮, 溢飮, 懸飮, 伏飮이나 병인(風寒暑濕燥火)에 따라 더 세분되기도 한다.
3) 新舊淺深 : 『醫宗金鑑』주해-水飮의 경과와 淺部와 深部로 나누어진다.

누군가가 물었다. 그대의 의견과 같다면 의혹이 더욱 심해진다. 四飮은 어떤 이유로 발생한 것이며 어떤 이유로 분류했는가? 그 자세한 내막을 듣고 싶다.

답하여 말했다. 이미 拙著(중경서 독법 강해)에서 설명하여 다시 상세하게 말하지 않고 대략 말하니 잘 살펴보기 바란다.

人體 사이에 가득 찬 것은 氣이지만 조금이라도 外感이나 內傷의 병이 人體內에서 발생하게 되면 반드시 氣가 鬱結되면서 水分의 變調가 바로 발생한다.

다만 그 新舊와 淺深에 따라 痰飮, 懸飮, 溢飮, 支飮 등으로 나누어지면서 氣 또한 나누어진다.

이 경우에 後醫는 '모든 병은 氣에서 시작한다'고 하고 古醫는 '일체의 병증치료는 水에서 시작한다'고 하는데 각자의 의견에 깊은 뜻이 담겨 있다. 어떻게 아는가?

水와 氣는 본래 서로에게 감추는 관계로 水는 氣에 숨어있고 氣는 水에 숨어있으면서 그 모습을 바꾸기 때문이다. 水가 정미한 상태가 되면 變하여 氣化되니 이것을 "하늘에서 象을 이룬 것"이라 하고 氣가 거칠어지면 化하여 水形이 되니 이것을 "땅에서 形을 이룬 것"이라고 말한다.

이것으로 보면 氣는 水의 象이며 水는 氣의 形이니 즉 그 있는 곳에 따라 象과 形으로 변한 것이므로 일찍이 '水또한 氣이며 氣또한 水다.'라고 말한 것이다.

夫生理病理는 非他라 水氣互藏之間에

而爲可易者를 謂之生理오 而爲非可易者를 謂之病理라

當病理之時하야 不治其水하고 而乃治其氣者가 未之有也니

謂予不信컨대 請看仲景方하라

邪氣雖一이나 轉變之際에 隨其所在하야 而治之하니

其方意 非發汗則逐水오 非散飮則祛痰이며 非利水則下水라

何則고 非他라 治其氣者는 未嘗不在其中也일세라

某藥力은 達於表나 而未達於裏하고

某藥力은 散其飮하나 而未祛其痰하며

某藥力은 逐其濕하나 而未下其水하고

某藥力은 下其水나 而未發其汗이라

古醫 歷歷經驗하고 而乃痰飮之名을 分하고 而病症之所를 表也라

若不然則 解氣利水劑一方으로 可以發汗, 利水, 祛痰, 逐水, 下水어늘

奈何以分其名하고 而表其所乎아

是以 四飮之病位病症을 歷而分之하고 述而傳之라

問者 對曰 聞吾子之言하고 乃今知水病之來와 水病所以分호라

내체로 生理, 病理라는 것은 다른 것이 아니다. 水와 氣가 서로의 物로 감추는 관계에서 상대방으로 변환할 수 있으면 生理라 하고 변환할 수 없는 것을 病理라고 한다. 병리의 상황에 처해 그 水를 치료하지 않고 그 氣가 치료되는 경우는 없다. 내말이 미덥지 못하거든 仲景의 처방을 보기 바란다.
邪氣는 비록 하나지만 轉變하는 가운데 병위에 따라 치료하니 그 方意가 發汗이 아니면 逐水하는 것이고, 散飮하지 않으면 祛痰하는 것이며, 利水하지 않으면 下水하는 것이다. 왜냐하면 다른 이유가 아니다!
氣를 치료하는 것은 미상불 이 가운데 있기 때문이다.

어떤 약물의 능력은 表에 미치지만 裏에는 미치지 못하고, 어떤 약물의 능력은 飮을 해산시키지만 痰을 제거하지 못하며, 어떤 약물의 능력은 濕을 마르게 하지만 水를 쏟아버리지 못하고, 어떤 약물의 능력은 水를 쏟아버리지만 汗으로 배출시키지 못한다. 古醫들이 하나하나 경험하고 나서야 痰飮의 명칭을 나누고 病症의 장소를 표기한 것이다.

만약 그렇지 않다면 解氣利水劑 하나의 처방으로 發汗, 利水, 祛痰, 逐水, 下水할 수 있는데 어찌 그 이름을 나누고 그 병소를 표시했겠는가?
이런 연유로 四飮의 病位와 病症을 낱낱이 구별하고 기술하여 전한 것이다.

묻던 사람이 대답하여 말하였다. 그대의 말을 듣고 오늘에서야 水病의 유래와 水病이 구분된 연유를 알았다.

12-3. 水在心하면 心下堅築 短氣 惡水不欲飮하고

12-4. 水在肺하면 吐涎沫 欲飮水하며

12-5. 水在脾하면 少氣身重하며

12-6. 水在肝하면 脇下支滿하야 嚏而痛하며

12-7. 水在腎하면 心下悸라

解 : 心下堅築 短氣 惡水不欲飮, 吐涎沫 欲飮水, 少氣身重,
脇下支滿 嚏而痛, 心下悸 等等을 謂之飮病者는 猶可也나
謂之水在心, 肺, 脾, 肝, 腎者는 未可也니 何則고 非他라
水在心, 肺, 脾, 肝, 腎者는 當今에 可得而徵之나
然某藥은 治心水하고 不治肝水하며
某藥은 治肺水하고 不治腎水者는
非徒當時만 不能立其證이오 而雖當今도 難徵其實者也라
然則四飮之分者는 可取之어니와 水在五臟者는 不取也라
以此考之컨대 是非一人之筆者를 可知也라
夫方意는 但謀諸飮病之情狀하니 雖不知五臟之水病라도 何有리오
竊謂 如其症者에 苓桂朮甘湯 小靑龍湯 二陳湯 十棗湯主之라

譯 : 水가 心에 있으면 心下가 딴딴하면서 두근거리고 숨이 짧고

물을 싫어하여 마시려 하지 않는다.

水가 肺에 있으면 涎沫을 뱉고 물을 마시려 한다.

水가 脾에 있으면 氣가 적고 몸이 무겁다.

水가 肝에 있으면 옆구리 밑이 그득하면서 밑에서 치받치는 느낌이

있으며, 재채기가 나고 아프다.

水가 腎에 있으면 心下부위가 두근거린다.

解 : 心下堅築 短氣 惡水不欲飮, 吐涎沫 欲飮水, 少氣身重, 脇下支滿 嚔而痛, 心下悸와 같은 것들을 飮病이라고 말하는 것은 오히려 옳지만 水가 五臟에 있다고 말하는 것은 옳지 못하다. 왜냐하면 다른 이유가 아니다.

水가 心, 肺, 脾, 肝, 腎에 있다는 것은 현재의 상황에서 증명될 수 있지만 어떤 藥은 心水을 치료하나 肝水를 치료하지 못하며, 어떤 약은 肺水를 치료하나 腎水를 치료하지 못한다는 것은 當時에만 입증하는 것이 불가능할 뿐 아니라 현재에도 그 사실을 증명하기가 어렵다. 그러므로 앞에서 언급한 四飮의 구분은 취할 만하지만 水가 心, 肺, 脾, 肝, 腎에 있다는 설은 취하지 않는다.

이것으로 보건데 이 의안들은 한 사람의 글이 아님을 알 수 있다.

대체로 처방의 기준은 단지 飮病의 정황에서 도모하므로 五臟의 水病을 모른다 하여도 도대체 무슨 문제가 되겠는가? 개인적으로 이와 같은 증상에 苓桂朮甘湯 小靑龍湯 二陳湯 十棗湯으로 치료한다.

12-8. 夫心下有留飮하면 其人 背寒冷如手大라

解 : 據見病知源 而論之하면 此條之爲顚倒者를 可知也라

雖以此而出彼하나 然實際臨床엔 以彼而知此하니

背寒冷如手大者에 可知其心下有留飮也라

夫心下有留飮 心下有水氣 心下有寒水 心下水停者는 同類之意也니

其爲症候가 非但止于背寒冷如手大오 多有心下悸, 心下滿者를 可知也라

如其症者는 小靑龍湯 理中湯類主之나

然熱厥 而背寒冷者는 白虎湯類主之하니

須據餘症 而判之라야 可免狼狽니 未可以一症으로 而槪之니라

12-9. 留飮者는 脇下痛引缺盆[4]하고 咳嗽則輒已라 (一作轉甚)

解 : '脇下痛 引缺盆 而咳嗽'者는 此爲留飮也라

此條 咳嗽則輒已이라 하고 異本 '轉甚'이라 하니

4) 缺盆 : 쇄골 윗쪽에 깊게 패여 있는 곳의 穴名

譯 : 무릇 心下에 留飮이 있으면 환자는 등에 손바닥만한 크기의 냉기가 있다.

解 : 見病知源의 관점에서 논하면 이 조문은 전도된 것을 알 수 있다. 비록 이 병원 때문에 이 증후가 발생한 것이지만 실제 임상에서서는 이 증후로 이 병원을 알 수 있으니 背寒冷如手大를 근거로 心下有留飮을 파악하는 것이다.

心下有留飮과 心下有水氣와 心下有寒水와 心下水停이라는 표기는 같은 종류로 그 증후가 단지 등에 손바닥만 한 크기의 냉기가 있는 정도가 아니라 대부분 心下悸, 心下滿과 같은 증상이 있음을 알 수 있다.
이와 같은 증상이 나타나면 小靑龍湯이나 理中湯類로 치료하나 熱厥로 인하여 등 부위가寒冷한 경우에는 白虎湯類로 치료하므로 반드시 다른 증상을 근거로 판단해야 낭패를 면할 수 있으니 하나의 증상으로 일반화해서는 안 된다.

譯 : 留飮이 있는 환자는 옆구리 통증으로 缺盆(穴 부위)까지 당기는데 기침을 하면 곧 그친다. (어떤 판본에는 '더욱 심해진다.'라고 되어 있음)

解 : '옆구리 통증으로 缺盆까지 당기면서 기침하는 것'은 留飮 때문이다.
이 조문에서는 咳嗽則輒已라 하고 異本에는 '轉甚'이라고 하는데

自其病勢而觀之하면 則轉甚이 是也라 何以知之오

萬若 此際에 咳嗽甚하면 則脇下留飮이 因益振動上衝하고

反面에 脇下留飮이 發作彌甚하면 則咳嗽彌甚하니

於是乎 留飮과 脇下痛과 咳嗽가 其爲相因之關者를 可知也라

12-10. 胸中有留飮하면 其人 短氣而渴이라 四肢歷節痛하고 脈沈者는 有留飮이라

解 : 短氣而渴 四肢歷節痛 脈沈者에 知胸中有留飮也라

短氣而渴者는 留飮上衝之候也오

四肢歷節痛者는 留飮溢外之症也니

竊謂 此際에 小靑龍湯加石膏主之라

12-11. 膈上病痰하야 滿, 喘, 咳, 吐하고 發則寒熱 背痛腰疼하며 目泣自出하고 其人 振振身瞤劇하면 必有伏飮이라

病勢의 관점에서 보면 轉甚이 옳다. 어떻게 아는가? 만약 咳嗽가 심해지면 脇下의 留飮이 이로 인하여 더욱 振動上衝하고, 반면에 脇下의 留飮發作이 심할수록 咳嗽도 더욱 심해지니 이것으로 留飮과 脇下痛과 咳嗽가 서로 원인이 되는 관계를 알 수 있다.

譯 : 흉중에 留飮이 있으면 환자는 短氣가 있으면서 갈증이 난다.
팔다리에 역절풍이 생겨 아프고 맥이 沈한 경우는 留飮이 있기 때문이다.

解 : 숨이 차고 갈증이 나며 팔다리에 역절통과 脈沈한 것으로 胸中에 留飮이 있다는 것을 알 수 있다. 短氣而渴은 留飮이 上衝하는 반응이라면 四肢歷節痛은 留飮이 溢外한 증상이니 개인적인 생각에 小靑龍湯에 石膏를 加하여 치료한다.

譯 : 흉격 상부에 담병으로 가슴이 그득하고 숨이 차며 기침이 나고 痰涎을 뱉으며,
발작하면 한열이 있으며, 背痛과 腰疼이 있고, 눈물이 저절로 흐르며,
환자가 몸을 몹시 심하게 경련이 있는 경우는 반드시 伏飮이 있는 것이다.

解 : 奈何以知膈上痰飮乎아 卽以胸滿 喘咳而吐也일세라

膈上痰飮이 發作하면 則寒熱하고 背痛腰疼하며 目泣自出하니

此際에 小靑龍湯 苓桂朮甘湯主之라

奈何以知其有伏飮乎아 卽以其人 振振身瞤劇也일세라

振振身瞤者 雖未及於身瞤動振振欲擗地나 同類也니

此際에 伏苓四逆湯 眞武湯 人蔘養榮湯主之라

12-12. 夫病人飮水多하면 必暴喘滿이라

凡食少飮多하야 水停心下에 甚者則悸하고 微者短氣라

脈雙弦者는 寒也니 皆大下後에 善虛오 脈偏弦者는 飮也라

解 : 大凡喘滿, 心悸, 短氣는 水停心下之候也나

非必以飮冷之多也오 而或以形寒之故也라

此條者는 但據飮冷而言者也니 良察之하라

竊謂 此際에 苓桂朮甘湯 小靑龍湯 四君子湯類主之나

萬若擴大乎傷胃傷肺之症하면 則桂枝黃芪五物湯 補中益氣湯類主之라

夫大下後에 善虛者는 非他라 水停心下에 醫反大陷胸湯類로 大下水後에

脫液亡陽者를 謂之善虛也니 此際에 急溫之니 四逆湯類主之라

解 : 어떻게 흉격에 痰飮이 있는 것을 아는가? 바로 胸滿하여 喘咳하고 吐하기 때문이다. 흉격의 痰飮이 발작하면 寒熱이 있고 背痛腰疼하고 눈물이 저절로 흐르므로 이 경우 小靑龍湯이나 苓桂朮甘湯으로 치료한다. 어떻게 伏飮이 있는 것을 아는가? 바로 그 환자가 경련하듯이 몸을 심하게 떠는 모습 때문이다. 振振身瞤은 身瞤動振振欲擗地에는 미치지 못하나 같은 종류의 증상이므로 이 경우 伏苓四逆湯, 眞武湯이나 人蔘養榮湯으로 치료한다.

譯 : 환자가 물을 많이 마시면 반드시 갑작스런 喘滿이 생긴다. 대체로 밥은 적게 먹고 물을 많이 마셔서 水飮이 心下에 정체한 경우 심하면 가슴이 두근거리고, 미약하면 숨이 가쁘다. 양손의 맥이 弦하면 寒證으로 모두 과도하게 攻下한 후에 쉽게 虛하고, 맥의 한쪽만 弦한 것은 飮病이다.

解 : 대체로 喘滿, 心悸, 短氣는 心下의 停水로 인한 증후이긴 하나 반드시 냉 음료수를 자주 마신 연유만이 아니라 寒邪(가령 에어컨 바람 등)에 노출된 연유이기도 하다. 이 조문은 단지 飮冷을 들어서 말한 것이니 잘 살펴보기 바란다. 개인적으로 이 경우 苓桂朮甘湯 小靑龍湯 四君子湯類로 치료하나 만약 소화기, 기관지장애로 확대되면 桂枝黃芪五物湯, 補中益氣湯類로 치료할 수 있다. 크게 下한 후에 쉽게 虛해진다는 것은 다른 뜻이 아니다. 水停心下를 의사가 도리어 大陷胸湯類로 크게 下水한 후에 脫液亡陽으로 빠진 것을 善虛라고 한 것이므로 이런 상황에서는 급히 溫해야 하니 四逆湯類로 치료한다.

但脈雙弦, 偏弦으로 而分其寒, 飮者는 未可也니

何則고 非他라 外水飮하고 而別有寒者가 無之일세라

12-13. 肺飮하면 不弦하고 但苦喘短氣라

解 : 大凡喘, 咳, 短氣는 留飮之候也니

如其症者를 與其謂之肺飮으론 不若表之胸中留飮이라

夫脈狀은 因其水飮發作與否하야 而變之하니 未必固執一脈이라

12-14. 支飮에도 亦喘而不能臥하고 加短氣하며 其脈平也라

解 : 支飮之爲病은 喘而不能臥하고 短氣하며 而脈緊이라

不能臥 短氣者는 以喘之急迫也일세니與其脈平으론 寧脈緊이나

乃云云曰 脈平者는 支飮未發作故也일세라

12-15. 病痰飮者는 當以溫藥和之라

解 : 病四飮에 溫藥和之者는 大綱之法也니

病痰飮者는 當以二陳湯類로 溫而和之나

若挾熱이어든 加石膏, 竹茹, 黃連, 黃芩, 大黃이라

다만 脈雙弦과 偏弦으로 寒과 飮을 나누는 것은 옳지 않는데 왜냐하면 다른 이유가 아니다. 水飮를 떠나 별도로 寒이 있는 경우가 없기 때문이다.

譯 : 폐에 水飮이 있으면 맥이 弦하지 않고, 다만 喘하여 숨이 가쁜 것으로 괴로워한다.

解 : 대체로 喘과 咳와 短氣는 留飮에 의한 증후이니 이와 같은 증상을 肺飮이라고 표현하기보다는 차라리 胸中留飮이라는 표현이 낫다. 脈狀은 水飮의 발작여부에 따라 변하므로 반드시 하나의 맥상을 고집할 필요가 없다.

譯 : 支飮일 경우에도 역시 숨이 차서 누울 수 없고, 숨결이 가쁜 증상이 더해지며 맥은 平하다.

解 : 支飮으로 인한 병증은 喘하여 눕지 못하고 短氣하며 脈緊이다. 눕지 못하고 숨이 가쁜 증상은 喘의 급박한 정황 때문이니 脈平하다기보다는 차라리 脈緊하다는 것이 낫지만 脈平이라고 언급한 것은 支飮이 발작하지 않고 잠복한 상황 때문이다.

譯 : 담음병은 마땅히 溫藥으로써 조화롭게 해야 한다.

解 : 四飮에 마땅히 온약으로 화해하는 것은 대강의 법이니 대체로 담음병은 당연히 二陳湯類로 溫和해야 하나 만약 挾熱하면 石膏, 竹茹, 黃連, 黃芩, 大黃을 加한다.

12-16. 心下有痰飮하야 胸脇支滿하고 目眩하면 苓桂朮甘湯主之라

解 : 心下有痰飮은 病源也오 胸脇支滿은 病根也오

目眩頭眩은 病情也니 此條文 不過三句나

病源, 病根, 病情을 具備하니 於是乎 當時之案者를 可知焉이라

胸脇支滿者는 與其心下逆滿과 同類也니

雖不見餘症이나 其痰飮 振動上衝之症이 奚止此症이리오

但據此症者는 卽以其特徵也일세라

【茯苓桂枝白朮甘草湯方】 茯苓四兩 桂枝 白朮各三兩 甘草二兩

12-17. 夫短氣에 有微飮하면 當從小便去之니 苓桂朮甘湯主之오 (方見上) 腎氣丸亦主之라 (方見虛勞中)

解 : 短氣가 微飮之候也면 微飮은 短氣之因也며

當從小便去之者는 方意也나 然散飮之法이 非獨止此라

竊以爲 小便不利가 闕落焉하니

'短氣 脇下滿 小便不利에 苓桂朮甘湯主之하고

小腹拘急 小便不利에 腎氣丸亦主之'라

條文之意 非他라 不必待劇症이라도 但見兆朕하얀 可與本方이라

譯 : 心下에 담음이 있어 가슴과 옆구리가 치받아 그득하고 눈앞이 어질어질하면 苓桂朮甘湯으로 치료한다.

解 : 心下有痰飮은 病源이며, 胸脇支滿이 病根이며 目眩頭眩은 病情이니 이 조문의 구성은 불과 세 구로 이루어져 있지만 病源, 病根, 病情을 구비하고 있으니 이것으로 당시의 의안을 알 수 있다.
胸脇支滿은 心下逆滿과 같은 종류로 비록 그 밖의 증상이 조문에 보이지 않으나 痰飮이 振動하고 上衝하며 나타나는 증상이 어찌 이 증상뿐이겠는가?
다만 이 증상을 근거한 이유는 특징적인 증후이기 때문이다.

譯 : 무릇 숨이 가쁘면서 담음이 약간 있으면 마땅히 소변을 통해 나가게 해야 하니 苓桂朮甘湯으로 치료한다. 腎氣丸으로도 치료한다.

解 : 短氣가 微飮의 증후라면, 微飮은 短氣의 병인이며, 마땅히 소변을 통해 나가게 해야 한다는 것은 方意이나 散飮하는 방법이 단지 從小便 뿐이 아니다.
개인적인 생각에 小便不利가 조문에서 빠진 것으로 '短氣 脇下滿 小便不利한 경우에는 苓桂朮甘湯으로 치료하고, 小腹拘急 小便不利한 경우엔 腎氣丸으로 치료하라'고 본다. 조문의 뜻은 다른 것이 아니다.
반드시 심한 증상을 기다리지 않더라도 단지 조짐만 보여도 일단 本方으로 치료한다.

12-18. **病者 脈伏**하고 **其人欲自利**하야 **利**하면 **反快**어늘 **雖利**나 **心下續堅滿**하면 **此爲留飮欲去故也**니 **甘遂半夏湯主之**라

解 : 條文云云曰 '自利'하면 大便自利也오

若夫小便者는 必表之小便自利也라

脈伏은 脈沈微乎아 脈微緊乎아 雖未知其狀이나

然以此로 可知其心下留飮之未發作也라 何以知之오

大凡脈狀은 病勢之候니 若有留飮發作하면 則脈弦이 應焉이라

方意之徵은 不在脈伏, 留飮이오 但在心下堅滿이나

不書心下逆滿하고 特書心下堅滿者는 良有以也니

苓桂朮甘湯藥力이 未達於心下堅滿故也일세라

條文之意 非他라 其人心下堅滿하고 脈伏하나

大便自利하면 則心下爽快어늘 下利後에도 心下堅滿如故也니

於是乎 不以潮熱內實이오 卽以留飮蓄固者를 可知也라

竊謂 此際에 苓桂朮甘湯 四君子湯 二陳湯類主之하고

仍不解하면 甘遂半夏湯主之라

【甘遂半夏湯方】 甘遂大者三枚, 半夏十二枚, 芍藥五枚, 甘草如指大枚

譯 : 환자에게 伏脈이 나타나고 환자 스스로 대변을 下利하고자 하여 하리하면 도리어 상쾌한 감이 있어야 하는데 비록 하리를 하고 나서도 心下가 여전히 堅滿하면 이것은 留飮이 제거되려고 하는 것이니 甘遂半夏湯으로 치료한다.

解 : 條文에서 '自利'라고 말하는 것은 大便自利이며 小便같은 경우에는 반드시 小便自利라고 표기한다.

脈伏은 脈沈微인가? 脈微緊인가? 비록 그 맥상을 알지 못하나 이것으로 心下의 留飮이 아직 발작하지 않았다는 것을 알 수 있다. 어떻게 아는가? 대체로 脈狀은 病勢의 반응이므로 만약 留飮이 發作하면 脈弦으로 반응하기 때문이다.

方意의 기준은 脈伏과 留飮에 있는 것이 아니라 단지 心下堅滿에 있으나 心下逆滿이라고 기술하지 않고 心下堅滿이라고 특별히 기술한 것은 진실로 이유가 있으니 苓桂朮甘湯의 약력이 心下堅滿에는 미흡하기 때문이다.

조문의 뜻은 다른 것이 아니다. 그 사람이 心下堅滿하고 脈伏한 상태에서 大便이 自利하면 心下가 爽快해야 하는데, 下利하고 나서도 心下堅滿이 여전하다면 潮熱에 의한 內實이 아니라 바로 留飮이 蓄固한 것을 알 수 있다. 개인적인 생각에 苓桂朮甘湯 四君子湯 二陳湯類로 치료하고 그래도 해소되지 않으면 甘遂半夏湯으로 치료한다.

12-19. 脈浮而細滑하면 傷飮이라

解 : 飮病之症이 不翅一二어늘 傷飮之脈이 何常之有리오

夫傷飮者 非必以多飮之故也라 其所來者 非一非再하니 良察之하라

12-20. 脈弦數하고 有寒飮이면 冬夏難治라

解 : 冬夏難治가 設有憑據나 條文闕落하야 未可强解라

但寒飮之症이 見焉이어든 當以溫藥和之니 何必待春秋리오

12-21. 脈沈而弦者는 懸飮內痛이라

解 : 大凡脈沈則微細어늘 反脈沈而弦者는 內有急迫之故也일세라

古醫 但以急迫之故를 爲懸飮也라

懸飮未發作하면 則脇下隱隱痛하고 脈沈而弦하나

發作하면 則其爲劇症者를 可斟也라

譯 : 맥이 浮하면서 細滑한 경우는 飮에 손상된 것이다.

解 : 飮病의 증상이 하나 둘 뿐이 아닌데 傷飮의 脈이 어찌 일정하겠는가?
대체로 飮에 손상되었다는 것은 반드시 물을 많이 마신 연고가 아니다.
그 유래가 비일비재(외감, 내상, 체질)하므로 잘 살펴보아야 한다.

譯 : 맥이 弦數한데 寒飮이 있으면 겨울이나 여름에는 치료하기 어렵다.

解 : 冬夏에는 치료하기 어렵다는 말에 설령 어떤 근거가 있겠지만 조문이 누락되어 억지로 해석하지 않는다. 다만 寒飮의 증상이 나타나면 마땅히 溫藥으로 和해야 하니 하필 春秋를 기다리겠는가?

譯 : 맥이 沈하면서 弦한 경우는 懸飮으로 속이 아프다.

解 : 대체로 맥이 沈하면 微細한데 도리어 沈하면서 弦한 것은 內에 무엇인가 급박한 이유가 있기 때문이다. 고의들은 단지 급박한 이유를 懸飮으로 보았다.
懸飮이 발작하지 않으면 脇下가 은은히 아프면서 脈沈하고 弦하나 발작하면 증상이 심해지는 것을 짐작할 수 있다.

12-22. 病懸飮者는 十棗湯主之라

解 : 但見病因하고 不見病症하니 摭十棗湯條文하야 而備之하면

'下利嘔逆 其人漐漐汗 發作有時 頭痛 心下痞硬滿 引脇下痛

乾嘔短氣 汗出不惡寒者'는 以脇下有懸飮也니 十棗湯主之라

【十棗湯】 芫花, 甘遂, 大戟各等分

12-23. 病溢飮者는 當發其汗이니 大青龍湯主之어나 小青龍湯亦主之라

解 : 水氣流行하야 歸于四肢者는 此爲溢飮이니

當其發汗하얀 大青龍湯主之하고

宜發外寒散內飮하얀 小青龍湯主之라

其大, 小青龍湯之藥力은 大有逕庭하니 不可不察也라

【大青龍湯方】 麻黃六兩, 桂枝二兩, 甘草二兩, 杏仁四十個,

生薑三兩, 大棗十二枚, 石膏如鷄子大

【小青龍湯方】 麻黃三兩, 芍藥三兩, 五味子半升, 乾薑三兩, 甘草三兩,

細辛三兩, 桂枝三兩, 半夏半升

譯 : 현음으로 병을 앓는 경우에는 十棗湯으로 치료한다.

解 : 조문에 단지 병인만 보이고 병증이 보이지 않으므로 十棗湯條文을 습득하여 갖추면 '下利嘔逆하고 축축하게 땀이 나면서 때때로 발작하고 頭痛이 있으며 心下가 痞鞕滿하여 脇下까지 당기면서 疼痛하고 乾嘔短氣하며 땀을 흘리지만 惡寒하지 않는 것'은 脇下에 懸飮이 있기 때문이니 十棗湯으로 치료하라.

譯 : 溢飮으로 병을 앓는 경우는 마땅히 발한해야 하니 大青龍湯으로 치료하거나 小青龍湯으로도 치료한다.

解 : 水氣가 四肢로 흘러가는 것은 溢飮이므로 당연히 發汗해야 하는 경우에는 大青龍湯으로 치료하고, 마땅히 外寒을 발하고 內飮을 散해야 하는 경우에는 小青龍湯으로 치료한다. 그 大, 小青龍湯의 藥力은 매우 다르므로 살피지 않을 수 없다.

12-24. 膈間支飮하면 其人喘滿하고 心下痞堅하며 面色黧黑하고

其脈沈緊하며 得之數十日에 醫吐下之不愈어든 木防己湯主之라

虛者는 卽愈하고 實者는 三日復發하리니

復與라도 不愈者는 宜木防己湯去石膏加茯苓芒硝湯主之라

解 : 膈間有支飮하면 非利水則散飮이어나 非袪痰則下水하니

其方意는 不過如此어늘 奈何以醫反吐下之乎아 非他라

若夫此條者는 顚倒之文故也일세라 其可整之乎인댄

'其人喘滿 心下痞堅 面色黧黑 而脈沈緊 得之數十日에

醫 踏襲古法하야 妄施吐下之호대 而乃目擊不愈하고

於是乎 此爲膈間支飮者를 可知也'라

喘滿不得息者는 膈間支飮之候也오

心下痞堅者는 水飮盤結之症也며

面色黧黑者는 病勢深厚之色也니 此際 小靑龍湯主之가

非不可나 然藥力未達일세 故主之木防己湯이라

但條文에 雖不見이나 據方藥而考之하면

則此症外에 多有 '小便不利 上氣口渴 水腫脚氣~'라

譯 : 膈間에 支飮이 있으면 환자가 숨이 차 그득하고 心下가 痞堅하며 얼굴이 黑暗빛을 띠고 맥이 沈緊한 상태로 발병한 지 수십 일이 되어 의사가 토법이나 하법을 썼는데도 낫지 않은 경우라면 木防己湯으로 主治한다. 飮邪가 虛한 경우는 바로 낫고 實한 경우에는 3일에 다시 발작할 것이니 木防己湯을 다시 투여해도 낫지 않으면 木防己湯去石膏加茯苓芒硝湯으로 치료한다.

解 : 膈間에 支飮이 있는 경우 利水가 아니면 散飮하고 祛痰하지 않으면 下水하니 그 方意는 불과 이 정도인데 어떤 연유로 의사는 도리어 토법과 하법을 사용했는가? 다른 이유가 아니다! 이와 같은 조문은 전도된 글이기 때문이다.
글을 정리해 본다면 다음과 같다.
'이 환자가 숨이 차고 가슴이 그득하며 心下가 갑갑하고 단단하며 얼굴이 흑암 빛을 띄고 맥이 沈緊한 상태로 발병한 지 수십 일이 되었는데, 의사가 한토하 고법을 망령되게 답습하여 吐下를 시행하고 나서 치료되지 않은 것을 목격하고 비로소 이것은 膈間의 支飮 때문이라는 것을 알게 된 것이다.'

喘滿不得息은 膈間支飮의 반응이고, 心下痞堅은 水飮이 盤結한 증상이며, 面色黧黑은 病勢가 깊은 병색이니, 이 경우 小青龍湯으로 치료해도 잘못은 아니나 藥力이 병증에 미치지 못하기 때문에 木防己湯으로 치료한다. 다만 조문에 비록 보이지 않지만 方藥을 근거하여 살펴보면 이 증상 외에 대체로 '小便不利 上氣口渴 水腫脚氣~'가 있다.

若不然則 小青龍湯 苓桂朮甘湯 人蔘湯 半夏瀉心湯類로도

可以濟之어늘 何必主之木防己湯乎아 良察之하라

其病毒이 未甚固엔 本方主之하면 支飮自和하고 而乃愈나

已甚固엔 三日復發하야 復與本方호대 '若喘滿止 或不渴하나

心下悸 而痞堅難解'[5]者는 木防己湯去石膏加茯苓芒硝湯主之라

防己 : 主治 皮水四肢腫 表裏上下水氣

【木防己湯】 木防己三兩, 石膏十二枚鷄子大, 桂枝二兩, 人蔘四兩

【木防己去石膏加茯苓芒硝湯方】 木防己二兩, 桂枝二兩, 人蔘四兩, 芒硝三合, 茯苓四兩

12-25. 心下有支飮하면 其人 苦冒眩하니 澤瀉湯主之라

解 : 冒眩은 鬱冒頭眩也니 鬱冒는 精神沈迷하야

如物之蒙冒其首오 頭眩은 動氣之候나

然據方藥而考之하면 則水氣振動之候者를 可知也라

後人之於眩暈也에 動言曰 "氣血虛"라하야

乃見本方하고 不失笑者가 無之하니 何則고 非他라

實不知水飮上衝之爲病症也일세라

5) 『類聚方廣義』

만약 그렇지 않다면 小青龍湯 苓桂朮甘湯 人蔘湯 半夏瀉心湯類로도 얼마든지
치료할 수 있는데 하필이면 木防己湯으로 치료하였겠는가? 잘 살펴야 한다.
病毒이 아직 심하게 굳기 전에 本方으로 치료하면 支飮이 자연히 해소되어 치료되나
이미 심하게 굳은 경우에는 3일 뒤에 다시 발작하여 다시 본방으로 치료하였는데
'喘滿은 해소되고 혹 不渴하지만 心下悸하고 痞堅이 여전히 해소되지 않은'
경우는 木防己湯去石膏加茯苓芒硝湯으로 치료한다.

譯 : 心下에 支飮이 있으면 환자가 뒤집어쓴 듯하여 눈앞이 어지러워
괴로우니 澤瀉湯으로 치료한다.

解 : 冒眩은 鬱冒와 頭眩을 말한다. 鬱冒는 정신이 혼미하여 마치 어떤 물건이 머리를
감싸는 듯한 것이며, 頭眩은 動氣의 증후이나 처방을 근거로 고려하면 水氣振動에
의한 반응임을 알 수 있다.
후세의 의사들은 眩暈에 대해서 입만 열면 "氣血虛"라고 하여 이 本方을 보고
失笑하지 않는 사람이 없는데 왜 그런가? 다른 이유가 아니다!
사실은 水飮上衝에 의해 병증이 된다는 것을 잘 알지 못하기 때문이다.

大凡冒眩에 後人所謂氣血虛者는 少하고 而心下有支飮者는 多하니

然則冒眩이 見焉이어든 心下有支飮者를 可斟也라

本方藥物이 雖區區나 本源之得하야 若得其的症하면 卓越諸方이라

竊謂 此際에 苓桂朮甘湯 眞武湯 半夏白朮天麻湯主之나

然新産婦人病에 多鬱冒하고 又惡露未盡하야 上衝鬱冒者엔 四物湯加減主之라

【澤瀉湯】 澤瀉五兩, 白朮二兩

12-26. 支飮胸滿者는 厚朴大黃湯主之라

解 : 厚朴大黃湯 厚朴三物湯 此二方은 小承氣湯類로

適於腹痛便閉者는 嘗聞之나 用於支飮胸滿者는 未嘗聞之어늘

始讀此條하고 偏見之心이 開焉하고 而活用之法이 擴焉호라

雖然 一但半夏瀉心湯主之하고 仍不治어든 本方主之라

但支飮胸滿者는 與其心下續堅滿(18條文)의 其症其因이 相似難辨이어늘

彼也엔 甘遂半夏湯主之하고 此也엔 厚朴大黃湯主之하니 必有以也나

不敢自信일세 願待乎大方家之辯호라

【厚朴大黃湯】 厚朴一尺, 大黃六兩, 枳實四枚

대체로 冒眩에는 後人들이 말하는 氣血虛는 적고 心下有支飮인 경우가 많으므로 冒眩이 보이거든 心下에 支飮이 있다는 것을 어느 정도 짐작할 수 있다.

本方의 약물이 비록 얼마 안 되지만 병증의 근원에서 얻었기 때문에 만약 증상에 정확하게 맞으면 어떤 처방보다 탁월하다. 개인적인 생각에 苓桂朮甘湯 眞武湯 半夏白朮天麻湯으로 치료하나 새로 출산한 부인병으로 울모(산후 우울증)가 많고, 惡露가 완전히 배출되지 않은 (惡露)상충에 의한 울모인 경우에는 四物湯을 加減하여 사용한다.

譯 : 支飮으로 흉부가 滿한 경우는 厚朴大黃湯으로 치료한다.

解 : 厚朴大黃湯과 厚朴三物湯 이 두 처방은 小承氣湯類로 복통하고 대변이 막힌 것에 적용하는 것은 일찍이 들었지만 支飮에 의한 胸滿에도 사용하는 것은 일찍이 들어보지 못했는데 처음 이 조문을 읽고 나서 처방에 대한 편견이 깨지고 고의들의 활용하는 법이 확대되었다.

그러나 일단 半夏瀉心湯으로 치료해 보고 치료되지 않으면 本方으로 치료한다.

다만 支飮胸滿은 心下續堅滿(18條文)의 증상과 병인이 서로 비슷하여 구별하기 어려운데 앞 조문에서는 甘遂半夏湯으로 치료하고 이 조문에서는 厚朴大黃湯으로 치료하니 반드시 어떤 이유가 있을 것이나 감히 자신할 수 없어 여러분의 고견을 듣고 싶다.

12-27. 支飮不得息하면 葶藶大棗瀉肺湯主之라 (方見肺癰腫)

解 : 肺癰條文에 已辯之하니 不復釋호라

'支飮胸滿 支飮不得息'者는

與其 '痰厥頭痛 腎虛腰痛 氣虛眩暈 虛勞咳嗽'等과

同類之案으로 病因, 病症이 巧妙而相接相應하야

一見賢乎症候之案[6]이나 本是 胸滿不得息者에 可知其支飮也라

於是乎 文法之變形者를 可見焉이라

竊謂 此際에 小靑龍湯主之하고 乃不愈어든 本方主之라

12-28. 嘔家는 本渴하니 渴者는 爲欲解로대 今反不渴하면 心下有支飮故也일세니 小半夏湯主之라 (『千金』云 小半夏加茯苓湯)

解 : 本條 '嘔家本渴'이라 하고 千金方 '嘔家不渴'이라 하니

各有妥當이라 何則고 非他라

嘔家者 以心下有支飮也일세니 支飮發作則口渴하고 潛伏則或不渴이라

皇漢醫學 本方條文曰 "本來嘔吐者는 胃內有停水일세

故大槪不渴하나 時而有渴者는 因停水下降하야 胃內停水減少也"라 하고

反面 醫宗金鑑 註解曰

---

6) 症候之案 : 『仲景書讀法講解 · 症候論』 참고

譯 : 지음으로 숨을 쉴 수 없는 경우에는 葶藶大棗瀉肺湯으로 치료한다.

(처방은 肺癰篇에 보인다.)

解 : 肺癰조문에 이미 변론했으므로 다시 해석하지 않는다. '支飮胸滿과 支飮不得息'은 '痰厥頭痛 腎虛腰痛 氣虛眩暈 虛勞咳嗽' 등과 같은 종류의 의안으로 病因과 病症을 巧妙하게 서로 연계하고 서로 호응하여 症候의 의안보다 뛰어나 보이나 본래 胸滿不得息을 근거로 支飮이라는 것을 파악한 것이다. 이것으로 文法이 변형된 것을 볼 수 있다. 개인적으로 이 경우에 小靑龍湯으로 치료해 보고 낫지 않으면 본방으로 치료한다.

譯 : 구토를 잘하는 사람은 본래 갈증이 있는데 갈증이 나는 것은 水飮이 풀어지려는 것이지만 지금 도리어 갈증이 나지 않는 것은 心下에 支飮이 있기 때문이다.

小半夏湯으로 치료한다.

解 : 요략의 조문에서는 '嘔家本渴'라 하고 千金方에서는 '嘔家不渴'이라 하니 각각 타당함이 있다. 왜냐하면 다른 이유가 아니다.

구토를 자주하는 사람은 心下에 支飮이 있기 때문이니 支飮이 발작하면 口渴하고, 잠복해 있으면 혹 不渴하기도 한다.

皇漢醫學의 본방의 조문에서 말하기를 "본래 嘔吐하는 경우는 胃內에 停水가있기 때문에 대개 不渴하나 때때로 渴이 있는 것은 停水가 下降하여 胃內停水가 감소된 연유이다."고 하고 반면에 醫宗金鑑의 주해에서는 말하기를

"飮家渴者는 是水停으로 氣不化生津液而渴也오
嘔家渴者는 是嘔吐로 胃乾燥傷津液而渴也"라호라
竊謂 非皇漢醫學하고 而是醫宗金鑑者는 非他라
湯本之見에 甚有誤人之嫌일세니 其或不以盡信條文[7]乎잇가
雖然 '胃內有停水 則不渴하고 停水減少 則有渴' 云云者는
但知津液不足之有渴이오 不知汚水留飮之有渴者也라

讀古書호대 不爲條文所尨하고 不爲註解所惑者는 以此也라
所謂支飮, 留飮, 溢飮, 痰飮者는 與其謂之生水론 寧謂之汚水니
汚水有餘라도 則其於口渴에 何益之有리오 徒益發作而渴甚이라
'胃中乾, 煩躁不得眠, 欲得飮水' 若夫此症者는
潮熱盛而津液耗할세 故 '少少與飮之하야 令胃氣和則愈'하니
此際 生水는 爲天然之白虎湯이나
夫心下有支飮 胃內有停水로 而有渴者는 '水入則吐'하니
此際 五苓散으로 不逐支飮停水하면 難以濟之라
金鑑解 多少附於吾趣旨할세 故從之라
"小半夏湯의 生薑散飮하고 半夏滌飮하면 則嘔自止"하니
所謂嘔家之聖劑나 然不適於渴하고
小半夏加茯苓湯은 適於嘔渴俱甚 小便不利라
萬若 "口渴之劇하얀 不如五苓散 茯苓澤瀉湯"[8]이라 하니 此言是之라

---

7) 盡信條文 : 本條의 今反不渴 心下有支飮故也와 12-38條의 '服之當遂渴 而渴反止者 爲支飮也'와 17-2條의 '嘔家本渴 今反不渴者 以心下有支飮故也'에서 支飮 때문에 갈증이 없다는 견해

8) 『皇漢醫學』

“飮家의 渴은 水停으로 氣가 津液으로 전환되지 못하여 渴하는 것이며, 嘔家의 渴은 嘔吐 때문에 胃가 乾燥해지면서 津液이 손상되어 渴하는 것이다.”고 했다. 개인적으로 황한의학의 해석이 잘못된 것이고 의종금감이 옳다고 여기는 것은 다른 이유가 아니다. 湯本求真의 견해에 매우 誤人하는 혐의가 있기 때문이니, 혹시 조문을 전적으로 믿었기 때문이 아닌가? 그렇다 하더라도 ‘胃內에 停水가 있으면 不渴하고 胃內停水가 감소하면 渴이 발생했다’는 것은 단지 津液이 부족하여 渴이 있다는 사실만 알고 汚水나 留飮으로 인해 渴이 있다는 것을 알지 못한 것이다.

중경서나 요략을 읽을 때 조문에 어지러워져서도 안 되며 주해에도 미혹되어서는 안 되는 것은 바로 이런 이유 때문이다. 支飮, 留飮, 溢飮, 痰飮은 生水라 말하기 보다는 차라리 汚水라고 말하는 것이 나으니 汚水는 남음이 있어도 口渴에 무슨 도움이 있겠는가? 한갓 발작을 더하여 갈증이 심해질 수 있다.
‘胃中乾, 煩躁不得眠, 欲得飮水’ 이와 같은 증상은 潮熱이 盛하여 津液이 소모된 것으로 ‘물을 조금씩 마셔 胃氣가 조화를 이르면 해소’되므로 이 경우 生水는 천연의 白虎湯이 되지만 心下有支飮 胃內有停水로 渴이 있어도 ‘물을 마시자마자 吐하는’ 경우에는 五苓散으로 支飮과 停水를 驅逐하지 않으면 치료하기 어렵다.
金鑑의 주해가 다소 내 취지에 부합하므로 따른다. “小半夏湯의 生薑이 散飮하고 半夏가 滌飮하면 嘔는 저절로 멈춘다.”(의종금감) 하니 嘔家의 聖劑로 불리나 渴에는 적합하지 않고 小半夏加茯苓湯은 嘔渴이 모두 심하고 小便不利한 증상에 적용한다. 만약 “口渴이 극심한 경우 五苓散이나 茯苓澤瀉湯만 못하다.”고 하니 이 말이 옳다.

【小半夏湯方】半夏一升, 生薑半升

12-29. 腹滿하고 口舌乾燥는 此腸間有水氣니 己椒藶黃丸主之라

解 : 腹滿 口舌乾燥者는 其如胃家實之候로 可與承氣湯類어늘
若夫以此症으로 爲水氣之候하니 無乃其徵不足乎잇가
腸間有水氣에 不取茯苓澤瀉白朮附子하고 乃取防己椒目葶藶者는
"由四肢浮腫으로 致腹脹滿"[9]也니 據其方而備其症하면
'腹滿 口舌乾燥 二便澁滯[10] 四肢浮腫'엔 本方主之라

【己椒藶黃丸】防己, 椒目, 葶藶, 大黃各一兩, 口中有津液 渴者 加芒硝半兩

12-30. 卒嘔吐하고 心下痞하며 膈間有水하야 眩悸者는 小半夏加茯苓湯主之라

解 : 卒嘔吐하고 心下痞하며 眩悸者는 此爲膈間有水也니
竊謂 此際에 二陳湯類 半夏瀉心湯主之라

【小半夏加茯苓湯】半夏一升, 生薑半升, 茯苓三兩一法四兩

9)『皇漢醫學』본방조문
10)『類聚方廣義』본방조문

譯 : 복만하고 입안과 혀가 건조한 것은 장 사이에 水氣가 있기 때문이니
己椒藶黃丸으로 치료한다.

解 : 腹滿하고 口舌乾燥는 胃家實의 증후와 같으므로 承氣湯類를 쓸 수 있는데
이와 같은 증상을 水氣의 증후로 여기니 그 증거가 부족한 것은 아닌가?
腸間有水氣에 茯苓, 澤瀉, 白朮, 附子를 취하지 않고 防己, 椒目, 葶藶을 취한 것은
"四肢浮腫으로 말미암아 腹脹滿에 이른 것" 때문이니 처방을 근거로 증상을 갖추면
'腹滿 口舌乾燥 二便澁滯 四肢浮腫'에는 本方으로 치료한다.

譯 : 갑자기 구토를 하고, 心下가 痞하며 흉격 사이에 水飮이 있어
현훈과 심계하는 경우에는 小半夏加茯苓湯으로 치료한다.

解 : 갑자기 嘔吐하고 心下痞가 있으며 眩悸하는 것은 膈間에 水氣가 있기 때문이니
개인적으로 이 경우 二陳湯類나 半夏瀉心湯으로 치료한다.

12-31. 假令瘦人臍下有悸하고 吐涎沫而癲眩[11)]하면 此水也니 五苓散主之라

解 : 不書臍下有悸하고 特書瘦人臍下有悸者는 良有以也라

上條(10-8)에 詳辯之하니 不復再論이라

瘦人臍下有悸와 欲作奔豚과 氣上衝胸者는 卽以臍下有水也니

此際 茯苓桂枝甘草大棗湯主之하고

至其劇하야 吐涎沫而癲眩 口渴者는 五苓散主之라

吐涎沫而癲眩者는 恰似今所謂癎疾者也니

若是之症이 劇則劇하나 古醫之於急迫也에 果然奈何오

但只利水어늘 乃以五苓散으로 爲奪精氣者는

非唯不知散飮利水之藥力이오 而亦不知水氣上衝之劇症者也온

而況可適於瘦人(虛弱之人)乎아

竊謂 其人本有癲癎에 一有外內之因으로 而水氣上衝하면

則其潛伏之症이 因益發動하야 而癲眩發作焉이라

【五苓散方】澤瀉一兩一分, 猪苓三分, 茯苓三分, 白朮三分, 桂二分

---

11) 癲眩 :『醫宗金鑑』癲眩之癲字 當是巓字 巓者 頭也 文義相屬 此傳寫之訛(癲眩의 癲字는 마땅히 巓字로 해야 한다. 巓은 頭라고 해야 文義가 서로 연결되니 이것은 글을 베끼는 과정 중에 잘못 쓴 것이다.)라고 하는데 연말을 토하면서 쓰러져 어지러워하는 증상은 오늘날 간질에 해당하는 증상으로 볼 수도 있다.

譯 : 가령 마른 사람이 배꼽 아래에 동계가 있고, 涎沫을 토하며 癲眩 증상이 있다면 이는 水飮證이니 五苓散으로 치료한다.

解 : 臍下有悸라고 기술하지 않고 瘦人이 臍下有悸라고 기술한 것은 진실로 이유가 있다. 上條(10-8)에서 자세히 논변했으므로 다시 재론하지 않는다.

瘦人의 臍下有悸와 欲作奔豚과 氣上衝胸은 바로 臍下有水 때문이다.

이 경우에 茯苓桂枝甘草大棗湯으로 치료하고 그 증상이 심하여 涎沫을 토하고 癲眩하면서 口渴이 있는 경우에는 五苓散으로 치료한다.

吐涎沫하면서 癲眩하는 것은 오늘날의 癎疾과 흡사하니 이와 같은 증상이 심하면 심한 것이지만 古醫는 이 급박한 상황에서 과연 어떻게 했는가?

단지 利水했을 뿐인데 五苓散으로 精氣를 뺏는다고 여기는 사람은 散飮과 利水의 藥力을 알지 못할 뿐 아니라 水氣가 上衝하면서 발생하는 劇症을 알지 못하는데 하물며 瘦人과 같이 허약한 사람에게 적용할 수 있겠는가?

개인적인 생각에 이 사람은 본래 癲癎이 있었는데 어떤 外內의 병인으로 水氣가 上衝하면 그 잠복해 있던 증상이 이로 인하여 발동하여 癲眩이 발생한 것이라고 본다.

12-32. 咳家 其脈弦하면 爲有水일세니 十棗湯主之라 (方見上)

12-33. 夫有支飮家 咳煩하고 胸中痛者라도 不卒死하고 至一百日或一歲하니 宜十棗湯라 (方見上)

解 : 咳家의 其脈弦者는 其或不以懸飮發作乎아
於是乎 其急迫之情況者를 可知焉이라
支飮家 胸中痛者는 其或不以伏飮蓄固乎아
於是乎 其病症之甚重者를 可斟焉이라
雖然 其徵不足하야 據傍例而備之하면
'心下痞鞕滿 胸中痛 引脇下痛 乾嘔短氣 咳煩
漐漐汗出 發作有時 頭痛'의 所謂懸飮之症이 見焉이어든
'茯苓, 半夏, 白朮'의 祛痰利水之藥으론 難以濟之오
'芫花, 甘遂, 大戟'의 猛烈下水之劑라야 可以下水라
"若藥이 不瞑眩하면 厥疾이 不瘳"[12]라 하니
雖未知其方藥이나 嘗竊以爲十棗湯類라호라

12) 『書傳·說命』

譯 : 기침을 자주 하는 사람이 맥이 弦한 것은 수가 있기 때문이니 十棗湯으로 치료한다.

대체로 支飮이 있는 사람이 기침을 심하게 하고 흉중이 아파도 갑자기 죽지 않고 100일에서 혹은 1년도 넘게 사니 十棗湯이 좋다.

解 : 咳家로 脈弦한 것은 혹시 懸飮이 발작한 경우가 아니겠는가?

이것으로 그 급박한 정황을 알 수 있다.

支飮家로 胸中痛한 것은 혹시 伏飮이 蓄固한 연유 때문이 아니겠는가?

이것으로 그 병증이 심하게 중증인 것을 짐작할 수 있다.

비록 그렇지만 그 증거가 부족하여 傍例를 근거하여 갖추어 보면 '心下痞鞕滿 胸中痛引脇下痛 乾嘔短氣 咳煩 漐漐汗出 發作有時 頭痛'과 같은 懸飮의 증상이 보이면 '茯苓, 半夏, 白朮'과 같은 祛痰하고 利水하는 약으로는 치료하기 어렵고, '芫花, 甘遂, 大戟'과 같이 猛烈히 下水하는 약이라야 下水할 수 있다.

"만약 약을 복용하여 머리가 뒤집어지는 것 같이 어지럽지 않으면 그 질병은 낫지 않는다."고 하니 비록 그 약물을 알 수 없으나 일찍이 개인적으로 十棗湯 종류라고 생각했다.

12-34. 久咳數歲라도 其脈弱者는 可治오 實大數者는 死하며 其脈虛者는 必苦冒라 其人 本有支飮이 在胸中故也일세니 治屬飮家라

解 : 其脈弱者는 病勢緩慢할세 故可治오

實大數者는 病勢急迫할세 故難治나

然脈狀者는 因其支飮如何하야 而可變之라

支飮未搖動하야 而上衝緩慢하면 則脈弱 苦冒하고

甚搖動하야 而上衝急迫하면 則脈大 眩冒라

然則 苦冒眩冒者는 不以其脈虛脈實이오 卽以其支飮之發作未發이니

一有支飮發作하면 則腦壓上昇하야 而起眩冒라

竊謂 此際에 茯苓桂枝五味甘草湯 半夏白朮天麻湯類主之나

萬若 其人大病瘥後에 餘熱未盡하야 而久咳苦眩者는 竹葉石膏湯主之라

12-35. 咳逆倚息 不得臥하면 小靑龍湯主之라 (方見上)

解 : "咳逆은 古咳嗽名也오 倚息은 今呼吸促也"[13]라 하니

如其症者는 胃內停水之候라 何以知之오 雖未備其症이나 尙有其方일세라

咳逆 故倚息하고 倚息 故不得臥하니

其病症之始終이 而爲相依者는 卽以其病勢也라

---

13) 『醫宗金鑑』 본문 주해

譯 : 기침을 오랫동안 하는 사람이라도 맥이 약하면 치료할 수 있지만 實하고 大數한 사람은 죽는다. 맥이 虛한 사람은 반드시 머리가 어지럽고 현기증이 나는데 이것은 그 사람이 본래 支飮이 흉중에 있기 때문이니 치료는 飮家와 같다.

解 : 환자가 脈弱한 것은 병세가 완만하기 때문이니 치료되고 實하고 大數한 것은 오히려 병세가 급박한 것으로 치료하기 어려우나, 맥상은 支飮의 발작, 미발작에 따라 얼마든지 변한다. 支飮이 아직 요동하지 않아 上衝이 완만하면 脈弱하고 苦冒하며, 심하게 요동하여 上衝이 급박해지면 脈大하고 眩冒하게 된다.
그러므로 苦冒과 眩冒는 脈虛 脈實 때문이 아니라 바로 支飮의 발작여부 때문이니 만약에 支飮이 발작하면 뇌압이 상승하여 眩冒가 발생한다.
개인적으로 茯苓桂枝五味甘草湯이나 半夏白朮天麻湯類로 치료하지만 이 사람이 오랫동안 열병으로 고생하다가 차도가 있고나서도 여전히 미진한 熱로 해수증과 현훈으로 고생하는 경우에는 竹葉石膏湯으로 치료한다.

譯 : 기침으로 어깨가 들썩거릴 정도여서 누워있기 어려운 경우에는 小青龍湯으로 치료한다.(35~40조문 까지 小青龍湯에 관한 하나의 조문이다.-의종금감)

解 : "咳逆은 예전에는 咳嗽라고 불렀다. 倚息은 오늘날 호흡이 촉급한 것이다."라고 하니 이런 증상은 胃內停水의 증후이다. 어떻게 아는가? 비록 그 증상을 갖추지 못했지만 오히려 그 처방이 남아 있기 때문이다. 咳逆 때문에 倚息하고 倚息 때문에 눕지 못하는 것이니 병증의 시작과 끝이 서로 의지하는 것은 바로 病勢 때문이다.

12-36. 青龍湯下已에 **多唾口燥**하고 **寸脈沈 尺脈微**하며
手足厥逆하고 **氣從小腹上衝胸咽**하야 **手足痺**하고
其面 翕熱如醉狀하며 **因復下流陰股**하야 **小便難**하며
時復冒者는 **與茯苓桂枝五味甘草湯**하야 **治其氣衝**이라

解 : 此條 一見難澁不屬하나 據病勢而觀之하면 則一目瞭然이라

多唾口燥者는 留飮之候也오

氣從小腹上衝胸咽者는 奔豚之症也며

其面翕熱如醉狀 時復冒者는 振動之症也오

手足厥逆 小便難者는 但水氣上衝 而不得下流하고 不得外越之故也라

然則小便難 時復冒者는 不以其下流陰股오 卽以上衝也일세니

一有氣上衝하면 則氣는 未嘗不偏在焉이라

竊謂'下流陰股'者는 非徒臆測之理오 猶亂之條文하니

與其存之之爲誤解론 不若刪之之爲通理也라

小青龍湯은 治內飮外邪하니 服已에

發熱惡寒 頭痛乾嘔 等等 如其外症者가 不見하고

而但見支飮上衝之症이어든 苓桂朮甘湯主之나

然咳嗽頭冒에 加五味而去白朮하니

於是乎 隨其支飮所在하야 而辨症하고 而加減者를 可知也라

譯 : 소청룡탕을 복용하고 나서 침이 많아지고 입안이 건조하며 촌맥이 沈하고 척맥이 微하며 수족이 厥逆하고 氣가 小腹에서 胸咽으로 상충하면서 수족이 저리고 얼굴이 술 취한 것 같으며 이로 인하여 다시 안으로 흘러 소변이 잘 나오지 않고 때때로 머리가 어지러운 경우에 茯苓桂枝五味甘草湯을 주어 그 氣衝을 치료한다.

解 : 이 조문은 일견 난삽하여 조화롭지 못하나 병세의 관점에서 보면 일목요연하다.
多唾口燥는 留飮의 반응이라면 氣從小腹上衝胸咽은 奔豚의 증상이며,
面翕熱如醉狀 時復冒는 수기가 진동할 때 나타나는 증상이며,
手足厥逆 小便難은 단지 수기가 상충하기만 하고 아래로 흐르지 않고, 외부로도 흐르지 않기 때문이다.
그러므로 小便難 時復冒는 下流陰股 때문이 아니라 바로 上衝 때문이니 만약 氣上衝하면 氣는 미상불 한 방향으로 쏠리기 마련이다.

개인적인 생각에 '下流陰股'와 같은 표기는 비단 억지스러운 이치일 뿐 아니라 오히려 조문을 혼란하게 하니 그대로 두어 오해를 부르기보다는 삭제하여 文理가 통하게 하는 것이 낫다.
小青龍湯은 內飮外邪를 치료하므로 복용하고 나서 發熱惡寒 頭痛乾嘔와 같은 外症이 나타나지 않고 단지 支飮에 의한 上衝하는 증상이 보이면 苓桂朮甘湯으로 치료한다. 그러나 咳嗽頭冒에五味子를 가하고 白朮을 거한 것으로 보아 支飮의 소재에 따라 변증하고 加減하는 것을 알 수 있다.

支飮在上(胸)엔 茯苓桂枝五味甘草湯主之하고
支飮在中(胃)엔 茯苓桂枝白朮甘草湯主之하며
支飮在下(臍)엔 茯苓桂枝甘草大棗湯主之라
雖然 "若咳家 有稠涎膠痰 血絲腐臭 蒸熱口燥等者는
非五方所得而治也"[14])니 何則고 非他라
挾熱而津液消耗故也일세니 竊謂 此際에 可與竹葉石膏湯[15])이라

【桂苓五味甘草湯方】 茯苓四兩, 桂枝四兩, 甘草三兩, 五味子半升

12-37. 衝氣卽低나 而反更咳하고 胸滿者는 用桂苓五味甘草湯去桂加乾薑, 細辛하야 以治其咳滿이라

解 : 大凡寒飮之症은 大同小異하야 小靑龍湯主之하고 變症之見에 隨症治之라
此條以下는 臨機應變으로 氣上衝卽低일세 故去桂枝오 反更咳胸滿일세
故加乾薑, 細辛이나 竊謂 一有寒飮하면 則氣上衝이 卽低라도 未嘗不潛在胸脇하니
今雖上衝不甚이나 不去桂枝라 何況咳嗽胸滿者 是非水氣上衝之症而何오
若不然則 彼所謂衝氣者를 吾不知也라

【苓甘五味薑辛湯方】 茯苓四兩, 甘草三兩, 乾薑三兩, 細辛三兩, 五味子半升

14) 非五方所得而治也 : 『類聚方廣義』 본방조문-苓桂五味甘草湯, 苓甘五味薑辛湯方, 桂苓五味甘草去桂加薑辛夏湯方, 苓甘五味加薑辛半夏杏仁湯方, 苓甘五味加薑辛半杏大黃湯方을 말함
15) 4-3 조문 주2) 참고

支飮在上(胸)인 경우에는 茯苓桂枝五味甘草湯으로 치료하고,

支飮在中(胃)인 경우에는 茯苓桂枝白朮甘草湯으로 치료하며,

支飮在下(臍)인 경우에는 茯苓桂枝甘草大棗湯으로 치료한다.

비록 그렇지만 "만약 咳嗽증이 있는 사람으로 稠涎膠痰하고 血絲腐臭하며 蒸熱로 口燥한 경우는 위에 언급한 다섯 가지 처방으로 치료할 수 없다."고 하는데 왜냐하면 다른 이유가 아니다. 挾熱하여 津液이 소모된 연유이니 개인적으로 이 경우에 竹葉石膏湯으로 치료한다.

譯 : 氣上衝은 가벼워졌지만 오히려 다시 기침이 심해지고 흉만한 경우는 桂苓五味甘草湯去桂加乾薑細辛으로 그 해수와 흉만을 치료한다.

解 : 대체로 寒飮에 의한 증상은 대동소이하여 小青龍湯으로 치료하고 변증이 보이면 증상에 따라 치료하면 된다. 이 조문 이하는 임기응변으로 氣上衝이 가벼워졌기 때문에 桂枝를 去하고, 다시 기침이 심해지고 흉만하기 때문에 乾薑, 細辛을 加한 것이나 개인적인 생각에 寒飮이 있으면 기상충이 잠시 (상황에 따라) 가벼워졌더라도 미상불 胸脇부위에 잠재하니 지금 비록 상충이 심하지 않더라도 桂枝를 빼지 않는다. 하물며 咳嗽胸滿은 水氣上衝에 의한 증상이 아니면 무엇인가? 만약 그렇지 않다면 조문에서 말하는 衝氣를 알지 못하겠다.

12-38. 咳滿卽止하나 **而更復渴**하며 **衝氣復發者**는

以細辛, 乾薑이 **爲熱藥也**라

服之에 **當遂渴**이어늘 **而渴反止者**는 **爲支飮也**라

支飮者는 **法當冒**하고 **冒者**는 **必嘔**하니

嘔者는 **復內半夏**하야 **以去其水**라

解 : 熟讀條文하면 則不待註解라도 而可知其情況이라

上方服已에 衝氣復發 胸悶煩燥 而渴者는

以細辛, 乾薑之熱性也니 故加石膏하야 未然豫防이 不亦可乎아

趙良曰 "當遂渴 而渴反止者는 爲支飮之水 蓄積於胸中故也"라 하니

竊謂曰 支飮 不搖動할세 故不渴이오 若搖動하면 則口渴이라

何以知之오 胸中有支飮留飮 而口渴者가 多有之일세라

然則 條文 以渴反止 爲支飮之故[16]者는 誤文也라

支飮, 留飮之水를 與其以爲生理之津液으론 寧以爲病理之汚水니

支飮發作이 彌甚하면 則衝氣, 冒眩, 口吐而渴이 彌劇이어늘

乃以爲氣血不足者는 實不知古醫之案者也니라

【桂苓五味甘草去桂加薑辛夏湯方】 茯苓四兩, 甘草二兩, 細辛二兩, 乾薑二兩, 五味子, 半夏各半升

---

16) 支飮之故 : 지음(수기변조)을 마치 진액으로 인식하여 갈증이 해소된 것으로 오해할 수 있다.

譯 : 위의 처방을 복용하고 나서 기침과 흉만은 좋아졌지만 다시 입안이 마르고 氣上衝이 재발한 것은 細辛, 乾薑이 熱性이 강한 약이기 때문이다. 그러므로 이 약을 복용하면 당연히 갈증이 있어야 하는데 도리어 갈증이 멈추는 것은 지음 때문이다. 지음이 있으면 어지럽기 마련이고 어지러우면 반드시 구토하게 되니 구토하는 경우에 半夏를 加하여 그 水飮을 없애야 한다.

解 : 이 조문을 숙독하면 註解 없이도 그 정황을 알 수 있다. 위의 약물을 복용하고 나서 衝氣가 다시 발하여 胸悶 煩燥하고 渴해진 것은 細辛과 乾薑의 熱性 때문으로 石膏를 加하여 미연에 예방하는 것이 또한 좋지 않겠는가?

趙良이 "마땅히 渴해야 하는데 渴이 도리어 그친 것은 支飮의 水가 胸中에 축적된 연유다."고 하는데 개인적인 생각에 支飮이 요동하지 않아 不渴한 것이며, 만약 요동치면 口渴이 나타난다. 어떻게 아는가? 胸中에 支飮이나 留飮이 있어 口渴하는 경우가 많기 때문이다.

그러므로 조문에서 渴反止를 支飮의 연고라고 한 것은 잘못된 글이다.

支飮과 留飮의 물을 生理작용의 津液으로 여기기보다는 차라리 病理에 의한 汚水로 보는 것이 낫다.

支飮의 발작이 심할수록 衝氣, 冒眩, 口吐와 渴症이 더욱 극심해지는 것인데 오히려 기혈이 부족한 것으로 여기는 사람은 실로 옛 의사의 의안을 이해하지 못한 사람이다.

12-39. 水去嘔止로대 其人形腫者는 加杏仁[17]主之라

其證 應內麻黃이나 以其人 遂痺일세 故不內之라

若逆而內之者는 必厥하니 所以然者는 以其人血虛어늘

麻黃이 發其陽故也일세라

解 : 熟讀玩味하면 則可以知當時之案하니

'其證 應內麻黃 ~必厥'者는 大青龍湯條文의

"~不可服 服之則厥逆 筋惕肉瞤此爲逆" 이라

其人形腫者에 麻黃主之가 非不可나

然胃腸障礙 筋肉痲痺의 不意壞病이 或作焉일세 故不納也라

條文所謂麻黃이 發其陽하야 而其人血虛者는 非他라

條文에 未嘗言之體質이나 發汗過多에 脫液亡陽하야

歸屬少陰病하니 本是其人은 幾乎亡陽者也라

然則 察其病症壞病하면 可以知其稟賦性向하니

此際 主之桂枝加附子湯, 茯苓四逆湯, 眞武湯이라

要略所謂血虛亡血者는 異乎後醫所謂血虛亡血어늘

若沒解此하고 而主之補血劑하면 則其於方意에 遠矣라

---

17) 加杏仁 : 小青龍湯에 加杏仁으로 혹자는 원래 소청룡탕에 있어야 하나 빠져 있다고 보는 견해가 있다.

譯 : 水飮이 제거되어 구토가 멎었지만 그 환자의 몸에 부종이 있는 경우에는 (苓甘五味加薑辛半夏杏仁湯方)에 杏仁을 加해서 치료한다. 그 증후에는 당연히 麻黃을 加해야 하지만 환자에게 마비가 있기 때문에 마황을 넣지 않는다. 만약 이것을 어기고 넣게 되면 반드시 厥하니 그 이유는 그 사람이 血虛한 상태인데 마황이 陽을 發洩하기 때문이다.

解 : 조문을 음미하면서 숙독하면 당시의 의안을 알 수 있으니 '其證 應內麻黃 ~必厥'은 大靑龍湯조문의 "~不可服 服之則厥逆 筋惕肉瞤此爲逆"과 흡사하다. 그 환자의 몸에 浮腫이 있는 경우에 麻黃으로 치료하는 것이 잘못은 아니지만 위장장애나 근육마비와 같은 예측하지 못한 壞病이 간혹 나타날 수 있기 때문에 넣지 않은 것이다.

조문에서 말한 麻黃이 陽을 발하여 그 사람이 血虛상태로 빠졌다는 것은 다른 뜻이 아니다. 조문에 비록 일찍이 체질을 언급하지 않았으나 발한을 과다하여 脫液亡陽 상태로 少陰病으로 귀속된 것이니 본래 이 사람은 亡陽에 가까운 사람이다. 그러므로 병증과 괴병을 잘 살펴보면 어느 정도 타고난 체질의 성향을 알 수 있으니 이 경우에 桂枝加附子湯, 茯苓四逆湯이나 眞武湯으로 치료해야 한다. 요략에서 언급한 血虛와 亡血은 후세에서 말하는 혈허와 망혈과 다른 개념이라는 것을 이해하지 못하고 소위 補血劑로 치료하게 되면 고방의 기준에서 멀리 벗어나게 된다.

【苓甘五味加薑辛半夏杏仁湯方】茯苓四兩, 甘草三兩, 五味子半升, 乾薑三兩, 細辛三兩, 半夏半升, 杏仁半升

12-40. 若面熱如醉하면 此爲胃熱이 上衝하야 熏其面일세니 加大黃以利之라

解 : 面熱如醉는 病症也오 胃熱은 病因也며
胃熱上衝하야 熏其面者는 病勢也며 病理也라
然而 面熱如醉者는 非必以胃熱也니
或鬱熱不越 因爾內壓上衝이어나 或心下有水氣 發作上衝이어나
或便鞕 腹滿而潮熱上衝이어나 或小腹苦滿 而瘀血上衝이라
尤以胃熱로 爲胃家實하면 則其於條文과 相負하니 何以知之오
夫胃家實也者는 因其潮熱로 而津液枯하니
卽胃氣不和하야 而腹滿, 譫語, 便鞕하니 略曰 '燥屎化, 毒素化'라

此篇大義는 論水飮病症하니 異於胃家實이 必矣라
苓桂味甘湯條文의 其面 翕熱如醉狀者가 是非面熱如醉而何오
夫然則 面熱如醉 加大黃者는 不以其胃家實이오 實以其支飮胸滿[18]也라

18) 12편26조 支飮胸滿者 厚朴大黃湯主之

譯 : 만약 술 취한 사람처럼 얼굴에 열이 나는 것은 胃熱이 상충하여 얼굴을 훈증한 것이니 大黃을 加해서 상충을 해결한다.

解 : 술 취한 것처럼 얼굴이 붉다는 것은 病症이며, 胃熱은 病因이며, 胃熱이 上衝하여 얼굴을 훈증하는 것은 病勢이며 病理이다. 그러나 面熱如醉는 반드시 胃熱 때문만이 아니라 혹은 外感으로 인한 鬱熱이 배설되지 않아서 內壓이 上衝하거나, 혹은 心下의 水氣가 발작하면서 上衝하거나, 혹은 便鞕하여 腹滿하면서 潮熱이 上衝하거나, 혹은 小腹苦滿하여 瘀血이 上衝한 것이다.
더욱 胃熱을 胃家實로 여긴다면 조문의 내용과 서로 맞지 않으니 어떻게 아는가? 胃家實이라는 것은 潮熱로 인하여 津液이 마른 것이니 즉 胃氣不和하여 腹滿, 譫語, 便鞕한 것으로 간략하게 말하면 '燥屎化 내지 毒素化'이다.

이 12편의 대의는 水飮病症을 논하는 것이므로 胃家實과 다름이 분명하다.
苓桂味甘湯 조문의 其面 翕熱如醉狀이 面熱如醉가 아니면 무엇인가?
그러므로 面熱如醉에 大黃을 가한 것은 胃家實 때문이 아니라 실은 支飮에 의한 胸滿 때문이다.

萬若不據大義하고 囿於字句하면 則以胃熱로 多以爲胃家實하나니

此所謂 '擇焉而不精 語焉而不詳'者也라

吾聞之하니 "此五方[19]之症은 未必一人兼備하고

亦未必順序而作"라호니 此言有理라

夫水飮之症이 或觸外感 或隨所在 或挾寒 或挾熱 而變焉하나

然水飮之情況이 多在此篇하니 若要得於水病이어든 須熟讀此篇하라

12-41. 先渴後嘔는 爲水停心下일세며 此屬飮家니 小半夏茯苓湯主之라 (方見上)

解 : 夫渴之所來者는 有二焉하니

熱在裏하야 津液爲熱邪所耗者는 小柴胡湯 白虎湯 竹葉石膏湯主之하고

水停心下하야 水氣發作者는 五苓散 茯苓半夏湯 眞武湯主之라

尤怡曰 "先渴後嘔者는 本無嘔病이나 因渴欲飮水로

水多不下하고 而反上逆也 故曰此屬飮家"[20]라 하니 此言有理라

'水停心下'와 '此屬飮家'는 同意反復語로 病因文字也라

本是條文 闕略省略하야 '先渴後嘔 小半夏茯苓湯主之' 不過如此일세

將恐後人이 或未得其方하야 於是乎 '水停心下 此屬飮家'를 竄入焉이라

19) 五方 : 茯苓桂枝五味甘草湯, 苓甘五味薑辛湯方, 桂苓五味甘草去桂加薑辛夏湯方, 苓甘五味加薑辛半夏杏仁湯方, 苓甘五味加薑辛半杏大黃湯方

20)『醫宗金鑑』 본방 주해

만약 대의에 근거하지 않고 글자에 매몰되면 胃熱을 대부분 胃家實로 여기게 되니 이것을 '선택했지만 정밀하지 못하고 말했지만 상세하지 못하다.'는 것이다. 듣기로는 "이 다섯 가지 처방의 증상은 반드시 한 사람이 겸비하지 않으며, 또한 반드시 순서대로 나타나는 것은 아니다."고 하는데 이 말에 설득력이 있다. 대체로 水飮으로 인한 증상은 혹 外感에 접촉하거나, 혹 所在에 따라, 혹 挾寒 혹 挾熱에 따라 변하나 水飮의 정황이 대부분 이 편에 있으므로 水病을 깊이 이해하려면 반드시 이 편을 숙독해야 한다.

譯 : 먼저 갈증이 있은 뒤에 구토하는 것은 水飮이 心下에 정체되었기 때문이며 이것은 飮家에 속하니 小半夏茯苓湯으로 치료한다.

解 : 대체로 갈증이 생기는 경로는 두 가지니 하나는 熱이 裏에 있어 津液이 熱邪에 의해 소모되는 경우 小柴胡湯 白虎湯 竹葉石膏湯으로 치료하고 또 하나는 心下에 水氣가 정체되어 수기가 발작하는 경우 五苓散 茯苓半夏湯 眞武湯으로 치료한다. 尤怡는 "先渴後嘔는 본래 嘔病이 없으나 渴欲飮水로 인하여 水의 대부분이 下하지 못하고 도리어 上逆하기 때문이니 飮家에 속한다."는 이 말에 설득력이 있다. '水停心下'와 '此屬飮家'는 일종의 동의반복어로 病因에 해당하는 후인의 주해이다. 본래 조문의 내용이 빠지고 생략되어 '先渴後嘔 小半夏茯苓湯主之' 불과 이와 같기 때문에 장차 후인들이 처방을 얻지 못할까 염려하여 누군가 '水停心下 此屬飮家'를 몰래 삽입한 것이다.

13. 消渴小便利淋病脈證幷治第十三

13-1. 厥陰之爲病은 消渴하고 氣上衝心하야 心中疼熱하고 飢而不欲食하며 食卽吐蚘하고 下之면 不肯止라

解 : '濕家之爲病 狐惑之爲病 陰毒陽毒之爲病 黃汗之爲病 穀疸之爲病 腸癰之爲病 風之爲病 勞之爲病 淋之爲病 水之爲病'者는 與其 '厥陰之爲病'과 其文法 雖同이나 其文意 太不類하야 不可同列而論이어늘 揭之此篇者는 以消渴也일세니 於是乎 後人之編輯者를 可知也라

厥陰病者는 其人素有寒이나 而有消渴之症으로 所謂陰極似陽 上熱下寒者也니 何以知之오 消渴者에 知其熱在上焦也오 飢而不欲食者에 知其胃中空虛而冷也라 厥陰病 消渴者는 身雖大熱하고 渴欲飲水나 不可與淸火劑오 自古 此際에 理中安蚘湯[1]加減之하니 良察之하라 蚘厥者 其人手足冷而吐蚘나 不敢自信하니 願待乎大方家之解호라

1) 理中安蚘湯 : 『傷寒全生集』-人蔘, 白朮, 乾薑, 茯苓, 烏梅三個, 花椒

譯 : 厥陰이라는 병은 消渴이 나고 氣가 심장으로 찔러 올라 心中이 아프고 뜨거운데, 굶주려도 먹고 싶지 않으며, 음식을 먹으면 회충을 토하고 下하면 下利가 잘 멎지 않는다.

解 : '濕家之爲病 狐惑之爲病 陰毒, 陽毒之爲病 黃汗之爲病 穀疸之爲病 腸癰之爲病 風之爲病 勞之爲病 淋之爲病 水之爲病'이라는 표기는 '厥陰之爲病'이라는 표기와 그 문법 체계가 비록 같으나 그 문의는 매우 달라 같은 자리에서 논할 수 없는데 (궐음병 조문을) 이편에 게재한 것은 消渴때문이니 이것으로 후세 사람이 요략의 조문을 편집한 것을 알 수 있다.

厥陰病은 그 사람이 본래 寒하지만 消渴이 있는 증상으로 소위 陰極似陽 上熱下寒이니 어떻게 아는가? 消渴을 근거로 熱이 상초에 있다는 것을 알 수 있고, 굶주려도 먹고자 하지 않은 것으로 보아 胃腸이 공허하고 한랭한 것을 알 수 있다.
厥陰病의 消渴은 몸에 비록 大熱이 있고 갈증이 나서 물을 마시려 해도 淸火劑를 사용해서는 안 되며, 예로부터 理中安蚘湯에 가감하여 사용했으니 잘 살펴보기 바란다.
蚘厥은 회충으로 인하여 사지가 궐랭하면서 회충을 토하는 증상이라고 하는데 자신할 수 없어 여러분들의 좋은 의견을 기다린다.

13-2. 寸口脈 浮而遲하면 浮卽爲虛오 遲卽爲勞니

虛則衛氣不足하고 勞則營氣竭이라

趺陽脈 浮而數하면 浮卽爲氣오 數卽消穀而大堅하니 (一作緊)

氣盛則溲數하고 溲數卽堅하니 堅數相搏하면 卽爲消渴이라

解 : 大塚敬節 解此條曰 "衛氣는 禦外之陽氣오 營氣는 守內之陰氣니

外感 脈浮者는 邪氣在表하니 桂枝湯 麻黃湯主之하고

雜病 寸口脈 浮而無力者는 虛脈也"라호라

又曰 "虛弱之人 脈浮者가 不爲不多일세 故浮卽爲虛니

脈浮而遲하면 爲虛勞로 而衛營之氣不足하야 終乃以此로 爲消渴張本"이라호라

吾聞之하니 大塚氏는 當代古方家어늘 奈何以菽麥不辨乎아

若夫此條者는 本是無根之說이어늘 乃以巧辯으로 而誤人하니 惜哉라

仲景書 大意는 非他라 無有外感內傷히 而遂作脈浮어든 可與桂枝湯이라

大凡虛勞之人은 雖不欲感於風寒邪氣나 未可得矣일세 故脈浮하니

夫然則 桂枝湯은 非唯適於風寒之感이오 而亦適於虛勞之人이라

萬若 消穀而大堅 溲數而消渴者는 潮熱盛而津液耗也니

調謂承氣湯加石膏主之라

譯 : 촌구맥이 浮하면서 遲한 경우 浮脈은 虛이고, 遲脈은 勞이니, 虛하면 衛氣가 부족하고, 勞하면 營氣가 마른다. 부양맥이 浮하면서 數한 경우 부맥은 氣가 盛함이고, 삭맥은 음식을 잘 소화시키지만 대변이 굳는다. 氣가 성하면 소변을 자주 보고 소변을 자주 보면 대변이 굳는다. 굳은 것과 잦은 것이 서로 치받으면 소갈이 된다.

解 : 大塚敬節이 이 조문을 해석하여 “衛氣는 外의 陽氣를 막아주고 營氣는 內의 陰氣를 지켜주니 外感에 脈浮한 것은 邪氣가 表에 있으니 桂枝湯이나 麻黃湯으로 치료하고, 雜病중에 寸口脈이 浮하면서 無力한 것은 虛脈이다.”라고 말했다 또 “虛弱한 사람이 脈浮한 경우가 많기 때문에 浮하면 곧 虛이니 脈이 浮하면서 遲하면 虛勞가 되어 衛營의 氣가 부족하여 마침내 이것으로 消渴의 장본으로 삼은 것이다.”고 하였다.

듣기로는 大塚氏는 당대의 고방가인데 어찌 正文과 誤文도 분별하지 못했는가? 이런 조문은 본래 근거 없는 설인데 교묘한 변론으로 사람을 誤認케 하니 애석하다! 仲景書 대의는 다른 것이 아니다! 外感과 內傷에 관계없이 마침내 脈浮가 나타나면 桂枝湯으로 치료할 수 있다. 대체로 虛勞한 사람은 풍한의 사기에 감모되는 것을 바라지 않아도 그렇지 못하기 때문에 脈浮하니, 그러므로 桂枝湯은 비단 風寒에 의한 감모증만 치료하지 않고 虛勞한 사람에게도 적용한다. 만약 소화를 잘 시키나 대변이 굳고 소변을 자주 보아 소갈이 있는 것은 조열이 성하여 진액이 고갈되는 것이니 調謂承氣湯에 石膏를 加하여 치료한다.

13-3. 男子消渴에 小便反多하야 以飮一斗로대 小便一斗어든 腎氣丸主之라

(方見虛勞中)

解 : 古所謂消渴이 未必今所謂糖尿病이나

若有如此之情況하면 或不幾於糖尿病乎아

但消渴 而小腹拘急하면 腎氣丸主之나

肥人이 因濕熱鬱滯하야 而消渴엔 防風通聖散主之하니 消渴之方이 何常之有리오

其人稟賦性向을 不察하고 而乃主之腎氣丸者는 其未可夫인저

13-4. 脈浮하고 小便不利하야 微熱消渴者는 宜利小便發汗하니 五苓散主之라

解 : 脈浮 微熱者는 病在表오 小便不利 消渴者는 病在裏니

如其症者 其若有表裏症일세 故宜利小便, 發汗이나

實則脈浮 小便不利 微熱 消渴者는 留飮이 振動上衝之候라

夫利水之劑에 有桂枝者는 不以其表症이오 卽以其水氣上衝也니

此際에 宜利小便이오 不宜發汗이라

但主客之症을 不問하고 而乃主之五苓散者는 未可也니 何則고 非他라

小便不利로 因爾微熱消渴者는 利小便하니 五苓散主之하고

潮熱消渴로 因爾小便不利者는 宜淸火하니 白虎湯主之하며

小便反多로 因爾津液枯渴者는 調小便하니 腎氣丸主之하고

濕熱鬱滯로 因爾小便不利 發熱消渴者는 逐病毒하니 防風通聖散主之라

譯 : 남성이 소갈인데 소변의 요량이 반대로 많아서 물 1말을 마시고 소변 1말을 배설하면腎氣丸으로 치료한다.(처방은 虛勞篇에 보인다.)

解 : 조문의 消渴이 반드시 오늘날의 糖尿病은 아니지만 이런 정황이 있으면 혹 糖尿病에 가깝지 않겠는가? 다만 消渴이 있으면서 小腹이 당기고 급하면 腎氣丸으로 치료하나 뚱뚱한 사람이 濕熱鬱滯로 消渴이 있으면 防風通聖散으로 치료하니 消渴을 치료하는 처방이 어찌 정하여져 있겠는가? 그 사람이 타고난 체질과 병독의 성향을 관찰하지 않고 腎氣丸을 쓰는 것은 옳지 않다.

譯 : 맥이 浮하고 소변이 순조롭지 않은데, 약간 열이 있고 소갈이 있는 경우 마땅히 소변을 순조롭게 하고, 땀을 내야 한다. 五苓散으로 치료한다.

解 : 脈浮 微熱은 病이 表에, 小便不利와 消渴은 病이 裏에 있는 것이니 이런 증상은 表裏를 구비한 것이므로 당연히 利小便하고 發汗해야 하나 사실 脈浮 小便不利 微熱 消渴은 留飮이 振動上衝하여 발생하는 증후이다. 대체로 利水의 약물에 桂枝는 표증을 치료하기 위한 것이 아니라 바로 소변불리로 인한 水氣의 上衝 때문이므로 이 경우 마땅히 利小便해야 하고 發汗하면 안 된다. 다만 주증과 객증을 따지지 않고 五苓散으로 치료하는 것은 옳지 않다. 왜냐하면 다른 이유가 아니다. 小便不利로 微熱消渴하면 五苓散으로 利小便하고, 潮熱消渴로 小便不利하면 白虎湯으로 淸火하며, 小便의 요량이 많아져 津液이 枯渴하면 腎氣丸으로 소변을 조절하고, 濕熱鬱滯로 小便不利하고 發熱消渴하면 防風通聖散으로 치료한다.

13-5. 渴欲飮水호대 水入則吐者는 名曰水逆이니 五苓散主之라

解 : 大凡水飮之症者는 大同小異하야 辨症不易하나

小半夏茯苓湯은 以嘔爲主하고 五苓散은 以渴爲主라

但胃內停水가 因其振動上衝如何하야

而心悸, 頭暈, 耳鳴, 痙攣, 煩燥, 口渴이 或發作이어나 或潛伏焉하니

然則 '水入則吐者'는 是五苓散特徵之候나 不過一例之症者也라

13-6. 渴欲飮水호대 不止者는 文蛤[2)]散主之라

解 : 渴欲飮水하나 水入則吐者는 五苓散主之하고

渴欲飮水하나 水入則消者는 白虎加人蔘湯主之하며

渴欲飮水하나 不吐水 不口乾舌燥 惟飮水不止者는 本方主之라

13-7. 淋之爲病은 小便如粟狀하고 小腹弦急하야 痛引臍中이라

解 : 小便如粟狀者는 小便挾熱하야 膏淋澁滯하고 而小便不利일세

故小腹弦急하고 痛引臍中하니 猪苓湯主之라

---

2) 文蛤은 백합과(簾蛤科 : Veneridae)에 속하는 연체동물인 대합Meretrix meretrix L. 혹은 가무락조개 · 모시조개(靑蛤) Cyclinasinensis (Gmelin)의 貝殼이라고 기록되어 있다. 복용은 조개껍질을 갈아서 탕으로 사용한다.

譯 : 渴하여 물을 마시고 싶지만 물을 마시면 바로 吐하는 것을 水逆이라 하니 五苓散으로 치료한다.

解 : 대체로 水飮의 증상은 대동소이하여 변증하기가 쉽지 않으나 小半夏茯苓湯은 嘔吐를 위주로 하고 五苓散은 口渴을 위주로 한다. 다만 胃內의 停水가 振動과 上衝하는 정도에 따라 心悸, 頭暈, 耳鳴, 痙攣, 煩燥, 口渴 등의 증상이 나타나거나 잠복하므로 '물을 마시자마자 토하는 것'은 五苓散의 특징적인 정황이지만 한 가지 예에 불과하다.

譯 : 渴하여 물을 마시고 싶지만 갈증이 멎지 않으면 文蛤散으로 치료한다.

解 : 갈증으로 물을 마시고 싶지만 물을 마시자마자 토하는 경우는 五苓散으로 치료하고, 물을 마시면 흡수하는 경우는 白虎加人蔘湯으로 치료하며, 물을 토하지 않고 口乾舌燥하지도 않으며 오직 물 마시기를 멈추지 않는 경우는 本方으로 치료한다.

譯 : 淋이라는 병증은 소변 볼 때 몹시 깔끄럽고 아랫배에서 배꼽으로 몹시 당기고 급하다.

解 : 소변 볼 때 깔끄럽다는 것은 挾熱하여 고름이 나오는 것처럼 깔끄러워 小便보기가 시원하지 않는 것이니 이 때문에 아랫배가 당기니 猪苓湯으로 치료한다.

13-8. 趺陽脈數하면 胃中有熱하야 卽消穀引食하고 大便必堅하며 小便卽數호라

解 : 若要知胃中有熱인댄 與其以趺陽脈數也론 曷若以大便堅이리오

此條는 顚倒之文이니 若整之乎인댄

'消穀引食 大便堅 小便數 而脈(趺陽脈)數者는 此爲胃中有熱也'니라

胃中有熱者는 非他라 所謂胃氣不和也라

13-9. 淋家는 不可發汗하니 發汗則必便血이라

解 : 夫淋家는 大凡挾熱하야 因消耗津液하고 而小便不利하니

此際에 當淸火生津하고 而利小便이어늘

猶發汗하면 則津液益枯하야 小便不利하고 而澁痛이라

其血尿는 挾熱耗液之候也니 所謂不可發汗之例라

13-10. 小便不利者는 有水氣니 其人若渴하면 栝樓瞿麥丸主之라

解 : 夫小便不利之所來者 或以停水 或以亡津 或以挾寒

或以挾熱이어늘 無端 而 '有水氣'云云者는 漠然之言也라

譯 : 부양맥이 數하면 胃中에 열이 있어 음식물이 매우 빨리 소화되어 음식을 끌어당기고, 대변은 반드시 굳으며 소변을 자주 본다.

解 : 胃에 熱이 있는 것을 알려고 한다면 趺陽脈이 數한 연유이기보다는 大便이 堅한 때문이라는 것이 낫지 않겠는가? 이 조문은 전도된 글이므로 만약 바로잡는다면 '消穀引食 大便堅 小便數 而脈數(趺陽脈數)者 此爲胃中有熱也'이다. 胃中에 熱이 있다는 것은 다른 것이 아니다. 소위 胃氣不和이다.

譯 : 淋病인 사람에게 발한해서는 안 되는데 발한하면 반드시 血尿가 나온다.

解 : 淋病을 앓는 경우 대체로 挾熱로 津液이 소모되고 小便이 不利하니 이 경우 마땅히 淸火하여 生津하고 利小便하게 해야 하는데, 오히려 발한하면 진액이 더욱 고갈하여 小便이 不利하고 소변을 보더라도 껄끄러우면서 통증이 있다. 血尿는 바로 挾熱로 진액이 소모된 증후이니 소위 발한해서는 안 되는 예이다.

譯 : 소변이 순조롭지 못한 것은 水氣가 정체된 것이니 만약 환자가 갈증이 있다면 栝樓瞿麥丸으로 치료한다.

解 : 小便이 不利한 연유는 혹 停水, 혹 亡津, 혹 挾寒, 혹 挾熱 때문인데 아무런 단서도 없이 '水氣 때문'이라고 말하는 것은 막연한 말이다.

本是條文 '小便不利 其人若渴 栝樓瞿麥丸主之' 不過如此일세

於是乎 '有水氣'三字를 竄入하나 惑滋甚焉호라

此際 不主之五苓散, 猪苓湯하고 何必主之栝樓瞿麥丸乎아

本方主之에 必有以也나 其徵不足하야 未可臆測이나

八味地黃湯主之라도 何有리오

瞿麥 : 主治 陰蠹瘡 婦女陰瘡 浸淫瘡 破血通經 墮胎淋疾

【栝樓瞿麥丸】 栝樓根二兩, 茯苓, 薯蕷各三兩, 附子一枚, 瞿麥一兩

13-11. 小便不利엔 蒲灰散主之어나 滑石白魚散 茯苓戎鹽湯幷主之라

解 : 或有小便不利 而渴不渴者로대 條文未備하야

非得已 考其茯苓戎鹽[3]湯하면 則鹽爲渴者之大敵[4]하니

於是乎 小便不利 而不渴者를 可知也나

不敢自信일세 暫待乎大方家之解라

3) 戎鹽 : 一種解凝性利尿藥

4) 鹽爲渴者之大敵 : 『醫宗金鑑』본문 주해

본래 조문은 불과 '小便不利 其人若渴 栝樓瞿麥丸主之'와 같기 때문에 '有水氣'라는 세 글자를 몰래 삽입하였지만 의혹이 더욱 증폭된다. 이 경우에 五苓散이나 猪苓湯으로 치료하지 않고 하필이면 栝樓瞿麥丸으로 치료했는가? 본방으로 치료하는데 반드시 어떤 이유가 있었겠지만 그 증거가 부족하여 억측할 수 없지만 八味地黃湯으로 치료하더라도 무슨 문제가 있겠는가?

譯 : 소변이 순조롭지 않은 경우에 蒲灰散으로 치료하거나, 滑石白魚散, 茯苓戎鹽湯으로도 치료한다.

解 : 간혹 小便이 不利하면서 渴하거나 不渴한 경우가 있지만 조문이 미비하여 부득이 茯苓戎鹽湯을 고려하면 鹽分은 渴이 있는 경우에 매우 금기하는 대적관계이니 이것으로 小便不利하지만 不渴인 것을 알 수 있으나 감히 자신할 수 없어 여러분들의 의견을 기다린다.

13-12. 渴欲飮水하고 口乾舌燥者는 白虎加人參湯主之라 (方見 中暍中)

解 : 渴欲飮水로 水入則口舌不乾燥어늘 仍不解者는 潮熱之甚이나

然未至於胃家實하니 本方主之하야 淸火生津이라

13-13. 脈浮發熱하야 渴欲飮水하고 小便不利者는 猪苓湯主之라

解 : 渴欲飮水나 小便不利에 主之五苓散者는 以停水也오

反面 主之猪苓湯者는 以挾熱也일세라

猪苓湯은 可適於今所謂 '排尿困難 排尿痛 残尿感 頻尿'라

或曰 "脈浮發熱은 表熱之候也오 渴欲飮水는 裏熱之兆也니라

故猪苓湯, 五苓散症은 表裏俱熱이나 表裏間病"이라고 云云者는

太囿於名分하야 而不察病勢者也니라

病毒 彌固於裏하면 則其病勢 未嘗不發外하고

邪氣 彌鬱於表하면 則其病勢 必然及於內라

謂予不信컨대 請看本方하라 猪苓湯方意는 專在淸熱潤燥而利小便이며

五苓散有桂枝者는 未必以脈浮發熱이오 卽以水氣上衝也일세라

譯 : 渴하여 물을 마시고 싶어 하고 입이 마르며 혀가 건조하면 白虎加人參湯으로 치료한다.(方見 中暍中)

解 : 갈증으로 물을 마시고 싶어 물을 마시면 口舌이 건조하지 않아야 하는데 오히려 갈증이 해소되지 않은 것은 潮熱이 심하나 아직 胃家實에까지 이른 것은 아니므로 本方으로 치료하여 淸火하여 生津하면 된다.

譯 : 맥이 浮하고 열이 나 갈증으로 물을 마시려 하고 소변이 편하지 않으면 猪苓湯으로 치료한다.

解 : 갈증으로 물을 마시고 싶으나 小便이 不利한 경우에 五苓散으로 치료하는 것은 停水 때문이며 반면에 猪苓湯으로 치료하는 것은 挾熱 때문이다.

猪苓湯은 오늘날 말하는 '排尿困難이나 排尿痛과 残尿感과 頻尿'에 적용한다.

或者는 "脈浮發熱은 表熱의 증후이며 渴欲飮水는 裏熱의 조짐이므로猪苓湯과 五苓散症은 表裏俱熱이나 表裏間病"이라고 말하는데 이것은 지나치게 表裏개념에 얽매여 병세를 살피지 못한 것이다.

病毒이 裏에서 견고가 심할수록 그 병세는 미상불 外로 발월하고, 邪氣가 表에서 울체가 심할수록 그 병세는 필연적으로 內로 미치기 마련이다.

내 견해가 미덥지 않거든 本方을 보라! 猪苓湯 처방의 의도는 오로지 淸熱潤燥하여 利小便하는데 있으며, 五苓散에 桂枝가 있는 것은 반드시 脈浮發熱 때문이 아니라 水氣上衝 때문이다.

蒲灰 : 主治 小便不利 尿道疼痛 或尿中带血

滑石 : 主治 通利胃腸 去水解熱

【蒲灰散方】 蒲灰七分, 滑石三分

【滑石白魚散方】 滑石二分, 亂髮二分, 白魚二分

【茯苓戎鹽湯方】 茯苓半斤, 白朮二兩, 戎鹽彈丸大一枚

阿膠 : 主治 補血止血-血虛萎黃 眩暈心悸 經少經閉 喀血 衄血 崩漏

滋陰潤肺-熱病傷陰 虛煩不眠 陰虛咳嗽 勞嗽喀血 乾咳

【猪苓湯方】 猪苓, 茯苓, 阿膠, 滑石, 澤瀉各一兩

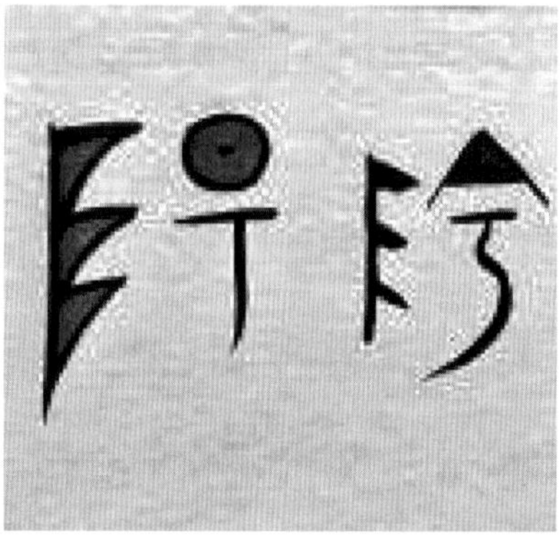

陽陰의 甲骨文字

양계초(1925)에 따르면 陰陽은 원래 '구름이 해를 가리는 것'과 '해가 떠올라 마을에 깃발을 내거는 것'을 가리키는 글자였다고 한다. 陰陽 좌부변 阝는 '언덕(阜)에서 깃발(巾)을 들고 지휘하는 사람이 장수이다'라는 뜻이라고 한다.

14. 水氣病脈證幷治第十四

14-1. 師曰 病有風水 有皮水 有正水 有石水 有黃汗이라

風水는 其脈自浮하고 外證 骨節疼痛 惡風하며

皮水는 其脈亦浮하고 外證 胕腫하나 按之沒指하고 不惡風하며

其腹如鼓하고 不渴하니 當發其汗이라

正水는 其脈沈遲하고 外證 自喘하며

石水는 其脈自沈하고 外證腹滿不喘하며

黃汗은 其脈沈遲하고 身發熱 胸滿하며 四肢頭面腫하고

久不愈하면 必致癰膿이라

解 : "風水 與皮水 其同者는 病在表오

其不同者는 惡風, 不惡風이며

正水 與石水 其同者는 病在裏오

其不同者는 自喘, 腹滿不喘"[1]이라하나

大凡腹滿하면 則喘하니 其同不同者는 參之之事오 非必信之之症者也라

夫仲景治法은 但講求於病根하고 不分解於病名하니

其病名이 雖不同하더라도 其病位가 若同하면 則其方意는 槪同也라

---

1) 『醫宗金鑑』 程林의 의견

譯 : 師曰 水氣의 병에는 風水, 皮水, 正水, 石水, 黃汗이 있다.

풍수는 맥이 浮하고, 外證은 관절이 동통하고 惡風한다.

피수는 맥이 浮한데, 외증은 부종(胕腫-浮腫)이 있으나 按診하면 누른 자리가 움푹 꺼지고 惡風하지 않으며 배가 북처럼 팽팽하고 渴하지 않으므로 마땅히 땀을 내어 치료해야 한다.

정수는 맥이 沈遲하고 외증은 喘息한다.

석수는 맥이 沈하고 외증은 배가 脹滿하나 천식하지 않는다.

黃汗은 맥이 沈遲하고 몸에서 열이 나며 흉중이 滿하고 사지와 頭面에 부종이 발생하는데 오랫동안 낫지 않으면 반드시 癰膿을 초래한다.

解 : "風水와 皮水의 같은 점은 病이 表에 있는 것이고 같지 않은 점은 惡風과 不惡風이며

正水와 石水의 같은 점은 病이 裏에 있는 것이고 같지 않은 점은 自喘과 腹滿不喘이라"고 하지만

대체로 腹滿하면 喘하므로 그 同과 不同은 참고할 만한 일이지 반드시 믿을 만한 증거는 아니다.

중경의 치료법은 단지 病根에서 강구하고 病名에 따라 구분하여 이해하지 않으므로 그 병명이 비록 같지 않더라도 그 病位가 만약 같다면 그 方意도 대략 같다.

無有外感內傷히 而 "汗在皮膚하면 麻黃湯主之하고

汗在肌肉하면 桂枝湯, 葛根湯主之하며

汗在胸中하면 大青龍湯主之하고

汗在心下하면 小青龍湯主之하며

水在上焦하면 小青龍湯 五苓散主之하고

水在中焦하면 十棗湯 大陷胸湯主之하며

水在下焦하면 苓桂朮甘湯類主之라

發汗에 分形層之次第하고 利水에 定三焦之高下也"[2]라호라

甚至 風濕相搏에 法當汗出而解하나

因其範圍, 粘液, 屬性하야 而又分之하니

'麻黃加朮湯, 麻黃杏仁薏苡甘草湯, 防己黃芪湯,

桂枝附子湯, 去桂枝加白朮湯, 甘草附子湯主之'라

以此考之컨대 形層三焦之間에 水氣變調之症이 奚翅千萬가만은

然其治法은 發汗, 利水, 去濕, 逐水 不過如此라

此際에 察其水飲之情況하야 可以立方意니

夫五水之名과 五臟之水를 雖不知不分이라도 何難之有리오

風水, 皮水, 正水, 石水, 黃汗之症이 詳述於下條하니 良察之하라

---

2) 柯琴『傷寒論翼·太陽病解 第一』

外感과 內傷에 관계없이 "汗이 皮膚에서 형성되면 麻黃湯으로 치료하고,

汗이 肌肉에서 형성되면 桂枝湯이나 葛根湯으로 치료하며,

汗이 胸中에서 형성되면 大青龍湯으로 치료하고,

汗이 心下에서 형성되면 小青龍湯으로 치료하며,

水가 上焦에서 형성되면 小青龍湯이나 五苓散으로 치료하고,

水가 中焦에서 형성되면 十棗湯이나 大陷胸湯으로 치료하며,

水가 下焦에서 형성되면 苓桂朮甘湯類로 치료한다.

發汗에 形層의 순서를 구분하고

利水에 三焦의 高下를 정한다."고 한다.

심지어 風濕이 相搏한 경우에 마땅히 발한하여 해소하는 것을 법으로 삼으나

그 병증의 範圍와 粘液의 농도와 한열의 屬性에 따라 또 구분하여

'麻黃加朮湯, 麻黃杏仁薏苡甘草湯, 防己黃芪湯, 桂枝附子湯, 去桂枝加白朮湯,

甘草附子湯'으로 치료한다.

이것으로 살펴보면 形層(표리)과 三焦(상하)의 사이에 水氣가 變調하여 발생하는 증상이 어찌 천 가지 만 가지뿐이겠는가마는 그 치법은 發汗, 利水, 去濕, 逐水하는 정도이다. 이 경우에 水飮의 정황을 살펴서 처방의 기준을 세우는 것이니 五水의 이름과 五臟의 水를 비록 알지 못하고 구분하지 않더라도 무슨 어려움이 있겠는가? 風水, 皮水, 正水, 石水, 黃汗의 증상은 아래 조문에 자세히 기술되었으니 잘 살펴보기 바란다.

14-2. 脈浮而洪하면 浮則爲風이오 洪則爲氣니

風氣相搏호대 風强則爲隱疹하고 身體爲癢하며

癢爲泄風하야 久爲痂癩[3)]하고 氣强則爲水하야 難以俯仰이라

風氣相擊하야 身體洪腫하면 汗出乃愈라

惡風則虛니 此爲風水오 不惡風者는 小便通利하고

上焦有寒하야 其口多涎이니 此爲黃汗이라

解 : 痂癩는 惡瘡, 今所謂Hansen病이니 古也不治오 今也難治라

以今追古컨대 風氣相搏 而風强, 泄風, 氣强云云者는

當時非得已之案이니 參之 可也나 盡信之 未可也라

繁雜而難讀할세 故略曰

'風氣相搏 脈浮而洪 隱疹而癢 久爲痂癩 難以俯仰'이나

但 '身體洪腫 隱疹而癢 其口多涎 黃汗'者는 汚水之爲病也니

竊謂此際에 黃芪桂枝五物湯 補中益氣湯主之라

---

3) 痂癩 : 한센병(나병)-한의학에서는 가라(痂癩) · 풍병(風病) · 대풍라(大風癩)라 하였고 치료가 불가능했던 시대에는 천형병(天刑病) 또는 업병(業病)이라 하였다. 피부 및 점막, 안구에 발진과 각종염증을 일으키고 피딱지와 출혈 징후를 보이며 해당 부위에서 감각을 잃어버리거나, 반대로 과민하게 감각을 느끼게 되는 세균성 전염병이자 악성 피부병 중 하나. 이 병에 걸리면 피부의 병변이 광범위하게 홍반으로 드러나기 때문에 겉으로 보기에도 굉장히 흉측해지며, 이처럼 눈에 잘 띄는 징후가 전염성과 더불어 이 병을 '문둥병'이라 부르며 신의 저주처럼 취급해 환자들과의 접촉을 꺼리게 만드는 한 이유가 되었다. 나무위키

譯 : 맥이 浮하면서 洪한 경우 浮한 것은 風이고 洪한 것은 氣가 강한 것이니
풍과 기가 서로 부딪히는 경우 풍이 강하면 隱疹이 되어 신체가
가렵게 되고 가려움증을 泄風이라 하며 오래되면 痂癩(惡瘡, 한센병)가 된다.
기가 강하면 水病이 되어 허리를 잘 굴신하지 못한다.
풍과 기가 서로 공격하면 온몸이 다 붓게 되니 땀을 내면 낫는다.
환자가 惡風하면 虛證으로 風水이고, 惡風하지 않는 경우는 소변이 잘 나가며
상초에 寒이 있어 입으로 침이 많이 흐르게 되는데 이것이 黃汗이다.

解 : 痂癩는 惡瘡 또는 오늘날 Hansen病으로 옛날에도 불치병이었고 오늘날에도
치료되기 어려운 병이다. 현재의 관점에서 옛날을 보면 風氣가 相搏하여
風強, 泄風, 氣強이라고 운운한 것은 당시 상황에서 어쩔 수 없는 병리의 의안이니
참고할 수 있어도 전적으로 믿을 필요는 없다.
조문이 번잡하여 읽기 어려우므로 간략하게 말하면 '風氣相搏 脈浮而洪 隱疹而癢
久爲痂癩 難以俯仰'이다. 다만 '身體洪腫 隱疹而癢 其口多涎 黃汗'한 경우는 부패한
水氣에 의하여 발생한 병증이니 개인적으로 이 경우에 黃芪桂枝五物湯이나
補中益氣湯으로 치료한다.

14-3. 寸口脈 沈滑者는 **中有水氣**하야 **面目腫大**하고 **有熱**하면 **名曰風水**라
視人之目窠上하면 **微擁**하야 **如蠶新臥起狀**하고 **其頸脈動**하며 **時時咳**하고
按其手足上하야 **陷而不起者**는 **風水**라

解 : 知中有水氣者는 不以寸口脈沈滑이오 卽以面目腫大也일세니
風水之爲病은 '脈沈滑 面目腫大 發熱 目窠上微擁
如蠶新臥起狀 其頸脈動 時時咳 按其手足上 陷而不起'라
夫面目腫大 目窠上微擁者는 內有水氣之候오
其頸脈動 時時咳者는 當外感之風하야 因益內水發作之候니
以此考之컨대 外內感應之爲病者를 可知也라

14-4. 太陽病 脈浮而緊하면 **法當骨節疼痛**이어늘 **反不疼**하고
身體反重而痠하며 **其人不渴**엔 **汗出卽愈**니 **此爲風水**라
惡寒者는 **此爲極虛**어늘 **發汗得之**오 **渴而不惡寒者**는 **此爲皮水**라
身腫而冷하야 **狀如周痺**하고 **胸中窒**하야 **不能食**하고 **反聚痛**하야
暮躁不得眠하면 **此爲黃汗**이라
痛在骨節 咳而喘호대 **不渴者**는 **此爲脾**(當作肺)**脹**이니
其狀如腫하야 **發汗卽愈**라
然諸病此者가 **渴而下利**하고 **小便數者**는 **皆不可發汗**이라

譯 : 촌구맥이 沈滑한 것은 체내에 수기가 있어 얼굴과 눈이 부어 커지고 발열이 있으면 풍수라 한다. 망진하면 환자의 눈두덩이 가볍게 부어 마치 막 잠에서 깬 누에 같으며 목의 동맥이 動하고 수시로 기침을 하는데 팔다리를 눌러보면 피부가 함몰되어 원상으로 회복되지 않는 것은 풍수에 의한 것이다.

解 : 체내에 水氣가 있다는 것을 알 수 있는 것은 寸口脈의 沈滑 때문이 아니라 얼굴과 눈이 부어있는 증거 때문이니 風水에 의한 병증은 '脈沈滑 面目腫大 發熱 目窠上微擁 如蠶新臥起狀 其頸脈動 時時咳 按其手足上 陷而不起'이다.
面目腫大하고 目窠上微擁한 것은 內에 있는 水氣의 증후이고, 頸脈이 動하면서 수시로 해수하는 것은 이 사람이 풍한에 노출되면서 이로 인하여 더욱 내부의 水氣가 발작한 증후니, 이것으로 판단해 보면外因과 內因이 서로 감응하여 발생한 병증인 것을 알 수 있다.

譯 : 태양병으로 맥이 浮而緊하면 당연히 관절이 疼痛하는데 오히려 동통하지 않고 신체가 도리어 무겁고 시큰거리며 환자가 渴하지 않는 경우에 발한하면 치료되는 것은 풍수이다.
오한이 있다면 극히 虛한 상태에 발한하여 생긴 것이며 渴하면서 오한이 없으면 皮水이다.
몸이 무거우면서 냉하여 마치 周痺와 유사하며, 흉중에 질식감이 있고 음식을 먹지 못하는데 반대로 통증이 몰려 저물 무렵만 되면 躁하여 잠을 이루지 못하면 황한이 된 것이다. 통증이 관절 부위에 한정되고 기침을 하면서 천식하는데 渴하지 않으면 肺脹이다. 이 증상은 水腫과 같고 땀을 내면 낫는다. 그런데 이상의 여러 병증에서 갈증이 있는데다 下利를 하고 소변이 數하면 절대로 땀을 내면 안 된다.

解 : 古醫之於凡病也에 未嘗不徵於水하니 何則고 非他라

充塞於體間者 水也일세

所謂 '四飮 五水 五臟水'[4]分焉하니

於是乎 其非偶然圖謀之案者를 可知也라

是以 乃敢曰 "皆病도 始於水하고 治病도 始於水라한달 何不可之爲"아

尤怡 解此條曰 "太陽有寒 則脈緊骨疼痛하고

有濕 則脈濡身重하며 有風 則脈浮體疼"이라 하니

其辨證에 設有可觀而參之나 太主於名分하야 而强分者也라 何以知之오

寒者는 濕之性也오 濕者는 寒之質也로대

疼痛, 體疼 身重者는 因其病勢情況而言者也며

惡寒而不渴 不惡寒而渴者는 據其病位淺深而論者也라

是以 反不疼, 反重과 渴, 不渴과 惡寒, 不惡寒者를 特書之라

若不然則 奈何之症으로 而辨之風水, 皮水乎哉리오

所謂 '汗出卽愈'者는 越婢加朮湯[5]主之之意也로

可適於風水오 不適於皮水라

4) 四飮 五水 五臟水 : '痰飮 懸飮 溢飮 支飮' '風水 皮水 正水 石水 黃汗' '肝水 心水 脾水 肺水 腎水'를 말한다.

5) 越婢加朮湯 : 『醫宗金鑑』發汗卽愈之下 當有越婢加朮湯之六字

解 : 古醫들이 일체의 병증을 매번 水分변조에서 증거를 삼은 것은 어떤 이유인가? 다른 이유가 아니다! 인체에 수분이 충만해 있기 때문에 소위 '四飮, 五水, 五臟水'로 구분한 것이니 이것은 우연히 도모하여 입안된 것이 아니라는 사실을 알 수 있다.

감히 말하면 "모든 병증도 水에서 시작하고 치병도 또한 水에서 시작한 것이라 말하더라도 어찌 잘못된 것이겠는가?"

尤怡가 이 조문을 해석하여 말하기를 "太陽에 寒이 있으면 脈緊骨疼痛하고 濕이 있으면 脈濡身重하며 風이 있으면 脈浮體疼한다."고 하는데 辨證에 설령 볼 만하여 참고할 만한 것이 있어도 지나치게 명분을 위주하여 억지로 구분한 것이다. 어떻게 그 사실을 아는가?

寒은 濕의 性이며 濕은 寒의 質이지만 疼痛, 體疼과 身重은 병세의 情況에 따라 말한 것이라면 惡寒而不渴과 不惡寒而渴은 病位의 淺深을 근거로 논한 것이다. 그러므로 反不疼, 反重과渴, 不渴과 惡寒, 不惡寒을 특별히 기술한 것이다. 만약 그렇지 않다면 어떤 증상으로 風水와 皮水를 구별할 수 있겠는가? 소위 '汗出卽愈'는 越婢加朮湯으로 치료하라는 뜻으로 風水에 적용되고 皮水에 적용되지 않는다.

有是證하면 發汗則愈나 或惡寒[6]者는

發汗過多에 遂漏不止하야 奪液亡陽 故日 '此爲極虛'라

或曰 "其人 本是瘦瘠이어늘 發汗하야 因爾奪液 故曰 極虛"[7]라 하니

此之謂 "道竝行而不相悖"[8] 者也니 良察之하라

竊謂 此際에 桂枝加附子湯 桂枝加黃芪附子湯主之하고

仍不解하야 而病在裏면 伏苓四逆湯 眞武湯主之라

有是證하나 皮水, 風水之分者 但在渴不渴也라

以此考之컨대 可知 '皮水者는 視風水爲較深矣'[9]라

但'胸中窒痛 不能食 暮躁不得眠者는 似裏實'[10]하니 可與梔子豉湯이나

然黃汗之爲病에 身腫而冷痳 狀如周痺 胸中窒 不能食 而聚痛者는

'寒襲於外하야 而氣窒于中也'[11]라 하니 此言有理라

夫然則 氣窒于中者는 即以寒襲於外也일세니

方意는 但在治寒濕이오 不在治氣窒이니

此際에 可與桂枝加黃芪湯 補中益氣湯이라

---

6) 惡寒 : 麻黃湯을 복용한 후에 나타날 수 있는 일종의 壞病으로 附子劑를 사용해야 하는 상황을 뜻한다.

7) 출처를 기록하지 못하여 누구의 주장인지 불분명함

8) 道竝行而不相悖 : 의사에 의해서 진액이 심하게 손상되어 亡陽에 빠졌다는 의견과, 환자 자신의 체질이 이미 망양에 속하는 데 발한에 의해 허증이 더욱 심화되었다는 의견으로 이 두 가지는 서로 모순이 되지 않고 아울러 참고할 수 있다는 견해이다.

9) 10) 11) 尤怡의 註解

위에서 언급한 증상이 있는 경우에 발한하면 대체로 치료되나 간혹 惡寒하는 경우는 발한이 지나쳐 마침내 땀이 멈추지 않아 진액이 손상되어 亡陽으로 빠진 것이므로 '此爲極虛'라고 말한 것이다.

또 어떤 사람은 "이 사람은 본래 瘦瘠하여 허약한 사람인데 發汗을 하여 진액을 소진하였기 때문에 極虛한 것"이라고 주장하는데 이 두 가지 설을 가리켜 "道가 병행하되 서로 어긋나지 않는다."(『中庸』)라는 것이니 잘 살펴보기 바란다.

개인적으로 이 경우에 桂枝加附子湯이나 桂枝加黃芪附子湯으로 치료하고, 오히려 병증이 해소되지 않아 병이 裏位에 속하면 伏苓四逆湯 眞武湯으로 치료한다.

조문에서 언급한 증상이 있는 상황에서 皮水와 風水의 구분은 단지 갈증의 여부에 있다. 이것으로 보아 '피수가 풍수에 비해 비교적 심층에 있다'는 것을 알 수 있다.

단지 '胸中窒痛 不能食 暮躁不得眠한 것은 裏實과 유사하니' 梔子豉湯을 쓸 수 있으나 黃汗의 병증에 身腫而冷痲 狀如周痺와 같은 외증이 있으면서 胸中窒 不能食 而聚痛한 내증의 경우는 '寒이 外로 침습하여 氣가 흉중에서 질색한 것이다.'라 하니(29조 참고) 이 말에 이치가 있다. 그렇다면 흉중이 窒塞한 것은 寒이 外로 침습하였기 때문이므로 方意는 단지 寒濕을 치료하는데 있고 氣窒을 치료하는데 있지 않다.

이 경우에 桂枝加黃芪湯이나 補中益氣湯으로 치료할 만하다.

'脾脹之脾字는 當是肺字'라 하니此言是之라

肺脹之爲病에 小靑龍湯主之하고 若渴者엔 加石膏也오

'渴而下利 小便數'에 特書不可發汗者는 以其脫液亡陽也일세라

若夫此條者 一見繁雜하나 自其病位淺深하야 而觀之면

則自風水, 皮水로 歷黃汗하야 而至于肺脹者를 可知也니

立方意는但察其水氣所在와 及水飮情況而已矣라

14-5. 裏水者(『脈經』注 一云皮水)는 一身面目이 黃腫(『脈經』 黃作洪 是)하고

其脈沈하며 小便不利일세 故令病水라

假如小便自利면 此亡津液일세 故令渴也니 越婢加朮湯主之라 (方見中風)

解 : 要略曰 裏水라 하고脈經曰 皮水라 하니 未詳孰是나

裏水는 較風水而在裏也라

大塚經節은 論此曰 "裏水는 不宜於越婢加朮湯"이라 하고

醫宗金鑑 註解曰 "越婢加朮湯主之는 當在太陽病

脈浮而緊 汗出卽愈之下니 必是錯簡"[10)]이라 하니

10) 『醫宗金鑑』 按에 越婢加朮湯主之 이 7자는 마땅히 앞 조문으로 옮겨야 한다고 했는데, 越婢加朮湯과 같은 발표의 약으로 裏水를 치료하기 어렵기 때문이라고 했다.

'脾脹의 脾字는 당연히 肺로 고쳐야 한다.'(의종금감)고 하였는데 이 말이 옳다. 肺脹의 병증에 小青龍湯으로 치료하고 만약 갈증이 있는 경우엔 石膏를 加하고 '渴而下利 小便數'에 발한해서는 안 된다고 특별히 기술한 것은 津液이 손망하여 亡陽에 빠질 수 있기 때문이다.

이와 같은 조문은 일견 번잡하지만 병위의 淺深에서 보면 風水, 皮水로 시작하여 黃汗을 경유하여 肺脹에 도달한 것을 알 수 있으니 처방을 세우는 기준은 단지 水氣의 소재와 水飲의 정황을 살피면 된다.

譯 : 속에 水氣가 있는 환자는 온몸과 얼굴 눈이 다 누렇고 부으며, 맥이 沈하고 소변이 잘 나오지 않기 때문에 水에 의해 병이 된 것이다. 만일 소변이 自利(정상적으로 소변을 조절하지 못함)하면 진액이 소진되어 갈증을 일으키니 越婢加朮湯으로 치료한다.

解 : 要略에서는 裏水라 말하고 脈經에서는 皮水라고 말하는데 무엇이 옳은지 자세하지 않으나 裏水는 風水에 비해 裏에 있는 것이다. 大塚經節은 이에 논하기를 "裏水는 越婢加朮湯의 방의에 합당하지 않다."는 반면에 의종금감의 주해에서는 "越婢加朮湯主之는 앞 조문의 太陽病 脈浮而緊 汗出卽愈의 아래에 마땅히 있어야 한다. 반드시 이것은 순서가 뒤섞인 것이다."고 하였는데

雖未知其與否나 若如條文하면 可知小便不利도 水病也며

小便自利도 亦水病也라

小便不利는 欲利不利也며 自利는 欲止不止也니

小便自利, 不利者其若自汗, 不汗之類者也라

14-6. 趺陽脈 當伏이어늘 今反緊하면 本自有寒하야 疝瘕 腹中痛호대 醫反下之라 下之하면 則胸滿短氣라

解 : 條文之意는 非他라 "有水氣病 則趺陽脈 當伏"11)이어늘

今反緊하고 疝瘕腹痛하니 當溫解之로대 醫反下之하야 而胸滿短氣라

但以趺陽脈狀으로 爲本自有寒者는 其無乃臆斷乎잇가

乃以疝瘕 腹中痛으로 爲 '本自有寒'者는 猶可也나

若夫以趺陽脈緊으로 爲 '本自有寒'者는 未可也라

疝瘕 腹中痛者는 人人 可驗之症이어늘

是之不徵하고 奚必以難徵之脈으로 糾其病因乎아

疝瘕 腹中痛者에 可知 '本有寒水'니 四逆湯 眞武湯主之라

11) 大塚經節『금궤요략강화』이 조문에서 인용

비록 이 사실의 여부는 잘 알지 못하지만 조문과 같다면

소변불리도 수병이며 소변자리도 또한 수병이라는 것을 알 수 있다.

小便不利는 利하고 싶어도 不利한 것이며 自利는 止하고 싶어도

不止한 것이니 小便自利, 不利는 마치 不汗, 自汗이라는 말과 같은 종류다.

譯 : 부양맥이 당연히 잠복해야 하는데 오히려 반대로 緊한 것은 환자가 본래 寒이 있어 疝瘕로 뱃속이 아프던 것을 의사가 반대로 下했기 때문이다. 下하면 흉중이 滿하고 호흡이 짧게 된다.

解 : 조문의 뜻은 다른 것이 아니다. "水氣의 病이 있으면 趺陽脈이 당연히 伏"하거늘 이제 도리어 緊하고 疝瘕 腹痛하니 마땅히 溫藥으로 和解해야 하는데 의사가 도리어 下하여 胸滿短氣한 것이다.

다만 趺陽脈狀으로 본래 寒(寒水)이 있다고 판단하는 것은 지나친 억측이 아닌가?

그러므로 疝瘕와 腹中痛으로 '본래 寒이 있다'고 판단하는 것은 오히려 옳지만

만약 趺陽脈緊으로 '本自有寒'으로 여기는 것은 옳지 못하다.

疝瘕와 腹中痛은 누구나 경험할 수 있는 증상인데 이것을 살피지 않고 하필이면

증거로 삼기 어려운 맥상으로 그 병인을 규명 하는가?

疝瘕 腹中痛으로 '本有寒水'를 추정하므로 四逆湯이나 眞武湯으로 치료한다.

14-7. 趺陽脈 當伏이어늘 今反數하면 本自有熱하야 消穀하고 小便數이어늘 今反不利하면 此欲作水라

解 : 彼也엔 趺陽脈緊으로 '本自有寒'이라 하고
此也엔 趺陽脈數으로 '本自有熱'이라 하니
數, 緊之脈이 未遠하나 寒熱之性은 相反이라
此是則彼非오 彼是則此非나 均之未可라
夫有熱하면 則能消穀이나 然內實로 而不欲食者가 多有之하고
且夫熱鬱於內에 或有小便數 或有不利하니 未必斷定之事라

14-8. 寸口脈 浮而遲하면 浮脈則熱이오 遲脈則潛이니 熱潛相搏을 名曰沈이라 趺陽脈 浮而數하면 浮脈則熱이오 數脈卽止니 熱止相搏을 名曰伏이오 沈伏相搏을 名曰水라 沈則脈絡虛하고 伏則小便難하니 虛難相搏하야 水走皮膚면 卽爲水矣라

解 : 曰沈 曰伏 曰水者는 同意反復語로 卽爲水分變調之意나
然沈則脈絡虛하고 伏則小便難者는 無徵之說也라

譯 : 부양맥은 당연히 잠복해야 하는데 지금 반대로 數하면 환자가 본래 열이 있어서 음식물을 잘 소화시키고 소변을 자주 보아야 하는데 지금 반대로 소변이 불리하면 水病이 발생하려는 것이다.

解 : 앞 조문에서는 趺陽脈이 緊한 것으로 '本自有寒'이라 하고 이 조문에서는 趺陽脈이 數으로 '本自有熱'이라고 하니 數과 緊한 맥상의 차이는 크게 다르지 않으나 寒과 熱의 성질은 서로 반대이다. 이것이 옳으면 저것은 그른 것이며, 저것이 옳으면 이것은 그른 것이나 사실은 모두 잘못된 것이다.
熱이 있으면 능히 음식물을 소화시키지만 內實로 식욕이 없는 경우도 허다하고 또한 熱이 內에 울체하면 혹 小便數한 경우도 있고, 혹 不利한 경우도 있으므로 반드시 단정할 수 있는 일이 아니다.

譯 : 촌구맥이 浮하면서 遲한 경우 浮맥은 熱이고 遲한 것은 潛이니 열과 잠이 서로 치받는 것을 沈이라 한다. 부양맥이 부하면서 數한 경우 부한 것은 열이고 삭한 것은 止니 열과 止가 서로 치받는 것을 伏이라 하고 침과 복이 치받음을 水라 한다. 沈은 絡脈이 虛한 것이고 伏은 소변이 難한 것이니 虛와 소변난이 서로 치받아 水氣가 피부로 내달려 水氣病이 된다.

解 : 曰沈 曰伏 曰水은 일종의 동의반복어로 水分變調라는 뜻이나 沈하면 脈絡이 虛하고 伏하면 小便이 難하다는 것은 근거없는 설이다.

萬若以此로 强辯乎인댄 雖仲景叔和도 可以欺妄이온 而況後人乎아

條文之意는 '脈浮而遲 小便難 而浮腫 或癰膿' 不過如此어늘

乃以揑造之說로 錯雜於其間하야 使其後人으로 空然混亂이라

14-9. 寸口脈 弦而緊하면 弦則衛氣가 不行하고 (『脈經』 衛氣不行) 則惡寒하며 水不沾流하고 走於腸間이라

解 : 寸口脈 弦而緊에 奈何知榮氣乃行하고 而衛氣不行乎아

惡寒에 奚必不溢於皮膚하고 而獨走於腸間乎아

文理不順하고 文脈未屬하나 然條文之意는 非他라

衛氣不行 而惡寒者는 病在表니 水氣沾流於皮膚 宜夫어니와

亡陽 而惡寒者는 病在裏니 水氣走於腸間이 是也라

然則 '『脈經』 衛氣不行'者는 與其存之론 不若削之라

竊謂 風寒客形에 纔正氣不行하면

則水分變調가 因其人性向하야 而作於體內하야

或溢於皮膚하고 或走於腸間하며 或留於胸中하고 或停於胃中하니

治水之法 不同者는 以此也일세라

만약 이것으로 강변한다면 비록 仲景과 叔和도 얼마든지 속일 수 있는데 하물며 우리 같은 사람은 어떠하겠는가?

條文의 뜻은 '脈이 浮하면서 遲한데 小便이 곤란하여 浮腫이 있거나 혹은 癰膿이 있다.' 불과 이와 같은데 오히려 날조된 말로 조문 간에 어지럽게 뒤섞어 후세 사람들에게 공연히 혼란을 초래하게 했다.

譯 : 촌구맥이 弦하면서 緊한 경우 현하면 衛氣가 잘 운행하지 못하고 (위기가 운행하지 못하면) 오한하고 水氣가 피부로 운행하지 못하고 腸間으로 들어가게 된다.

解 : 寸口脈이 弦하고 緊한 것으로 어떻게 榮氣는 운행하고 衛氣는 운행하지 않은 것을 알 수 있는가?

惡寒에 하필 皮膚로 넘치지 않고 오직 腸間으로 走하는가?

文理가 순조롭지 않고 문맥이 접속되지 않지만 조문의 뜻은 다른 것이 아니다!

衛氣不行하여 惡寒한 것은 病이 表位에 있는 것이니 水氣가 皮膚로 흐른다는 것이 옳지만 亡陽에 의한 惡寒은 病이 裏位에 있는 것이므로 水氣가 腸間으로 흐른다는 것이 옳다. 그러므로 '『脈經』의 衛氣不行'은 그대로 두기보다는 차라리 삭제하는 것이 낫다. 개인적인 생각에 風寒에 감모되어 조금이라도 正氣의 운행에 장애가 생기면 바로 水分의 變調가 사람의 성향에 따라 인체 내에서 발생하여 혹 皮膚로 넘치고, 혹 腸間으로 흐르며, 혹 胸中에 머물거나 혹 胃中에 쌓이니 치수하는 법이 같지 않은 것은 이 때문이다.

14-10. 脈得諸沈하면 當責有水니 身體腫重이라 水病脈出者는 死라 少陰脈緊而沈하면 緊則爲痛이오 沈則爲水니 小便則難이라

解 : 水病之脈이 無常이어늘 奚必斷曰 脈沈하면 當責有水乎아

有水之徵은 與其索脈沈으론 曷若察身體腫重가

易見之症을 不取하고 難得之脈을 但取하니 足爲寒心이라

脈微細之謂少陰病者는 猶可也나 少陰脈緊而沈者는 未可也니

所謂三部九候[12]中에 少陰脈者는 果然何在아

若有少陰脈하면 則必有六經脈이어늘 何必特擧少陰脈乎아

有水則痛하고 痛則有水어늘 奈何以分其水, 痛乎아

本是條文은 '脈沈而緊 身體腫重而痛 小便則難' 不過如此니

此際 當利小便하니 茯苓四逆湯 眞武湯 腎氣丸主之라

---

12) 三部九候 : 고대 脈診法의 하나. ① 전신을 통틀어 진단하는 방법.『素問 · 三部九候論』에 나옴. 인체를 頭部, 上肢, 下肢 3부로 나누었을 때 각 부분마다 상, 중, 하의 動脈이 있는데, 이 부위를 진맥하여 어느 부위에서 獨大, 獨小, 獨遲, 獨數의 맥상이 나타나면, 그 經絡에 해당하는 臟氣에 寒熱虛實의 변화가 있는 것이다. 두부에 있어 상부인(兩額動脈 : 太陽)에서는 머리의 병변을 살피며, 중간인 양쪽(耳前動脈 : 耳門)에서는 귀와 눈의 병변을 살피고, 하부인(兩頰動脈 : 巨髎)에서는 口齒의 병변을 살핀다. 上肢의 상부인(手太陰肺經動脈 : 寸口)에서는 폐를 살피며, 중부인(手少陰心經動脈 : 神門)에서는 심을 살피고, 하부인(手陽明大腸經動脈 : 合谷)에서는 胸中을 살핀다. 下肢에 있어 상부인(足厥陰肝經動脈 : 五里 또는 太衝)에서는 간을 살피며, 중부인(足太陰脾經動脈 : 箕門)에서는 비를 살피고, 위를 살필 때는 이와 함께 (足陽明胃經動脈 : 衝陽)을 살피며, 하부인(足少陰腎經動脈 : 太谿)에서는 신을 살핀다. ② 寸口診法『難經 · 十八難』에 나옴. 촌구맥을 寸, 關, 尺 3부분으로 나누고, 각 부분마다 輕, 中, 重의 3가지 방법으로 진맥하여 浮, 中, 沈의 맥상을 분류한다. [Ref. 경희대학교, 동양의학대사전.]

譯 : 진맥하여 沈脈을 얻은 경우에는 마땅히 수분변조에서 그 원인을 찾아야 하니 그 증거로 몸이 붓고 무거운 것이다. 水病으로 沈脈에서 벗어나면 死證이 된다. 少陰脈이 緊하면서 沈한 경우 緊은 통증이 되고 沈은 水病이 되니 소변보기가 어렵다.

解 : 水病의 맥상이 정해진 것이 없는데 하필 脈沈하면 마땅히 수분의 변조에서 그 원인을 찾아야 한다고 단정하는가?
수분변조의 증거는 脈沈에서 탐색하기보다는 身體腫重을 살피는 것이 낫지 않겠는가?
누구나 쉽게 볼 수 있는 증상을 취하지 않고, 구별하기 어려운 脈狀을 취하니 참으로 한심할 뿐이다.
脈微細한 것을 일러 少陰病이라고 하는 것은 그나마 옳지만 少陰脈이 緊하면서 沈하다는 것은 옳지 못하니 소위 三部九候 중에 少陰脈은 과연 어디에 있는가?

만약 少陰脈이 있으면 반드시 六經脈이 있어야 하는데 하필 少陰脈을 특별히 거론했는가?
水氣가 있으면 통증이 있고 통증이 있으면 수기가 있는데 어찌 水와 痛을 양분하는가?
본래 조문은 '脈沈而緊 身體腫重而痛 小便則難' 불과 이와 같으니 이 경우에 마땅히 利小便해야 하니 茯苓四逆湯 眞武湯이나 腎氣丸으로 치료한다.

14-11. 夫水病人은 目下有臥蠶하고 面目鮮澤하며 脈伏하면 其人消渴이라 病水腹大하고 小便不利하며 其脈沈絶者는 有水니 可下之라

解 : 腹中有水면 可下之하고 皮水에 可發汗者는 是大綱之法이라

'目下有臥蠶 面目鮮澤 脈伏 而消渴 腹大'는 小便不利之候로

消渴腹大者는 以病情而言이라면

小便不利者는 以病因而言이며

面目鮮澤者는 以病色而言[13]이니 以此로 知其腹中有水也라

如其症者에 方意는 不在病水腹大오 但在小便不利니

然則 條文所謂可下之者는 利小便也라

14-12. 問曰 病下利後에 渴飮水나 小便不利하야 腹滿因腫者는 何也오 答曰 此法當病水나 若小便自利어나 及汗出者는 自當愈라

解 : 下利後 津液不足하야 而渴飮水者도 水病也오

小便不利하야 水分蓄積하고 腹滿因腫者도 其亦水病也라

當病水 小便自利 及汗出 自當愈者는 非他라

水氣排出之路는 非發汗이면 則利小便일세라

13) 病色而言 : 留陰이 腫脹하면 윤기가 있어 보인다. 비단 눈 주위만 그런 것이 아니라 신체에 부종감이 있는 부위(어깨, 하지)는 유리처럼 빛나며 만지면 매끄럽게 느껴진다.

譯 : 일반적으로 水病을 앓는 환자는 눈 아래가 잠자는 누에처럼 붓고
얼굴과 눈이 선명하며 맥이 伏하면 이 사람은 消渴이 있다.
水病으로 배가 커지고 소변이 불리하며 맥이 끊어질 듯 沈한 것은
복중에 水가 있기 때문이니 下해 볼 수 있다.

解 : 복중에 水가 있으면 下水하고 皮水에 發汗하는 것은 대강의 치법이다.
'目下有臥蠶 面目鮮澤 脈伏 而消渴 腹大'는 小便不利한 증후로
消渴腹大는 病情으로 말한 것이라면 小便不利는 病因으로 말한 것이며
面目鮮澤은 병색으로 말한 것이니 이것으로 복중에 水가 있다는 것을 알 수 있다.
이와 같은 증상에 처방의 기준은 病水와 腹大에 있지 않고 단지 小便不利에 있으니
그러므로 조문에서 말한 下하라는 것은 소변을 편하게 하라는 것이다.

譯 : 問曰 설사병을 앓고 난 후에 渴하여 자꾸 물을 마시는데 소변이 불리하고
腹滿하면서 이로 인하여 부종이 오는 경우는 무슨 병인가?
答曰 이것은 水病에 해당하지만 만약 소변이 自利하거나 땀이 나오면 자연히 낫는다.

解 : 下利한 후에 津液이 부족하여 갈증으로 물을 마시려는 것도 水病이며
小便이 不利하여 水分이 축적하여 腹滿하면서 부종이 생기는 것 또한 水病이다.
水病을 당해서 소변이 自利하거나 땀을 흘리면 저절로 치료된다는 것은
다름이 아니라 수기가 배출하는 통로는 발한 아니면 利小便 뿐이기 때문이다.

14-13. 心水者는 **其身重**하고 **而少氣 不得臥**하야 **煩而躁**하니 **其人陰腫**이라

14-14. 肝水者는 **其腹大**하야 **不能自轉側**하고 **脇下腹痛**하나
時時津液微生하면 **小便續通**이라

14-15. 肺水者는 **其身腫**하고 **小便難**하며 **時時鴨溏**이라

14-16. 脾水者는 **其腹大**하고 **四肢苦重**하며 **津液不生**하고
但苦少氣하며 **小便難**이라

14-17. 腎水者는 **其腹大**하고 **臍腫腰痛**하며 **不得溺**하고 **陰下濕**하야
如牛鼻上汗하고 **其足逆冷**하며 **面反瘦**라

解 : 彼也엔 云云曰 水在心 水在肺 水在脾 水在肝 水在腎이라 하고
此也엔 云云曰 心水 肝水 肺水 脾水 腎水라하나
然而 條文所謂肺水, 腎水之症은 雖上工이라도 莫之能辨이어늘
猶註解家 借內經之說하야 以歷辯之하나 難徵之說이라

若夫此條者는 顚倒之文也니 若整之乎인댄
有其證이어든 始知夫心水 肝水 肺水 脾水 腎水라
雖然 治水之大綱者는
發汗, 利水, 散飮, 祛痰, 回陽, 利小便而已矣니
於是乎 五臟水 遂解焉이라 何以知之오

譯 : 心의 水病은 몸이 무겁고 기운이 적으며 자리에 눕지 못하고

煩하면서 躁하는데 陰器가 붓는다.

肝의 수병은 배가 커져 스스로 몸을 돌리지 못하여 협하와 배가 아프지만

시간이 경과하여 진액이 조금씩 생기면 소변이 다시 통하게 된다.

肺의 수병은 몸이 붓고 소변이 難하며 수시로 검푸른 빛의

묽은 대변을 본다.

脾의 수병은 배가 커지고 팔다리가 몹시 무겁고 진액이 생기지 않아

少氣로 고통받으며 소변보기가 어렵다.

腎의 수병은 배가 커지고 腰臍 부위가 붓고 아프며 소변을

보지 못하며 陰囊 아래가 마치 소가 코로 땀을 흘리듯이

축축하고 발은 逆冷한데 얼굴은 반대로 수척하다.

解 : 앞 조문에서는 水在心 水在肺 水在脾 水在肝 水在腎이라 말하고 이 조문에서는 心水 肝水 肺水 脾水 腎水라고 말하나, 조문에서 말한 肺水의 증상과 腎水의 증상은 비록 뛰어난 의사라 하여도 능히 변별하기 어려운데 오히려 주해가들은 內經의 설을 끌어다 낱낱이 변론하였으나 증명하기 어려운 가설이다.

이런 조문은 전도된 글이니 만약 바로 잡는다면 이와 같은 증후가 있거든 비로소 心水 肝水 肺水 脾水 腎水를 예측한 것이다. 그러나 治水의 큰 원칙은 發汗, 利水, 散飮, 祛痰, 回陽, 利小便하는 것뿐이니 이것으로 五臟水가 마침내 해소된다.
어떻게 아는가?

發汗, 利水에 可以治肺水, 腎水하고

散飮, 祛痰에 或不至於脾水, 心水, 肺水하며

回陽, 利小便에 或豫防於腎水, 肝水하니

何必歷歷分其五臟之水하야 以穿鑿附會乎哉리오

茯苓白朮之爲利水散飮劑者는 猶可也나 惟獨治肺水脾水之藥者는 未可也라

14-18. 師曰 諸有水者 腰以下腫하면 當利小便하고 腰以上腫하면 當發汗乃愈라

解 : 此條方意는 各從其類之法이나 未必如此之固守라

治法 非他라 但從排泄如何而已矣라

然則病人 腰以下腫이라도 無汗이어든 當發汗之하고

腰以上腫이라도 小便不利어든 宜利小便이라

竊謂 此際에 發汗利小便이라도 乃不愈어든 補中益氣湯 八味丸主之라

14-19. 師曰 寸口脈 沈而遲하면 沈則爲水 遲則爲寒이니 寒水相搏이라

趺陽脈伏하면 水穀不化하야 脾氣衰則鶩溏하고 胃氣衰則身腫이라

少陽脈卑하고 少陰脈細하면 男子則小便不利하고

婦人則經水不通이라

經爲血이니 血不利則爲水니 名曰血分이라

發汗, 利水에 어느 정도 肺水, 腎水가 치료되고, 散飮, 祛痰에 간혹 脾水, 心水, 肺水에 이르지 않으며, 回陽, 利小便에 간혹 腎水, 肝水를 예방하게 되는데 하필 五臟之水를 하나하나 구별하여 억지로 끼워 맞추었는가?

茯苓과 白朮이 利水, 散飮하는 약제라는 것은 오히려 괜찮지만 오직 肺水, 脾水를 치료하는 약제라는 것은 옳지 않다.

譯 : 師曰 일반적인 水病으로 허리 이하로 부으면 마땅히 소변을 利하게 하고, 허리 이상으로 부으면 응당 발한해야 치료된다.

解 : 이 조문의 方意는 각각 그 부류를 따른 법이나 반드시 이처럼 고수할 필요는 없다. 치법은 다른 것이 아니다. 단지 배설의 상황이 어떠한가를 따를 뿐이다.

환자의 腰이하에 腫이 있더라도 無汗하면 마땅히 發汗하고, 腰이상에 腫이 있더라도 小便이 不利하면 마땅히 利小便한다. 개인적으로 發汗하고 利小便하더라도 치료되지 않거든 補中益氣湯이나 八味丸으로 치료한다.

譯 : 師曰 촌구맥이 沈하면서 遲한 경우에 침은 水病이 된 것이고 지한 것은 寒病이 된 것이니 寒과 水가 서로 치받은 것이다. 부양맥이 伏하면 水穀이 소화되지 못하여 脾氣가 쇠약하면 물 설사를 하고 胃氣가 쇠약하면 몸이 붓는다.

소양맥이 卑하고 소음맥이 細한 경우 남성은 소변이 불리하고 여성은 經水가 불통한다. 경수는 血이므로 혈이 不利하면 水病이 되니 이를 血分이라 한다.

解 : 有水則有寒하고 有寒則有水니 寒之與水는 本是難分之事어늘

一有强分之하면 則其爲說에 或有可觀者라도 其大意는 未免臆測也라

夫趺陽脈, 少陽脈은 仲景之資로도 未嘗言及이어늘

乃以趺陽脈伏으로 候其鶩溏, 身腫하고 而以少陽少陰脈卑細로

判其小便不利, 經水不通者는 上工辭讓이온 而況庸醫아

吾聞之하니 "庸詎知吾所謂知之가 非不知邪며

庸詎知吾所謂不知之가 非知邪"라 하니 吾不知此條也라

14-20. 問曰 病有血分水分하니 何也오

師曰 經水前斷하고 後病水하면 名曰血分이니 此病難治오

先病水하고 後經水斷하면 名曰水分이니 此病易治라

何以故오 去水하면 其經自下일세라

解 : 經水前斷하고 後病水하면 則血分이 爲主症이오 水分은 爲客症이며

先病水하고 後經水斷하면 則水病이 爲主症이오 血病은 爲客症이니

此際에 所治者는 但在主症이오 不在客症이라

大凡血分이 所以難治於水分者는 以其粘液之差也일세라

解 : 水가 있으면 寒하게 되고 寒한 것은 水가 있다는 것이니 寒과 水는 본래 구별할 수 없는데 만약 조금이라도 억지로 나누게 되면 그 해설에 간혹 볼 만한 것이 있어도 그 대의는 억측을 면할 수 없게 된다. 대체로 趺陽脈, 少陽脈은 중경의 자질로도 일찍이 언급하지 않았는데 오히려 趺陽脈伏으로 鶩溏과 身腫을 헤아리고, 少陽少陰脈卑細로 小便不利나 經水不通을 판단하는 것은 중경과 같은 上工도 사양하는 일인데 하물며 평범한 의사들은 어떠하겠는가? 듣기로는 "내가 안다고 하는 것이 실은 모르는 것인지 어찌 알며, 내가 모른다고 하는 것이 실은 아는 것인지 어찌 알겠는가?" (莊子-齊物論) 라고 하였는데 나는 이 조문을 알지 못한다.

譯 : 問曰 병에 血分과 水分이 있다는 것은 무엇인가?

師曰 經水가 먼저 끊어진 뒤에 水病이 발생한 것을 혈분이라고 하니 이런 병은 치료하기 어렵다. 먼저 수병이 있고난 뒤에 경수가 끊어진 것을 수분이라고 하니 이런 병은 치료하기 쉽다. 왜냐하면 이 상황에서 水를 치료하면 경수는 저절로 배출되기 때문이다.

解 : 經水가 앞서 끊어진 뒤에 水病이 발생하면 血病이 主症이 되고 水病은 客症이 되며, 먼저 水病이 있고난 뒤에 經水가 끊어지면 水病이 主症이 되고 血病은 客症이 되므로 이 경우에 치료의 대상은 단지 主症에 있고 客症에 있지 않다. 대체로 血分의 병증이 水分의 병증보다 치료하기 어려운 이유는 그 粘液의 차이 때문이다.

夫粘液密度之差는 非徒有血分之間이오 而亦有水分之間하니
乾血所以難驅於熟血하고 痰飮所以難逐於水飮하니
方意雖同하나 藥物不同者는 以此也라
且夫血分之病도 或潛於體間하고 或歸於小腹하니 隨其所在 而治之라

14-21. 問曰 病者苦水로 面目身體四肢皆腫하고 小便不利어늘
脈之호대 不言水하고 反言胸中痛하며 氣上衝咽하야
狀如炙肉하고 當微咳喘하면 審如師言컨대 其脈何類오

師曰 寸口脈 沈而緊하면 沈爲水오 緊爲寒하니 沈緊相搏하야
結在關元이라
始時尙微하야 年盛不覺하나 陽衰之後에 營衛相干하고
陽損陰盛하야 結寒微動하고 腎氣上衝하야 咽喉塞噎하고
脇下急痛이어늘 醫以爲留飮이라하야 而大下之하면 氣擊不去하야
其病不除라 後重吐之하면 胃家虛煩하야 咽燥欲飮水로대
小便不利하고 水穀不化하야 面目手足浮腫이라

粘液밀도의 차이는 血分 사이에만 있는 것이 아니라 水分 사이에도 있으니 乾血이 熟血보다 驅逐하기 어렵고, 痰飮이 水飮보다 구축하기 어려우니 방의는 비록 같더라도 그 구성한 약물이 같지 않는 것은 이 때문이다.

또한 血分의 病도 어떤 경우 體間에 잠복하고 어떤 경우 小腹에 축적되므로 그 소재에 따라 치료한다.

譯 : 問曰 환자가 水病으로 괴로워하여 얼굴과 눈 온몸이 다 붓고 소변이 不利한데 진맥하여 보니 환자가 水병은 말하지 않고 반대로 말하기를 흉중이 아프며 氣가 인후로 상충하여 증세가 마치 인후에 구운 고기가 있는 것 같고 약간 기침하며 천식한다고 한다. 선생의 말씀대로 진단하면 맥은 어떠한 類인가?

師曰 촌구맥이 沈하면서 緊한 경우 침은 水이고 긴은 寒이니 침과 긴이 서로 치받으면 關元 부위에 結하게 된다. 처음 생길 때에는 미약하여 한창 나이에는 병인 줄 알지 못하지만 陽氣가 쇠한 후에는 營衛가 서로 범하여 陽氣가 손실되고 陰氣가 성해지면서 結寒이 미동하고 腎氣와 함께 찔러 오므로 인후에 噎塞感이 있고 협하에 急痛이 있는데 의사가 이 병증을 留飮으로 여겨 크게 下하니 氣가 격동하여 邪가 제거되지 못하니 병이 깨끗이 낫지 못한다.

뒤에 다시 토하게 하니 胃家가 虛煩해져 인후가 건조하고 물을 자꾸 마시려 하나 소변이 불리하고 水穀이 소화되지 않아 얼굴과 눈 온몸에 다 부종이 발생한다.

又與葶藶丸下水하면 **當時如小差**라도 **飮食過度**하면

腫復如前하고 **胸脇苦痛**하야 **象若奔豚**하고 **其水揚溢**하면

則浮咳喘逆이라

當先攻擊衝氣하야 **令止**케하면 **乃治咳**오 **咳止**하면 **其喘自差**라

先治新病하고 **病當在後**라

解 : 面目身體四肢 皆腫者는 是非水氣之候而何며

小便不利者는 是非病毒之症而何며

胸中痛 氣上衝咽者는 是非病勢之候而何오

是乃所謂苦水之徵者也라

惜哉라 已得於病症, 病勢, 病毒之徵하면 則可以立其方意어늘

奈何以反問脈類乎아

怪哉라 其答言也여 有水則寒하고 寒則有水니

奈何以脈緊脈沈으로 而水寒之分乎며 而相搏之敵乎아

夫臍下有水氣 氣上衝者는 嘗聞之어니와

然結在關元 腎氣上衝者는 未嘗聞之하니

咽喉塞噎 脇下急痛者는 與其以腎氣上衝으론 不若以留飮上衝이라

이를 보고 다시 葶藶丸으로 水를 下하였더니 당시에 약간 나은 듯하여

과도하게 음식을 먹었더니 부종이 전과 같이 재발하여 흉협이 奔豚證처럼

참을 수 없이 아프고 수기가 위로 넘쳐 기침과 천식이 극심해졌다.

따라서 반드시 먼저 衝氣를 공격하여 그치게 하면 이내 기침이 치료되고

기침이 그치면 천식은 자연히 낫는다.

먼저 새로 얻은 병을 치료하고 옛 병은 뒤에 치료해야 한다.

解 : 面目身體四肢가 모두 부은 것은 水氣의 증후가 아니면 무엇이며, 小便不利는

病毒의 증후가 아니면 무엇이며, 胸中痛 氣上衝咽은 病勢의 반응이 아니면 무엇인가?

이것이 바로 苦水의 증거이다.

애석하다! 이미 病症, 病勢, 病毒의 증거를 얻었으면 方意를 세울 수 있는데

어찌 맥의 종류를 반문하는가?

괴이하다! 그 답변이여. 有水면 寒하고 寒하면 有水한데 어찌 脈緊, 脈沈으로

水와 寒을 구분하며, 相搏하는 적이 되는가?

臍下有水氣와 氣上衝은 일찍이 들었지만 結在關元 腎氣上衝은 일찍이 듣지 못했으니

咽喉塞噎 脇下急痛은 腎氣上衝 때문이기보다는 留飮上衝 때문이라고 여기는 것이 낫다.

若夫此條者는 本是徵實而易簡이어늘 後世好事家之所編[14]일세

故繁雜難解하고 文意不屬하야 適足以亂眞者也라

須據汗吐下併行之法하야 而觀之라야 文脈接續하고 文意可通이라

其人小腹有寒水에 間或微動하야 上衝之兆어든 當溫逐之어늘

醫大下之 重吐之 大下水後에 壞病併出하니 隨症治之之意라

14-22. 風水로 脈浮 身重하고 汗出惡風者는 防己黃芪湯主之하고 腹痛하면 加芍藥이라

解 : 所謂風水는 外風內水也니 風寒客形하면 未嘗不水氣가 迎而逐之라

脈浮身重 汗出惡風者에 桂枝湯類主之가 非不可나

此際에 不主之桂枝湯者는 未達於身重浮腫일세 故防己黃芪湯主之라

脈浮에 不書身疼痛하고 特書身重者는 以此也라

夫身重者는 身腫之兆也니 以此考之컨대

其人 未感風寒之時에 素有水氣變調者를 可知也라

謀方意는 不在風水오 但在脈浮身重而浮腫 汗出惡風이라

東洞 辨症曰 脈浮身腫 汗出惡風 而小便不利에 本方主之하고

防己茯苓湯은 專主肌表有水氣하며

防己黃芪湯은 水在表裏라 하니 參考之라

14) 後世好事家之所編 : 조문 가운데 沈緊相搏 結在關元 營衛相干 陽損陰盛 腎氣上衝 胃家虛煩과 같은 용어는 공연히 일 만들기를 좋아하는 후세 누군가가 편집한 것으로 본다.

이런 조문은 본래 사실을 증거하여 쉽고 간단한 것인데 후세의 별난 것을 좋아하는 사람이 편집하면서 번잡하고 난해하여 글의 뜻이 연결되지 않아 한갓 사실을 혼란하게 한 것이다. 반드시 汗吐下치료를 병행하던 수법을 근거로 보아야 文脈이 접속하고 文意가 어느 정도 통한다. 이 사람은 小腹에 寒水가 있어 간혹 미동하여 上衝하는 조짐이 있거든 마땅히 溫한 약으로 몰아내야 하는데 의사가 크게 下하고 거듭 吐하며 크게 下水한 후에 壞病이 발생한 것이니 증상에 따라 치료하라는 뜻이다.

譯 : 風水로 맥이 浮하고 몸이 무겁고 땀이 나면서 惡風하면 防己黃芪湯으로 치료한다. 腹痛이 있는 경우엔 芍藥을 더한다.

解 : 風水는 外로 풍사에 노출되어 內로 수분변조가 있는 것이니 風寒에 노출되면 인체 내에서 반드시 水氣 변조가 발생하게 된다. 脈浮身重 汗出惡風에 桂枝湯類로 치료하는 것이 잘못이 아니나 桂枝湯을 사용하지 않은 것은 身重浮腫에 약력이 미치지 못하기 때문에 防己黃芪湯으로 치료한 것이다. 脈浮에 身疼痛이라고 기술하지 않고 특별히 身重이라고 기술한 것은 이 때문이다. 대체로 身重은 身腫의 조짐이니 이것으로 이 사람이 아직 풍한에 노출되지 않은 시기에 이미 水分變調가 있다는 것을 알 수 있다. 방의를 도모하는 것은 風水(私案)에 있지 않고 脈浮身腫 汗出惡風(公案)에 있다. 東洞이 변증하여 脈浮身腫 汗出惡風 而小便不利에 本方으로 치료하고 防己茯苓湯은 전적으로 肌表에 水氣가 있는 경우에 치료하며 防己黃芪湯은 表裏에 水氣가 있는 경우라고 말하니 참고하기 바란다.

14-23. 風水로 惡風하고 一身悉腫하며 脈浮不渴호대 續自汗出하고 無大熱하면 越婢湯主之라

解 : 東洞曰 "不渴은 當作渴이라하고 自汗出之下에 當有或無汗之字"이라하니

或問曰 東洞은 奈何之根據로 而判斷其事乎잇가

答曰 '據其方藥하야 而知其病勢'라

方藥 有麻黃하니 不以其無汗乎아 有石膏하니 不以其口渴乎아

雖然 東洞之案은 不過一說이니 何以知之오

續自汗出者는 蒸蒸汗出이니 是裏熱發越之候오 非桂枝湯自汗出者也라

然則不渴者는 非必謂之不渴이며 無大熱者도 其亦非無熱이라

丁寧不渴인댄 不書不渴이어늘 何必特書不渴乎며

無大熱인댄 不書無大熱이어늘 何必特書無大熱乎아 非他라

觀其病勢하면 則當口渴大熱이어늘 猶不渴無大熱을 目擊하고

而乃以爲潛雖伏矣나 未幾에 將至而發할세 故特書之라

若不知其病勢之始終하면 莫能如此之述也라

夫病邪 轉變之中에 因其潮熱發作與否하야 而或渴 或不渴

或有熱 或微熱 或無汗 或蒸蒸續自汗出이라

竊謂 此際 越婢湯, 大青龍湯加黃芪防己主之호라

譯 : 풍수로 惡風하고 온몸이 다 부으며 맥이 浮하며 渴하지 않는데 계속해서 땀이 나고 체표에 大熱이 없으면 越婢湯으로 치료한다.

解 : 東洞이 "不渴은 마땅히 渴로 써야 하고 自汗出 아래에 마땅히 或無汗'이라는 글자가 있어야 한다."고 말했는데 누군가 묻기를 東洞은 도대체 무슨 근거로 이렇게 판단한 것인가? 답하여 말해 주었다. '처방의 약물을 근거로 그 病勢를 파악한 것이다.' 약물에 麻黃이 있으니 無汗때문이 아니겠으며, 石膏가 있으니 口渴때문이 아니겠는가? 비록 그렇지만 동동의 의견은 하나의 설에 불과하다. 어떻게 그 사실을 아는가? 계속해서 땀을 흘리는 것은 끈적끈적한 땀을 흘리는 것이니 이것은 裏熱이 표위로 발월한 증후이며 桂枝湯의 自汗出이 아니다. 그러므로 不渴은 반드시 渴하지 않다는 것을 말하는 것이 아니며, 無大熱도 또한 熱이 없다는 것이 아니다.

정말로 不渴이라면 不渴을 기술하지 않아야 하는데 하필이면 不渴이라고 특별히 기술했으며, 大熱이 없다면 無大熱이라고 기술하지 않아도 되는데 하필 無大熱이라고 기술했는가? 다른 이유가 아니다. 그 病勢를 보면 마땅히 口渴하고 大熱이 있어야 하는데 오히려 不渴하고 大熱이 없음을 목격하고 이에 생각하기를 지금 잠복하여 보이지 않지만 조만간에 발병할 수 있기 때문에 특별히 기술한 것이다. 만약 그 병세의 시작과 끝을 알지 못하면 능히 이처럼 기술하지 못하였을 것이다. 대체로 病邪가 전변하는 중에 潮熱의 발작여부에 따라 或渴 或不渴 或有熱 或微熱 或無汗 或蒸蒸續自汗出한다. 개인적으로 이 경우에 越婢湯이나 大靑龍湯에 黃芪, 防己를 첨가하여 치료한다.

【越婢湯方】麻黃六兩, 石膏半斤, 生薑三兩, 大棗十五枚, 甘草二兩

惡風者 加附子一枚炮 風水加朮四兩 古今錄驗

14-24. 皮水爲病에 四肢腫하고 水氣在皮膚中하야 四肢聶聶[15]動者는 防己茯苓湯主之라

解 : '皮水爲病'과 與 '水氣在皮膚中'者는 同意反復語로 病因也며

四肢腫은 病症也오 四肢聶聶動은 病情也라

四肢聶聶動과 身瞤[16]이 雖未及於身瞤動 振振欲擗地[17]나

皆水氣振動之候니 萬若不據病症病情하면 奈何以知其病因乎哉리오

然則四肢腫 四肢聶聶動者에 可知其水氣在皮膚하고 防己茯苓湯主之라

【防己茯苓湯方】防己三兩, 黃芪三兩, 桂枝三兩, 茯苓六兩, 甘草二兩

14-25. 裏水에 越婢加朮湯主之어나 甘草麻黃湯亦主之라

---

15) 聶聶 : 中醫에 따르면 輕浮無力 (가볍고 떠있어서 힘이 없음) 이라고 한다.

16) 身瞤 :『金匱要略』14편-29조 久久必身瞤 瞤卽胸中痛 桂枝加黃芪湯主之 (발한이 오랫동안 지속되면 반드시 몸이 떨리고 떨리면 흉중통이 생기니 桂枝加黃芪湯으로 치료한다.)

17) 身瞤動 振振欲擗地 : 仲景書讀法講解 59조 太陽病 發汗 汗出不解 其人仍發熱 心下悸 頭眩 身瞤動 振振欲擗地者 眞武湯 主之 (태양병에 발한하였더니 땀을 흘려도 병증이 해소되지 않고 그 사람이 오히려 발열하면서 심하에 동계하고 머리가 어지러우며 몸이 떨리면서 넘어질듯 땅을 구르는 경우 眞武湯으로 치료한다.)

譯 : 皮水의 병으로 팔다리가 부으며 水氣가 피부 속에 있어 팔다리가 경련하듯이 꿈틀꿈틀한 경우에는 防己茯苓湯으로 치료한다.

解 : '皮水爲病'과 '水氣在皮膚中'은 동의반복어로 病因이며 四肢腫은 病症이고 四肢聶聶動은 病情이다.

四肢聶聶動과 身瞤이 비록 眞武湯의 身瞤動 振振欲擗地에는 미치지 못하지만 모두 水氣가 振動하면서 나타나는 증상이니 만약 病症과 病情을 근거하지 않으면 어떻게 그 病因을 파악할 수 있겠는가?

그러므로 四肢腫과 四肢聶聶動을 근거로 水氣가 皮膚에 있음을 파악하고 防己茯苓湯으로 치료한다.

譯 : 裏水의 증상에 越婢加朮湯으로 치료하거나 甘草麻黃湯으로 치료한다.

解 : 裏水는 外臺에 "引范汪作皮水"라호라 越婢湯症을 未然不治하면

則一身悉腫하야 其着濕之甚하니 越婢加朮湯主之라

【甘草麻黃湯方】 甘草二兩 麻黃四兩

14-26. 水之爲病에 其脈沈小하면 屬少陰하고 浮者爲風이오

無水虛脹者는 爲氣水니 發其汗卽已라

脈沈者는 宜麻黃附子湯이오 浮者는 宜杏子湯이라

解 : 彼也엔 '脈沈爲水 緊爲寒'이라 하고

此也엔 '脈沈小屬少陰 浮者爲風'이라 하니

脈沈에 不書爲水하고 特書屬少陰하니 何則고 非他라

爲水엔 當發汗이오 少陰病에도 不無發汗之理나 加附子[18]일세

故始以少陰으로 爲虛脹端緖하고 再以虛脹으로 爲附子口實이라

雖然附子가 逐水回陽者는 猶可也나 治少陰病者는 未可也라

所謂 '屬少陰' '爲風' '爲氣' '無水'者는 一人私見으로 未可足信이니

但其徵不足하니 擬諸麻黃細辛附子湯하야 而考其症하면

則水分停滯로 而脈沈 發熱 身體疼痛 屈伸不利나 其未甚者也라

18) 發汗加附子 : 麻黃附子湯 麻黃細辛附子湯 麻黃甘草加附子湯과 같은 경우로 소음병에 발한제를 잘못쓰면 괴병으로 빠질 수 있다.

解 : 裏水는 外臺에서는 '范汪이 마땅히 皮水라고 써야한다는 것을 인용했다.'고 하였다.

越婢湯의 증상을 미연에 치료하지 않으면 온 전신이 부어 그 습기가 더욱 침착하니 越婢加朮湯으로 치료한다.

譯 : 水의 변조로 나타나는 병 가운데 맥이 沈小하면 少陰에 속하고, 浮하면 風症이며, 부종 없이 虛脹은 氣水(風水)에 의한 것이니 대체로 땀을 내면 낫는다. 맥이 침하면 麻黃附子湯이 적합하고, 浮하면 杏子湯이 적합하다.

解 : 다른 조문에서는 '脈沈爲水 緊爲寒'이라 하고 이 조문에서는 '脈沈小屬少陰 浮者爲風'이라고 하였는데 脈沈에 爲水라고 기술하지 않고 특별히 屬少陰이라고 기술한 것은 왜인가? 다른 이유가 아니다! 爲水에 發汗이 마땅하고 少陰病에도 發汗하는 이치가 없지 않지만 附子를 가하기 때문에 처음에 少陰이란 명칭으로 虛脹의 단서로 삼았고 다시 이 虛脹으로 附子의 구실로 삼은 것이다.

비록 그렇다 하더라도 附子가 逐水하면서 回陽한다는 것은 오히려 옳지만 少陰病을 치료하는 것으로 규정하는 것은 옳지 않다.

소위 '屬少陰' '爲風' '爲氣' '無水'라고 말하는 것은 한 개인의 사견으로 믿을 만한 것이 못되니 그 증거가 부족하므로 麻黃細辛附子湯을 헤아려 그 증상을 고려하면 水分이 停滯하여 脈沈 發熱 身體疼痛 屈伸不利하나 아직 심하지 않은 경우이다.

金鑑 按 "氣水之氣字는 當是風字니

氣字 則無發汗之理오 且通篇並無氣水之病"이라호라

大塚經節 論此曰 "~'爲氣 水發'~ 如此句讀[19]라하야

治其氣分에 發汗無益일세 故桂薑棗草黃辛附湯主之"라 하니

其辨誤, 句讀之案은 雖殊나 然氣字에 無發汗之理는 同也라

竊謂 吾從風水나 然無發汗之理者는 不從하니 何則고 非他라

水氣互藏하니 雖謂之一物이라도 非不可라

然則 論水 而不論氣라도 氣未嘗不在其中하고

論氣 而不論水라도 水未始不在其中이라

但讀要略에 水之爲病은 嘗見之나 氣之爲病은 未嘗見之하니

若不着眼於此하면 則終乃不知古醫之案이라

夫皮下有水하면 則脹일세 故 '無水'에 雖云曰 '虛脹'이라하나

虛字 是僭補니 無水者는 非必無水氣오 多少有水氣하니

無水虛脹者는 未至於浮腫者也라

若不然則 何必始云曰 '水之爲病'이라 하고

再云曰 '爲風水'라하며 終云曰 '發其汗卽已'乎아

---

19) 句讀 : 구두(句讀)는 한자나 한문 문장에서 띄어 읽기를 말한다. 이 구두(句讀)는 대총경절만 주장하지 않았다. 無水라는 조건에 氣水라는 표기가 적합하지 않기 때문에 이 구두를 취한 것이지만 개인적으로 따르지 않는다.

의종금감 按에 "氣水의 氣字는 마땅히 風字로 읽어야 한다면서 氣字라면 발한하는 이치가 없으며 또한 전편을 통해 氣水라는 병이 없다."고 하였다.
大塚經節은 이것에 대해 논하여 말하기를 "~'爲氣와 水發'~로 띄어 읽어야 하고 氣分을 치료하는데 發汗은 도움이 안 되므로 桂薑棗草黃辛附湯으로 치료한다"고 하니 그 辨誤와 句讀의 의안이 비록 다르지만 氣字에 發汗하는 이치가 없다는 뜻은 같다.

개인적으로 風水를 따르지만 發汗之理가 없다는 의견은 따르지 않는다.
왜냐하면 다른 이유가 아니다! 水와 氣는 상대의 모습으로 자신을 감추어 주는 관계니 비록 하나의 물체라고 말해도 잘못된 것은 아니다. 그러므로 水를 논하고 氣를 논하지 않더라도 氣는 일찍이 그(水)가운데 있고, 氣를 논하고 水를 거론하지 않더라도 水는 그(氣) 가운데 있기 마련이다.
그런데 要略을 읽어보면 水之爲病이라는 말은 일찍이 보았지만 氣之爲病이라는 말은 일찍이 보지 못했는데 만약 이 부분에 대해 착안하지 않는다면 古醫들의 의안을 마침내 알지 못하게 된다.

대체로 皮下에 水氣가 있으면 脹하기 때문에 '無水'에 비록 '虛脹'이라고 말했지만 虛字는 누군가 僭補한 것으로 無水라는 말은 반드시 水氣가 없다는 것이 아니라 어느 정도 水氣가 있는 것이니 無水虛脹은 아직 浮腫에 이른 것은 아니다.
만약 그렇지 않다면 하필이면 시작에 '水之爲病'이라 말하고 거듭 '爲風水'라 말하고 마침내 '發其汗卽已'라고 말했겠는가?

大塚經節이 乃以桂薑棗草黃辛附湯으로 爲治氣之劑나

是非發汗, 散飮, 燥濕, 逐水之劑而何오 治氣는 實在其中이라

異哉라 氣雖無形이나 不可謂之非物이어늘

彼所謂氣는 果何오 物乎아 非物乎아

物인덴 奈何以治之며 非物인덴 奈何以治之아 終乃不知其所謂氣라

條文에 雖云云曰屬少陰 無水虛脹이라하나

水氣變調之始에 微微成汗於皮下하고

脈沈小 惡寒而脹者는 亡陽之候니 不宜麻黃湯이오 宜麻黃附子湯이며

萬若 脈浮(緊, 數) 發熱而脹者는 煩渴之兆니 宜杏子湯이라 何以知之오

古醫 見其症而謀其方일세 故察其方而知其意라

然則 愈囿於名分하면 愈難於立方하니

不必辨之以 '脈沈者屬少陰, 浮者爲風'이오 不必從之以 '發其汗卽已'라

【麻黃附子湯方】 麻黃三兩, 甘草二兩, 附子一枚炮

【杏子湯方】 未見 恐是麻黃杏仁甘草石膏湯

(杏子湯方은 보이지 않으니 아마 麻黃杏仁甘草石膏湯인 것 같다.)

大塚經節이 桂薑棗草黃辛附湯으로 氣를 치료하는 약제로 인식했으나 이 처방이 發汗, 散飮, 燥濕, 逐水하는 약제가 아니면 무엇인가! 氣를 치료하는 것은 바로 이(發汗, 散飮, 燥濕, 逐水) 가운데 있다.

참으로 이상하다! 비록 氣는 형태가 없지만 물질이 아니라고 말해서는 안 되는데 많은 주해가들이 말하는 氣는 과연 무엇인가? 물질인가? 물질이 아닌가?

물질이라면 무엇으로 치료할 것이며? 물질이 아니라면 또 어떻게 치료할 것인가?

마침내 그들이 말하는 氣를 알 수가 없다.

조문에 비록 屬少陰과 無水虛脹이라고 말했지만 水氣가 變調하는 무렵에 皮下에 미미한 땀이 형성되면서 脈沈小하고 惡寒하고 腫脹한 경우는 亡陽의 증후이므로 麻黃湯은 합당하지 않고 麻黃附子湯이 마땅하며, 만약 脈浮(緊,數) 發熱하면서 腫脹한 경우는 煩渴의 조짐이니 杏子湯(麻黃杏仁甘草石膏湯)으로 치료한다.

어떻게 아는가?

古醫들은 그 증상을 보고 처방을 도모하였기 때문에 그 처방을 살펴보면 그 의도를 알 수 있다.

그러므로 명분에 얽매일수록 방의를 세우기가 더욱 어려우니 '脈沈者屬少陰, 浮者爲風'이라고 반드시 구분할 필요도 없고, '발한하면 치료된다'는 주해문자를 반드시 추종할 필요도 없다.

14-27. 厥而皮水者는 蒲灰散主之라 (方見消渴中)

解 : 彼也엔 消渴 小便不利 蒲灰散主之하고

此也엔 厥而皮水 蒲灰散主之하니

大凡手足厥冷 而皮水者는 以水氣也일세

此際 麻黃附子湯主之어늘 奈何以主之蒲灰散乎아

吾聞之하니 '小便不利 小腹急脹 尿道疼痛'에 蒲灰散主之하니

觀其蒲灰, 滑石하면 如其症者는 即以濕熱鬱滯也일세라

以此考之컨대 手足厥冷 身腫者는 不過客症也니

與其言厥而皮水론 不若述熱厥而小便不利라

14-28. 問曰 黃汗之爲病은 身體腫하고 (一作重)

發熱汗出而渴하야 狀如風水하나 汗沾衣하며

色正黃如柏汁하고 脈自沈하니 何從得之오

師曰 以汗出에 入水中浴하야 水從汗孔入得之니

宜芪芍桂酒湯主之라

譯 : 수족이 厥冷하여 피부에 水氣가 있으면 蒲灰散으로 치료한다. (方은 消渴篇에 보인다.)

解 : 앞 조문에서는 消渴 小便不利한 경우에 蒲灰散으로 치료하고

이 조문에서는 厥而皮水에 蒲灰散으로 치료한다고 하니,

대체로 手足厥冷하면서 皮水는 水氣 때문이니 이 경우에 麻黃附子湯으로

치료하는데 어떤 이유로 蒲灰散으로 치료했는가?

듣기로는 '小便不利 小腹急脹 尿道疼痛'에 蒲灰散으로 치료한다고 하니

포회산 약물인 蒲灰, 滑石을 보면 이와 같은 증상은 濕熱이 鬱滯하였기 때문이다.

이것으로 판단해 보면 手足厥冷과 身腫은 客症에 불과하니 厥로 인하여 皮水가

된 것이라고 말하기보다는 熱厥로 인하여 小便不利라고 표기하는 것이 낫다.

譯 : 問曰 황한 병증은 몸과 팔다리가 부으며 發熱, 汗出로 渴證이 있어

증세가 風水와 흡사하나 땀이 나서 옷을 물들이며 색이 황백즙처럼

샛노랗고 맥은 沈한데 어떤 이유로 생기는가?

師曰 땀을 흘리고 목욕을 하는 중에 수기가 땀구멍으로 들어가

얻은 것이니芪芍桂酒湯으로 치료한다.

解 : 身體腫者는 黃汗之病과 風水도 雖相似나
若夫汗沾衣色正黃者는 黃汗之所獨特者也로
黃汗者는 多少燻蒸 而汗出일세 故口渴이라
或曰 "黃汗之病은 脈沈不惡寒하고 風水는 脈浮惡寒"이라 하니
若是之解는 據病勢淺深而論之나 不過文字上說이라
其獨得之症者는 是非偶然之出일세 故脈狀과 病情을
一切莫論하고 一但桂枝加黃芪湯 補中益氣湯類主之라
'汗出 入水中浴 水從汗孔入得之'者를 其若可信인대
本是其人은 果然何如之人乎아

【黃芪芍桂苦酒湯方】 黃芪五兩, 芍藥三兩, 桂枝三兩, 上三味 以苦酒一升

14-29. 黃汗之病은 兩脛自冷하고 假令發熱하면 此屬歷節이라
食已汗出하고 又身常暮臥 盜汗出者는 此勞氣也라
若汗出已에 反發熱者는 久久其身必甲錯하고
發熱不止者는 必生惡瘡이라
若身重이라가 汗出已에 輒輕者나 久久必身瞤하고 瞤卽胸中痛이라
又從腰以上은 必汗出하고 下無汗하며 腰髖弛痛하야
如有物在皮中狀하며劇者不能食하고 身疼重 煩躁 小便不利면
此爲黃汗이니 桂枝加黃芪湯主之라

解 : 身體腫은 黃汗의 病과 風水의 증상으로 비록 비슷하지만 땀을 흘려 옷을 적신 색이 샛노란 것(발열이 오래 지속되어 진액이 薰蒸된 것)은 黃汗의 독특한 증상으로 黃汗은 다소 열에 훈증되면서 땀을 흘리기 때문에 구갈한 것이다.

혹자는 "黃汗의 病은 脈沈 不惡寒한 반면에 風水는 脈浮 惡寒한다." 하는데 이와 같은 해석은 병세의 淺深을 근거하여 논한 것이지만 문자상의 해설에 불과하다. 이런 독특한 증상은 우연히 나타나는 것이 아니므로 脈狀의 沈浮와 病情의 惡寒不惡寒을 일체 논하지 말고 일단 桂枝加黃芪湯이나 補中益氣湯類로 치료한다.

'땀을 흘린 상태에서 목욕하는 중에 수기가 땀구멍으로 들어가 얻은 것이다.'는 말을 만약 신뢰할 수 있다면 본래 이런 사람은 과연 어떤 부류의 사람이겠는가?

譯 : 황한의 병증은 정강이가 싸늘하고 만일 발열하면 역절풍에 속한다. 식사를 하고 나면 땀이 나오고 또한 항시 저녁 무렵에 눕고 몸에서 盜汗이 나는 것은 노기(勞氣-과로하여 氣가 손상됨) 때문이다.

만일 땀이 다 났는데 (땀이 나면 대체로 열이 그치는데) 반대로 발열이 오래 지속되면 반드시 피부는 까칠해지고, 발열이 그치지 않으면 반드시 惡瘡이 생기게 된다.

만일 몸이 무겁다가 땀이 나고 나면 일시적으로 증세가 가벼워지나 오래되면 반드시 몸에 瞤動(떨림증)이 생기며 瞤動이 발생하자마자 바로 흉통이 생긴다.

또 허리 위로 반드시 땀이 나지만 아래로는 땀이 없으며 허리에서 천추 부위가 피부 속에 무엇이 들어있는 것처럼 아파 극심한 경우는 음식을 전혀 먹지 못하게 된다. 몸이 쑤시고 묵직하며 번조하고 소변이 불리하면 이것은 황한이니 桂枝加黃芪湯으로 치료한다.

解 : 或曰 此條 "文義未屬 必是錯簡"[20]이라하나

徐而察之하면 病勢 歷四科[21]하야 而病症이

漸次 尤重劇者를 可見焉하니

概知其病勢면 則其於文意之解에 不難矣라

若夫此條者는 逼眞之中에 甚有微意하니 可不服膺가

竊謂 '正氣는 範衛於表하야 禦其邪 而保其液하고

津液은 充塞於內하야 防其燥 以資其氣일세

故內外均衡하고 上下循環하며 體溫維持하야 而生生之理가 繼焉이라

凡病에 或有表虛하면 則外而津液出하고 內而氣衝逆하야

於是乎 均衡之壓이 毁하고 循環之理가 失하며

定常之溫이 變하야 而百病之症이 作焉'이라

所謂黃汗之病者는 非他라 病人腠理不密에

因過勞 而正氣消耗하야 如其症者가 遂作之之謂也라

兩脛自冷 歷節疼痛者는 脫液亡陽之兆며

暮躁不得眠이어나 暮盜汗出者는 鬱熱發越之候也라

---

20) 『醫宗金鑑』按

21) 四科 : 조문 가운데 '~此屬歷節' '~此勞氣' '若汗出已~' '若身重~'을 四科로 구분하여 읽어야 한다.

解 : 혹자는 말하기를 이 조문은 "文義가 다소 연결되지 않은 것으로 보아 반드시 순서가 뒤섞여 있다."고 하지만 천천히 살펴보면 病勢가 네 단계를 지나면서 점차로 병증이 더욱 심해진 것을 볼 수 있으니 대략 그 병세를 파악하면 문의를 이해하는 데 어려움이 없다.
이와 같은 조문은 사실적인 묘사 가운데 매우 깊은 의미가 담겨있으므로 마음에 담아 두어야 하지 않겠는가?

개인적인 생각을 말하면 '正氣는 표위를 두루 보위하여 외부로는 邪氣를 막아주고 내부로는 진액을 보존하고, 진액은 인체내부에 충만하여 (세포)조직이 건조해지는 것을 방지하면서 정기의 질료가 되기 때문에 표리내외 간의 압력이 균형을 이루고 상하 간에 순환하며 체온을 유지하여 생명의 연속성을 이어간다.
(상한, 잡병에 관계없이) 일체의 병증에 의해 혹시라도 表虛 상태가 되면 외부로 津液이 배출하고 내부에서는 水氣가 衝逆하여 마침내 표리의 압력 관계가 훼손되고 상하의 순환관계가 깨지며 정상적인 체온에 변화가 생기면서 무수한 병증이 발생한다.'

조문에서 말하는 黃汗의 병증은 다른 것이 아니다. 그 사람의 腠理가 조밀하지 않은 상태에서 과로로 정기가 소모되어 조문과 같은 증상이 나타나는 것을 말한다.
兩脛自冷 歷節疼痛은 脫液亡陽의 조짐이라면 暮躁不得眠(4조)하거나 暮盜汗出은 鬱熱이 發越한 반응이다.

發熱汗出而渴하야 津液所蒸之始엔 汗沾衣色正黃하고
津液所耗之中엔 身必甲錯하야 肌若魚鱗 而粗糙하며
津液所毒之終엔 癰腫敗瘡이 作焉하니 未然豫防하면 不至於劇矣라

身瞤動者는 動經[22]之症也라면 胸中痛者는 衝逆之症也나
然吟味 '瞤卽胸中痛'하면 則微意[23]가 在卽字니 何以知之오
夫外內之症에 間不容髮하야 而倂作故也일세니
其非察之甚 而理之明하면 莫能如此之述也라
此際 方意는 謀諸身瞤動하고 不謀諸胸中窒塞而痛하니
是以 乃嘗敢曰 '解肌所以爲治氣上衝'이라호라

身腫而冷하야 狀如周痺어나 腰髖弛痛이 如有物在皮中狀者는
水氣鬱結하야 而痲痺之狀也며
胸中窒塞이어나 胸中痛 而不能食 小便不利者는
水氣 但衝於上하고 而不能降於下之故也라
如疑余見之謬커든 請看處方하라 本方藥力이 是非太主解肌而何오
因其病症輕重하야 而主之 '桂枝湯 苓桂朮甘湯 桂枝加黃芪湯
補中益氣湯 桂枝加附子湯 眞武湯'이라

22) 動經 : 『仲景書讀法講解』 46조 傷寒若吐 若下後 心下逆滿 氣上衝胸 氣則頭眩 脈沈緊 發汗則動經 身爲振振搖 『金匱要略』에서는 기육의 떨림으로 해석함
23) 微意 : 內外一元이라는 뜻

이 발열로 땀을 흘리고 갈증이 나면서 진액이 훈증되는 처음에는 땀에 젖은 옷 색깔이 누렇게 되고, 진액이 소모되는 중간에는 피부는 까칠해져서 肌膚가 물고기 비늘같이 거칠어지며, 진액이 독소화되는 결말에는 피부에 癰腫과 敗瘡이 나타나기 때문에 미연에 예방하면 극심한 증상에 이르지 않는다.

身瞤動은 수기가 經(肌肉)에 들어가 (병리적으로) 진동하는 증상이라면, 胸中痛은 수기가 흉부로 충역한 증상이나 '瞤卽胸中痛'을 음미해 보면 깊은 의미는 바로 卽字에 있다. 어떻게 아는가? 身瞤動의 외증과, 胸中痛의 내증은 터럭도 용납하지 않을 정도로 동시에 발생하기 때문이니 이것은 병증의 관찰력이 뛰어나고 병세의 이치를 알지 못하면 능히 이와 같이 기술할 수 없다.
이 경우에 처방의 뜻은 身瞤動에서 도모하고 胸中窒塞而痛에서 도모하지 않으므로 일찍이 감히 '解肌하는 것이 바로 氣上衝을 치료하는 것이다'라고 말한 것이다.

몸이 무거우면서 冷하여 증세가 마치 周痺와 유사하거나(4조), 허리에서 천추부위가 피부 속에 무엇이 들어있는 것과 같은 것은 水氣가 鬱結하여 痲痺가 있는 증상이며, 胸中이 막혀 답답하거나 (4조) 흉중이 아프면서 음식을 먹지 못하고 小便보기가 편하지 못한 것은 水氣가 단지 上으로 충역하고 下로 능히 내려가지 않는 이유이다.
만약 내 견해가 오류라고 의심이 들면 한번 처방을 살펴보라! 본방의 약력이 肌肉의 수기변조를 치료하는 것이 아니면 무엇인가? 병증의 경중에 따라서 '桂枝湯 苓桂朮甘湯 桂枝加黃芪湯 補中益氣湯 桂枝加附子湯 眞武湯'으로 치료한다.

【桂枝加黃芪湯方】 桂枝三兩, 芍藥三兩, 甘草二兩, 生薑三兩, 大棗十二枚, 黃芪二兩

14-30. 師曰 寸口脈 遲而澁하면 **遲則爲寒**이오 **澁爲血不足**이며
趺陽脈 微而遲하면 **微則爲氣**오 **遲則爲寒**이라
寒氣不足하면 **則手足逆冷**하고 **手足逆冷**하면 **則營衛不利**하고
營衛不利하면 **則腹滿脇鳴相逐**하야 **氣轉膀胱**이라
營衛俱勞하야 **陽氣不通**하면 **卽身冷**하고 **陰氣不通**하면 **卽骨疼**이라
陽前通하면 **則惡寒**하고 **陰前通**하면 **則痺不仁**이라가
陰陽相得하면 **其氣乃行**하고 **大氣一轉**하면 **其氣乃散**이라
實則失氣하고 **虛則遺遺溺**하니 **名曰氣分**이라

解 : 此條에 其可驗之症은 '寸口脈 遲而澁 手足逆冷 腹滿脇鳴 身冷骨疼 惡寒 痺不仁' 不過如此라 此外 所謂病理之說은 非荒唐無稽면 則僭妄無徵하고 非本末顚倒면 則前後牴牾하며 非穿鑿附會면 則揑造空理어늘 窮究之解 愈妙하면 實證之亂은 愈甚호라 嗚呼 後人이 非亂其要略이오 要略自亂也니 後人之於要略에 束諸高閣[24])이 不亦當乎아

24) 束諸高閣 : 『晉書·庾翼傳』 장식용으로 높은 집에 보관하고 실제로는 보지 않는다는 뜻

譯 : 師曰 촌구맥이 遲하면서 澁한 경우 지는 寒이고 삽은 血不足이며,

부양맥이 微하면서 遲한 경우 미는 氣이고 지는 寒이다.

寒과 氣가 부족하면(不足보다 相搏으로 보는 것이 낫다.)

수족이 逆冷하고, 손발이 싸늘하면 營衛가 불리해지고 영위가 불리하면

배가 그득하고 옆구리가 우는 증상이 서로 뒤쫓아 邪氣가 膀胱을 전동하게 된다.

영위가 모두 피로해져 陽氣가 不通하면 몸이 차지고 陰氣가 불통하면 골이 쑤신다.

양기가 앞으로 통하면 오한하고, 음기가 앞으로 통하면 痺不仁하다가,

음기와 양기가 서로 만나 그 氣가 행하게 되어 마침내 大氣가 한번 돌면 邪氣가

흩어진다. 實하면 失氣(방귀)하고 虛하면 遺溺하는데 이를 氣分이라 한다.

解 : 이 조문에서 증거로 삼을 수 있는 증상은 '寸口脈 遲而澁 手足逆冷 腹滿脇鳴

身冷骨疼 惡寒 痺不仁' 불과 이와 같다. 이 밖에 병리에 관한 가설들은

황당무계하지 않으면 僭妄하여 증거가 없고,

본말이 전도되지 않으면 前後가 서로 모순되며, 견강부회가 아니면 날조한 空理들이니

궁구하여 이해한 해석이 미묘할수록 실증주의 혼란은 더욱 심해질 뿐이다.

아! 후인이 要略을 어지럽힌 게 아니라 要略이 스스로 어지러워진 것이니

후인들이 요략을 묶어서 높은 시렁 위에 보관하는 것이 또한 당연하지 않은가?

14-31. **氣分**에 **心下堅**하야 **大如盤**하고 **邊如旋盤**하면 **水飮所作**이니 **桂枝去芍藥加麻辛附子湯主之**라

解 : 冒頭 無端而云曰 '氣分'이라 하고
再云曰 如其症者 '水飮所作'이라 하니
條文所謂氣分者는 心下有水氣也라 何以知之오
本方이 大略同乎小靑龍加附子湯故也일세라
然則 氣分에 無發汗之理라 云云者는 此際에 其治奈何오
不書心下痞, 心下滿하고 特書心下堅 大如盤 邊如旋杯하니
於是乎 其爲蓄水之甚固에 人蔘湯, 苓桂朮甘湯之未達者를 可知也라
竊謂 此際에 本方, 香砂六君子湯, 枳朮湯, 甘遂半夏湯主之나
間或心下堅 大如盤者 非必以水飮所作也라
但古醫之於胸脇에 大凡云曰 水飮所作者는 當時 非得已之案이니
隨時處宜라야 可免狼狽라

【桂枝去芍藥加麻黃細辛附子湯方】 桂枝三兩, 生薑三兩, 甘草二兩, 大棗十二枚, 麻黃二兩, 細辛二兩, 附子一枚炮

譯 : 氣分에 心下가 堅하여 쟁반 크기로 커지고 가장 자리가 쟁반을 엎어 놓은 것과 같은 것은 水飮에 의한 병이니 桂枝去芍藥加細辛附子湯으로 치료한다.

解 : 조문 머리에 아무런 단서도 없이 '氣分'이라 말하고 다시 이와 같은 증상은 '水飮 때문이다.'라고 말하니 조문에서 말하는 氣分은 心下의 水氣가 있다는 것이다.

어떻게 아는가 하면 本方이 小青龍加附子湯과 대략 같기 때문이다.

그렇다면 氣分에 發汗하는 이치가 없다고 말한 사람들은 이 경우에 과연 어떻게 치료할 것인가?

心下痞, 心下滿이라고 기술하지 않고 心下堅 大如盤 邊如旋杯라고 특별히 기술하니 이것으로 蓄水의 甚固한 경우에 人蔘湯, 苓桂朮甘湯의 약력이 미치지 못하는 것을 알 수 있다.

개인적으로 이 상황에 本方, 香砂六君子湯, 枳朮湯, 甘遂半夏湯으로 치료하나 간혹 心下堅 大如盤은 반드시 수음에 의해 발생한 것이 아닐 수 있다.

다만 고의들이 흉협부위의 병인에 대하여 대체로 水飮 때문이라고 언급한 것은 당시 어쩔 수 없는 한계에서 나온 의안이므로 현대의 관점에서 합당한 방법으로 처리해야 낭패를 면할 수 있다.

14-32. 心下堅하야 大如盤하고 邊如旋盤하면 水飮所作이니 枳朮湯主之라

解 : 按之에 心下堅者는 甚於心下痞, 滿하나

然不及於心下急痛者也라

如其症者 見焉이어든 桂枝去芍藥加麻辛附子湯主之하고

仍不解어든 枳朮湯主之라

竊謂 其兆眹之始에 四君子湯加桂枝枳實主之하고

萬若心下急痛하면 太陽病少陰病과 熱鬱痰飮과 食積氣塞을

一切莫論하고 而一但急下之라

【枳朮湯方】 枳實七枚, 白朮二兩

【附方】

『外臺』【防己黃芪湯】 治風水 脈浮爲在表 其人或頭汗出 表無他病

病者但下重 從腰以上爲和 腰以下當腫及陰 難以屈伸 (方見風濕中)

譯 : 心下가 堅하여 쟁반 크기로 커지고 가장자리가 쟁반을 엎어 놓은 것처럼

솟으면 水飮에 의한 병이니 枳朮湯으로 치료한다.

解 : 복진할 경우에 心下堅은 心下痞, 滿보다 심하지만 心下急痛에는 미치지 못한다.

이와 같은 증상이 보이면 桂枝去芍藥加麻辛附子湯으로 치료하고 그래도 치료되지 않으면 枳朮湯으로 치료한다.

개인적으로 이러한 조짐이 있을 때 四君子湯加桂枝枳實로 치료하고 만약 心下急痛이 있으면 太陽病, 少陰病과 熱鬱, 痰飮과 食積, 氣塞을 일체 논하지 말고 일단 급하게 下해야 한다.

15. 黃疸病脈證幷治第十五

15-1. 寸口脈 浮而緩하면 浮則爲風이오 緩則爲痺나 痺非中風이라 四肢苦煩하면 脾色必黃하니 瘀熱以行일세라

解 : 大凡脈浮而緩하면 則病勢未甚者는 猶可也나

浮則爲風이오 緩則爲痺者는 未可也라

脾色必黃者는 是乃所謂五行配屬之說이니 去實遠矣라

或曰 "黃은 土色也[1]니 土病 則見之土屬脾胃니 脾爲陰土主濕하고 胃爲陽土主熱하니 故凡病疸은 皆爲濕瘀熱鬱也"라 하고

或曰 "古之所謂脾臟은 今之所謂膵臟"[2]이라 하니 是亦牽强附會로

與其謂之脾色必黃으론 不若謂之發黃이라

條文之意 非他라 瘀는 汚水也오 瘀熱은 濕熱也니 以此考之컨대

"寸口脈 浮而緩 四肢苦煩 身面色黃"者에 可知濕熱不泄也니

然則 痺者는 不以外感之風寒이오 卽以內傷之濕熱也라

---

1) 黃 土色也 :『醫宗金鑑』註解

2) 古之所謂脾臟 : 大塚敬節의 해석

譯 : 촌구맥이 浮하면서 緩하면 부맥은 風이고 완맥은 痺이나

痺는 中風에 의한 것이 아니다.

팔다리가 아프고 뜨거우면 脾臟의 색인 황색이 반드시 나타나는 것은

瘀熱이 운행하기 때문이다.

解 : 대체로 脈浮하고 緩하면 病勢가 아직 심하지 않다는 것은 오히려 옳지만

浮하면 風이며 緩하면 痺라고 하는 것은 옳지 못하다.

脾臟의 색인 황색이 반드시 나타난다는 것은 소위 五行배속 관계의 가설로

사실과 멀다.

혹자는 "黃은 土色이니 土病이 되면 土는 脾胃에 속하는 것으로 보이니

脾는 陰土로서 主濕하고 胃는 陽土로서 主熱하므로 일체의 病疸은

모두 濕瘀의 熱鬱 때문이다."라 하고

혹자는 "옛날 사람들이 말하는 脾臟은 오늘날 膵臟을 말한 것이다."라고 하는데

이 또한 견강부회로 脾色必黃이라고 말하기보다는 그냥 發黃이라고 말하는 것이

낫다. 조문의 뜻은 다른 것이 아니다!

瘀는 汚水이고 瘀熱은 濕熱이니 "寸口脈 浮而緩 四肢苦煩 身面色黃"을 근거로

瘀熱이 배설되지 못한 것을 알 수 있으니 痺는 외감의 풍한 때문이 아니라 내상의

습열 때문이다.

15-2. 心中懊憹而熱하야 不能食하고 時欲吐를 名曰酒疸이라

解 : 如其症者는 非必以酒疸也라 更文然後에 文意始通하니
'酒疸之爲病 心中懊憹而熱 不能食 時欲吐' 如此之讀이라
懊憹者는 鬱悶不舒之貌也니 方意는 不在酒疸이오 但在心中懊憹而熱이라
不能食하고 時欲吐者는 煩熱痞塞之候니 梔子豉湯主之하고
此際 小便不利하야 因爾黃疸하면 茵蔯五苓散主之라

15-3. 陽明病으로 脈遲者는 食難用飽하고 飽則發煩頭眩하고 小便必難하니 此欲作穀疸이라 雖下之라도 腹滿如故니 所以然者는 脈遲故也일세라

解 : 夫腹滿者는 不以其脈遲오 卽以其煩熱 而小便不利也어늘
奈何以脈遲로 而爲腹滿之因乎아 "多見其不知量也"로다
觀此條文하면 則後人이 欲效仲景正文호대 終乃不成者를 可知也라
敢校曰 '陽明病 脈遲 腹滿 食難用飽 發煩頭眩 小便不利 而發黃'이라
煩熱하면 大凡脈緊이어늘 反遲者는 潛伏之故也라
不訊其緒하고 唯主脈狀하야 論陰病陽病者도 未可也온 而況其爲病因가
腹滿에 雖下之라도 如故者는 病不在大便難이오 在小便難일세
故特書小便必難하니於是乎 發黃之將至者를 可知也라

譯 : 心中이 懊憹하고 열이 나 음식을 먹지 못하고 때때로 토하려는 것을 酒疸이라 한다.

解 : 이런 증상은 반드시 酒疸 때문에 나타나는 것이 아니다. 글을 바꾸어야 문의가 비로소 통하므로 '酒疸의 병증은 心中懊憹하면서 熱이나 음식을 먹을 수 없으며 때때로 토하려고 한다.'로 읽어야 한다. 懊憹는 가슴에 무엇인가 막혀서 기분이 펴지지 못하는 모습으로 방의는 酒疸에 있지 않고 心中懊憹하면서 熱에 있다. 음식을 먹지 못하고 때때로 토하려고 하는 것은 煩熱로 흉중이 막힌 증후이니 梔子豉湯으로 치료하고 이 상황에 小便不利하여 黃疸이 되면 茵蔯五苓散으로 치료한다.

譯 : 양명병으로 맥이 遲한 경우 배불리 먹기 어려운데 배불리 먹으면 煩熱이 생기고 頭眩하며 반드시 소변보기 어려우니 이것은 穀疸이 되려고 하는 것이다. 비록 攻下를 하더라도 腹滿이 여전하다면 이 이유는 맥이 遲하기 때문이다.

解 : 腹滿의 원인은 脈遲 때문이 아니라 煩熱로 小便不利한 때문인데 어찌 脈遲로 腹滿의 원인으로 여겼는가? "다만 짧은 소견을 드러낸 것일 뿐이다." 이 조문을 보면 후인이 仲景의 正文을 본받으려고 했지만 마침내 이루지 못한 것을 알 수 있다. 교정하면 '陽明病 脈遲 腹滿 食難用飽 發煩頭眩 小便不利 而發黃'이다. 煩熱하면 대체로 脈緊한데 도리어 遲한 것은 잠복해 있기 때문이다. 그 단서를 살피지 않고 맥상을 위주로 陰病과 陽病을 논하는 것도 옳지 못하는데 하물며 그 병인으로 삼는 것에 있에서랴? 腹滿에 비록 下해도 이전과 같다면 병인은 大便難에 있는 것이 아니라 小便難에 있기 때문에 특별히 小便必難 이라고 기술한 것이니 발황이 장차 이를 것을 짐작할 수 있다.

15-4. 夫病酒黃疸하면 必小便不利하니 其候는 心中熱 足下熱하니 是其證也라

解 : 黃疸之症이 劇則劇하고 危則危하나

所謂酒疸穀疸은 遠因也오 煩熱 而小便不利는 近因也니

夫方意는 不在遠因이오 而但在近因이라

或小便不利하야 因爾心中熱 足下熱者가 有之하니

此際 主利小便하면 則熱從小便하야 而自解하고

或心中熱하야 因爾小便不利者가 亦有之하니

此際 急解鬱熱하면 則不待利小便이라도 而自利라

萬若不知主症하면 解熱利小便 而併行之라도 何不可之爲리오

15-5. 酒黃疸者 或無熱하야 靖言了(脈經 作了了)하고 腹滿欲吐하며 鼻燥라 其脈浮者는 先吐之하고 沈弦者는 先下之라

解 : 若要吐之인댄 與其取脈浮론 不若據腹滿欲吐하고

萬若下之인댄 與其藉脈沈弦으론 寧徵腹滿譫語니

大凡方意는 因其病毒所在하야 而立之라

鼻燥는 裏熱之候也나 然裏熱潛伏일세 故或無熱이라

萬若煩熱이 發作하면 則譫語하고 未發하면 則靖言이라 但冒頭에 已云曰

酒黃疸이라 하니 腹滿者는 濕熱이 浸淫於內하야 而小便不利之候也니

竊謂 此際에 當利小便니 茵蔯五苓散加柴胡梔子主之라

譯 : 酒疸을 앓으면 반드시 소변이 불리하고 증상은 心中이 뜨겁고 발바닥이 뜨거우니 이것이 바로 그 증이다.

解 : 황달의 증상이 심하다면 심하고 위험하다면 위험하지만 酒疸과 穀疸은 遠因이며 煩熱로 小便不利는 近因이니 처방은 遠因에 있지 않고 단지 近因에서 정하는 것이다.
혹 小便不利로 心中에 熱이 있거나 足下에 熱이 있으니 이 경우에 주로 利小便하면 열이 소변을 따라 저절로 해소되며, 혹 心中熱로 小便不利가 있으니 이 경우에 급히 울열을 치료하면 소변을 利하지 않아도 저절로 소변은 利하게 된다.
만약 주증을 알지 못하는 경우에 解熱과 利小便을 병행하더라도 어찌 잘못된 것이 되겠는가?

譯 : 酒疸을 앓는 사람인데도 간혹 열이 없을 경우 말이 조용하고 복만하여 吐하려 하며 코가 마른 경우가 있다.
맥이 浮한 경우는 먼저 토법을 쓰고, 沈弦한 경우는 먼저 하법을 쓴다.

解 : 만약 吐하려 한다면 脈浮를 취하기보다는 腹滿欲吐를 취하는 것이 낫고, 만약 下하려 한다면 脈沈弦을 빙자하기보다는 차라리 腹滿譫語를 증거로 삼는 게 나으니 대체로 방의는 병독의 소재에 따라 세우면 된다.
鼻燥는 裏熱의 증후이나 裏熱이 潛伏할 경우 혹 熱感이 없을 수 있다.
만약 煩熱이 발작하면 譫語가 나타나고 발작하지 않으면 말이 없이 조용하다.
다만 머리글에 이미 酒黃疸이라고 언급했으므로 腹滿은 濕熱이 內로 침습하여 小便不利한 증후이다. 개인적인 생각에 마땅히 利小便해야 하니 茵蔯五苓散加柴胡梔子로 치료한다.

15-6. 酒疸로 心中熱하야 欲嘔者는 吐之愈라

解 : 欲嘔者에 吐之는 所謂 "因而越之"[3]之法으로 非必以酒疸이라

竊謂 此際에 瓜蔕散, 梔子豉湯主之라

15-7. 酒疸下之에 久久爲黑疸이니 目靑面黑하고 心中如啖蒜虀狀하며 大便正黑하고 皮膚爪之不仁하며 其脈浮弱하면 雖黑微黃이나 故知之라

解 : 酒疸不治하야 久久爲黑疸하야 如其症者가 見焉하면 難治라

趙良曰 "酒疸之黑은 非女勞疸之黑也라

蓋女勞之黑은 腎氣發也[4]오 酒疸之黑은 敗血之黑也니

因酒之濕熱로 傷脾胃[5]~"라 하니

若是之解는 多囿於配屬名分하야 而臆測者也니

自黃疸 而至于黑疸하면 則其病勢之甚者를 可知也라

此條病症은 徵實而述之일세 雖當今이라도 '信而有徵'이나

彼後醫之解는 '僭而無徵'하니 亂本意而誤後人者也라

---

3) 因而越之 : 『素問 · 陰陽應象大論』其高者 因而越之爲治 高 指上部 如咽喉 胸膈 胃脘等部位 (병증이 흉부와 같이 높은 곳에 있는 경우 그 병세를 따라 배출시켜 치료한다. 즉 高는 상부 인후 흉격 위완등부위를 말한다.)

4) 腎氣發也 : 오행배속의 色에서 보면 腎은 黑을 주관하므로 黑疸을 腎臟의 병증으로 연계한 의안이다.

5) 脾胃 : 脾臟을 黃土의 색으로 연계하여 黃疸을 脾臟의 병증으로 연계한 의안이다.

譯 : 酒疸로서 심중이 뜨겁고 토하고 싶어 하는 경우에는 토법을 쓰면 낫는다.

解 : 구토하고 싶은 상황에 토하게 하는 것은 "병독이 흉부에 있는 것을 토하게 하는" 법으로 반드시 주달 때문만이 아니다. 개인적으로 瓜蔕散이나 梔子豉湯으로 치료한다.

譯 : 酒疸에 하법을 쓴 후 낫지 않고 오래되면 黑疸이 되는데 눈은 푸르고 얼굴은 검어지며 심중이 마늘을 씹어 먹는 것과 같이 쓰리고 대변은 새까맣고 피부를 긁어도 감각이 없다. 그 맥이 浮弱하면 비록 약간 黑黃色이지만 흑달이 될 것임을 알 수 있다.

解 : 酒疸을 제대로 치료하지 않는 것이 오래되어 黑疸이 되면서 이와 같은 증상들이 나타나면 치료하기 어렵다.

趙良이 말하기를 "酒疸로 인한 흑달은 女勞疸의 흑달이 아니라 하고 대체로 女勞의 흑달은 腎氣가 발해서 그렇게 된 것이며 酒疸로 인한 흑달은 敗血에 의한 흑달로 飮酒로 인한 濕熱이 脾胃를 손상한 것이라~" 하니 이와 같은 해석은 다분히 오행배속에 의한 명분에 빠져 억측한 것으로 황달에서 흑달로 이르면 병세가 심해진 것을 알 수 있다.

이 조문의 병증은 사실을 근거로 기술하여 비록 지금이라도 '신뢰할 수 있고 증거가 되는데' 저 후의들의 주해는 '참람하고 증거가 없어' 本意를 혼란하게 하고 후세 사람들을 오류에 빠지게 할 뿐이다.

15-8. 師曰 病黃疸로 發熱煩喘하야 胸滿口燥者는 以病發時에 火劫其汗하야 兩熱相得이나 然黃家所得은 從濕得之라 一身盡發熱而黃하고 肚熱하면 熱在裏니 當下之라

解 : 病黃疸者 濕熱淫於內일세 故當利小便이어늘
醫反火劫其汗하야 兩熱相得하야 而爲病勢惡化하야
'發熱煩喘 胸滿口燥 肚熱而黃'이 作焉하니
於是乎 其人 小便不利者를 可知也라
此際에 當加大黃 而下之하면 則濕熱이 從小便而去矣라

15-9. 脈沈에 渴欲飮水하고 小便不利者는 皆發黃이라

解 : 渴欲飮水는 煩熱之候로 脈浮緊이어늘
反脈沈 而小便不利者는 濕熱淫於內故也니
發黃將至를 可知也라

15-10. 腹滿하고 舌痿黃하며 燥不得睡하면 屬黃家라 (舌痿 疑作身痿)

譯 : 師曰 황달병으로 열이 나고 심중이 煩하고 숨이 차서 흉만하고 입이
마른 것은 발병 했을 때에 火法으로 억지로 땀을 내어 내외의
열이 합쳐져서 생긴 것이나 황달이 생긴 것은 濕으로 얻은 것이다.
전신이 다 열이 나면서 황달이 나타나고 배가 뜨거우면 열이 裏에
있는 것이니 마땅히 하법을 써야한다.

解 : 黃疸에 걸린 사람은 濕熱이 內에서 젖어 들어간 상태이기 때문에 마땅히
利小便해야 하는데 의사가 도리어 火法으로 억지로 땀을 내어 火法에 의해
열과 內熱이 합쳐져 병세가 악화되어 마침내 '發熱煩喘 胸滿口燥 肚熱而黃'이
나타난 것이니 이것으로 이 사람은 小便不利한 것을 알 수 있다.
이런 상황에 마땅히 大黃을 加하여 下하면 濕熱이 小便을 따라 제거된다.

譯 : 맥이 沈한데 갈증으로 물을 마시려 하고 소변이 불리한 경우는
모두 황달이 발생한다.

解 : 갈증으로 물을 마시려는 것은 煩熱의 증후로 脈浮緊해야 하는데 도리어
脈沈하고 小便不利하면 濕熱이 안으로 침습한 연고니 發黃이 장차
나타날 수 있다는 것을 알 수 있다.

譯 : 복만하고 몸이 윤기가 없이 노랗고 煩躁로 잠을 자지 못하는 경우는
黃家에 속한다.('舌痿'는 아마도 '身痿'이다.)

解 : 設有如其症者라도 未必轉屬黃家나

此際에 不汗하고 小便不利하면 將屬黃家라

然則 此條所謂腹滿者는 與其以內實으론 寧以濕熱이라

濕熱所以淫於內外者는 卽以其不汗, 小便不利也일세니

古醫之於凡病也에 若發汗, 若吐, 若下, 若利小便者는 非他라

速拔病毒하야 劇病將至를 未然防止也라

15-11. 黃疸之病은 當以十八日爲期니 治之十日以上하면 瘥하나 反劇하면 爲難治라

解 : 高世栻曰 "十八日은 乃脾土 寄旺於四季之期[6]오

十日은 土之成數[7]也니 黃疸之病은 在於脾土~~"라 하니

若是之解는 皆妄論也라 雖欲徵其實하나 終乃難明이라

條文所謂 十八日爲期와 治之十日~者는 病勢轉變之期로 經驗之得者也라

---

6) 尤在涇『金匱要略心典』土無定位 寄旺於四季之末 各十八日, 黃者土氣也 內傷於脾, 故卽以土旺之數, 為黃病之期 (토는 정해진 위치가 없고 四季의 마지막 각 18일에 土氣가 왕성하게 위탁한다. 黃은 土氣로 脾가 內傷으로 병들기 때문에 토가 왕성한 수로 황병의 기일이 된다.)고 주장했다. 또한 다른 시각에서는 "脾土의 시간과 방위 배속에 관해서 4분법, 5분법, 8분법의 개념이 있다고 설명하였는데 4분법은 四季에 배속된 경우를 말하고, 5분법은 長夏에 배속된 경우를 말하고, 8분법은 중앙의 방위에 위치한 경우를 말한다. 이 중 四季에 대해서는 脾土가 나머지를 모두 관리하는 관점이 있음을 설명했다. 이는 조절 기능에 해당한다."는 주장도 있다. (黃帝內經에 나타난 脾臟의 기능에 대한 考察 慶熙大學校 韓醫科大學 原典學教室 · 韓醫學古典研究所 金鍾鉉 · 丁彰炫 · 張祐彰 · 白裕相)

7) 成數 : 1-2-3-4-5를 생수라 하고 이 生數에 5(土의 수)를 더하면 6-7-8-9-10이 되는데 이것을 成數라고 한다. 土의 생수5에 5를 더하면 10이 된다.

解 : 설령 이와 같은 증상이더라도 반드시 黃家로 전속하지 않으나 이런 상황에서 땀을 흘리지 않고 小便이 不利하게 되면 黃家에 속하게 된다.

그러므로 이 조문에서 말하는 腹滿은 內實 때문이 아니라 차라리 濕熱 때문으로 보는 것이 낫다. 濕熱이 內外에서 어지러워진 이유는 바로 不汗하고 小便不利 때문이니 古醫들이 일체의 병증에 일단 發汗, 吐, 下, 利小便하는 것은 다른 이유가 아니다. 病毒을 빨리 제거하여 극심한 병증이 장차 발생하는 것을 미연에 방지하기 위함이다.

譯 : 황달병은 18일을 주기로 하니 열흘 이상 치료해야만 차도가 보이지만 증상이 도리어 심해지면 치료가 어렵다.

解 : 高世栻이 말하기를 '18일은 脾土(정해진 위치가 없음)가 四季의 末(18일)에 왕성한 기운이 委託한 期日이라면 10일은 土의 成數이므로 黃疸의 병은 脾土에 있어서~~' 이와 같은 해석(黃帝內經을 근거한 가설)은 모두 망론이다.

비록 그 사실을 증명하려 해도 마침내 규명하기 어렵다.

소위 18일을 주기로 하고 치료 10일~은 병세가 전변하는 시기로 경험으로 얻은 것이다.

嗚呼 古醫는 根據是主어늘 後醫 乃務空理하야

僞託之說이 蔓延하고 而穿鑿之解가 橫行焉하니

吾醫之亂은 皆始于五行配屬이어늘 "是可忍也온 孰不可忍也"리오

15-12. 疸而渴者는 其疸難治오 疸而不渴者는 其疸可治라

發於陰部하면 其人必嘔하고 陽部하면 其人振寒而發熱也라

解 : 疸而渴不渴이 所以難治可治者는 卽以病勢之急不急也일세니

所謂陽病進行之中에 煩渴者는 劇甚之兆오

陰病極盛之際에 煩渴者는 自愈之兆라 非獨黃疸이오 凡病蓋然이라

大凡嘔者는 留飮之候也오 振寒而發熱者는 潮熱之候也니

與其發於陰部陽部론 不若表之挾寒挾熱也라

15-13. 穀疸之爲病은 寒熱不食이어늘 食卽頭眩하고 心胸不安하며

久久發黃爲穀疸하니 茵陳蒿湯主之라

解 : '寒熱不食 食卽頭眩 心胸不安'者는 有徵而信者也라

疸病之所來者가 殊途나 多歸於汗不出 小便不利하니

方意 不在穀疸酒疸女勞疸이오 但在解鬱熱而利小便라

아! 古醫는 근거를 기반으로 하였는데 後醫는 空理에 주력하여 僞托한 가설이 만연하고 穿鑿한 주해가 횡행하니 우리 의학의 혼란은 모두 오행의 配屬의 관계에서 시작되었는데 "이것을 용인한다면 무엇인들 용인하지 못하겠는가?"

譯 : 황달로 갈증이 나는 경우는 황달을 치료하기 어렵고, 황달에 갈증이 없는 경우는 황달을 치료할 수 있다. 陰部에서 발병하면 환자가 반드시 구토를 하고, 陽部에서 발병하면 환자가 오한으로 몸이 떨리면서 열이 난다.

解 : 黃疸로 갈증이 나고, 나지 않는 것으로 치료하기 어렵고 치료할 수 있다는 이유는 病勢가 급박하냐 급박하지 않느냐이니 소위 양병이 진행되는 가운데 煩渴이 나타나면 병증이 극심해지는 조짐이고, 음병이 극성하는 가운데 번갈이 보이면 조만간에 저절로 치료되는 조짐이다. 황달뿐만이 아니라 모든 병증이 그렇다. 대체로 嘔는 留飮의 증후며 振寒하면서 發熱하는 것은 潮熱의 반응이므로 陰部, 陽部에서 發한다고 하기보다는 挾寒, 挾熱로 표현하는 것이 낫다.

譯 : 穀疸이라는 병은 惡寒發熱로 음식을 먹지 못하는데 음식을 먹으면 머리가 어지럽고 心中이 편치 못하며 오래되면 발황하여 곡달이 되는 것이니 茵蔯蒿湯으로 치료한다.

解 : '寒熱不食 食卽頭眩 心胸不安'은 증거가 있어 신뢰할 수 있다. 황달이 발생하는 연유는 다양하나 모두 汗不出하고 小便不利로 귀결되니 방의는 穀疸, 酒疸, 女勞疸에 있지 않고 다만 鬱熱을 해소하고 小便을 利하는 데 있다.

【茵蔯蒿湯】茵陳蒿六兩, 大黃十四枚, 梔子二兩

15-14. 黃家 日晡所發熱이어늘 **而反惡寒**하면 **此爲女勞得之**라
膀胱急 小腹滿 身盡黃 額上黑 足下熱하면 **因作黑疸**이라
其腹脹如水狀이나 **大便必黑**하고 **時溏**하면 **此女勞之病**이오 **非水也**라
腹滿者는 **難治**하니 **硝石礬石散主之**라

解 : 夫黃家, 黃疸, 發黃, 黑疸은 人人可徵之病也나
然酒疸, 穀疸, 女勞疸은 一人任意之名也라
日晡所發熱하나 不惡熱하고 而反惡寒은 濕熱發於外之候也오
小腹滿 身盡黃 額上黑 足下熱은 因小便不利로 濕熱淫於內之症也라
大凡治黃家는 解濕熱 而利小便이나 服湯已에 仍不解하고
大便必黑 腹滿 而爲黑疸者는 硝石礬石散主之라
黃疸이 彌劇하면 則方藥도 彌劇하니 若是之案이
雖古之善이나 未必今之善이니 取其症하고 而不取其方호라

【硝石礬石散方】硝石, 礬石等分

譯 : 황달을 앓는 환자가 일포 무렵(오후 3-5시)에 열이 나는데 반대로 오한하면 이는 女勞로 얻은 것이다. 방광이 당기고 小腹이 滿하며 온몸이 노랗고 이마가 검고 발바닥이 뜨거우면 이것으로 인하여 黑疸이 된다.
배가 창만한 것을 보면 흡사 水病과 같은데 반드시 대변이 검고 때로 묽으면 이것은 女勞의 병이지 水病이 아니다.
복만하면 치료하기 어렵다. 消石礬石散으로 치료한다.

解 : 黃家, 黃疸, 發黃, 黑疸은 누구나 경험할 수 있는 병증이나 酒疸, 穀疸, 女勞疸은 개인적인 판단에 의해 규정한 명분이다.
일포 무렵(오후 3-5시)에 열이 나는데 惡熱하지 않고 도리어 惡寒하는 것은 濕熱이 外로 發越하는 증후이며, 小腹이 滿하며 온몸이 노랗고 이마가 검고 발바닥이 뜨거운 것은 소변불리로 인하여 濕熱이 內에서 어지러워지면서 나타나는 증상이다.
일반적으로 黃家를 치료할 때 解濕熱하고 利小便하나 약을 복용하고 나서도 해소되지 않고 대변이 검으면서 腹滿하고 黑疸이 된 경우에는 硝石礬石散으로 치료한다.
黃疸이 심할수록 약제가 더욱 강해지니 이와 같은 의안이 비록 예전에는 최선이었다 하더라도 오늘날에는 반드시 최선책이 아니므로 조문의 사실적인 증상은 취하지만 제시한 처방은 취하지 않는다.

15-15. **酒黃疸**로 **心中懊憹**어나 **或熱痛**하면 **梔子大黃湯主之**라

解 : 熱痛者는 心中煩熱 而痛者也라

酒疸 心中懊憹 心中熱 脈浮에 可吐之니 梔子豉湯主之하고

心中懊憹 心中痛 脈沈에 當下之니 梔子大黃湯主之하며

萬若 此際 胸滿而痛에 梔子大黃厚朴湯主之라

方意는 考病勢之始終하고 察病症之輕重하야 而立之라

【梔子大黃湯方】 梔子十四枚, 大黃一兩, 枳實五枚, 豉一升

15-16. **諸黃家病**는 **但利其小便**이나
假令脈浮者는 **當以汗解之**니 **宜桂枝加黃芪湯主之**라 (方見水氣病中)

解 : 條文之意는 非他라 諸病黃家에 脈浮者는 當以汗解之나

然小便不利어든 當利其小便이니 黃疸에 利其小便은 大綱之法이라

竊謂 此條에 甚有疑惑하니 黃家病 脈浮者 是非濕熱淫於外乎아

若夫然則 脈浮者는 與其以表熱으론 寧以濕熱이라

然則 '當以汗解之 宜桂枝加黃芪湯主之'는 未可也니 何則고 非他라

桂枝는 或助長潮熱하니 本方은 可適於黃汗하고 不適於黃疸이라

古所謂黃家病은 非必今所謂黃疸이나 不敢自信하야 暫待乎大方家之解라

譯 : 酒黃疸로 心中이 懊憹하거나 혹은 뜨겁고 아픈 경우는 梔子大黃湯으로 치료한다.

解 : 熱痛이란 心中이 煩熱하면서 痛症이 있는 것이다. 酒疸로 心中懊憹하고 心中熱하며 脈浮한 경우에 토법을 쓸 수 있으니 梔子豉湯으로 치료하고, 心中懊憹하고 心中痛하며 脈沈한 경우에 하법을 쓸 수 있으니 梔子大黃湯으로 치료하며, 만약 이 경우에 胸滿하면서 痛症이 있다면 梔子大黃厚朴湯으로 치료한다. 처방의 기준은 病勢의 始終을 고려하고 病症의 輕重을 살펴서 세우면 된다.

譯 : 일반적으로 황달 환자는 利小便해야 한다. 만일 맥이 浮하면 마땅히 땀을 내서 풀어야 하니 桂枝加黃芪湯으로 치료한다. (처방은 水氣病篇에 보인다.)

解 : 조문의 뜻은 다른 것이 아니다. 일반적인 황달병증에 脈浮한 경우는 마땅히 발한해야 하지만 소변이 불리하거든 마땅히 小便을 편하게 하는 것이니 황달에 利小便은 대강령이다. 개인적으로 이 조문에 깊은 의혹이 있는데 黃家病으로 脈浮한 것은 濕熱이 외로 젖어든 것이 아닌가? 만약 그렇다면 脈浮는 表熱 때문이기보다는 차라리 濕熱로 보는 것이 낫다. 그러므로 '當以汗解之 宜桂枝加黃芪湯主之'는 옳다고 볼 수 없다. 왜냐하면 다른 이유가 아니다. 桂枝는 혹 潮熱을 조장할 수 있으므로 本方은 黃汗(황달 전단계)에 적용할 수 있지만 黃疸에 적용하기 어렵다. 옛날 사람이 말하는 黃家病은 반드시 오늘날 말하는 黃疸이 아닐 수 있으나 감히 자신할 수 없어 잠시 여러분의 고견을 듣고 싶다.

15-17. 諸黃에 猪膏髮煎主之라

解 : 吾聞之하니 亂髮은 主利尿止血이라 하고

本方 主治 黃疸 小腹急 大便秘結이라 하니 參考之라

15-18. 黃疸病은 茵陳五苓散主之라 (一本云 茵陳湯及五苓散幷主之)

解 : 茵陳五苓散은 黃疸之喫緊方이라

15-19. 黃疸腹滿하고 小便不利而赤호대 自汗出하면 此爲表和裏實이니 當下之니 宜大黃硝石湯이라

解 : 不書黃疸하고 特書黃疸腹滿하며

不書小便不利하고 特書小便不利而赤이라 하니

於是乎 至其爲危症者를 可知也라

腹滿者는 小便不利之候오 小便不利而赤者는 鬱熱裏實之候이며

自汗出者는 裏熱發越하야 蒸蒸微汗出之狀이오 非表症乃解之候也라

'此爲表和裏實'者는 後人竄入이니 是文字上說로 不知病勢者也니라

設令不汗而表未和라도 當黃疸하야 發汗之면 則病勢劇하니 可不警戒아

本是條文은 '黃疸腹滿 小便不利而赤 自汗出 宜大黃硝石湯'이라

譯 : 제반 황달은 猪膏髮煎으로 치료한다.

解 : 듣기로는 亂髮은 利尿止血작용을 한다고 하고 본방의 주치는 黃疸 小腹急 大便秘結이라 하니 참고하기 바란다.

譯 : 황달병은 茵蔯五苓散으로 치료한다. (어떤 판본에는 茵蔯湯과 五苓散 모두 치료한다고 하였다.)

解 : 茵陳五苓散은 황달을 치료하는 매우 요긴한 처방이다.

譯 : 황달로 腹滿한데 소변불리하면서 소변색이 붉고 自汗하면 이는 表는 풀렸으나 裏가 實한 것이므로 하법을 써야 한다. 大黃硝石湯이 마땅하다.

解 : 黃疸이라고 기술하지 않고 黃疸腹滿이라고 특별히 기술하고, 小便不利라고 기술하지 않고 小便不利하면서 赤이라고 특별히 기술한 것으로 보아 위험한 상황이 도래했음을 알 수 있다. 腹滿은 小便不利한 증후이고, 小便不利하면서 소변색이 붉은 것은 鬱熱裏實의 증상이며, 自汗出은 裏熱이 발월하면서 끈끈한 땀을 조금씩 흘리는 증상으로 표증이 해소된 증후가 아니다. '此爲表和裏實'는 후인이 몰래 삽입하였으니 이것은 단지 문자상의 해설로 병세를 알지 못한 것이다.
설령 이 상황에 땀을 흘리지 않아 표증이 화해되지 않았더라도 황달에 발한시키면 병세가 악화되므로 경계하지 않을 수 있겠는가?
본래 이 조문은 '黃疸腹滿 小便不利而赤 自汗出 宜大黃硝石湯'이다.

【大黃硝石湯方】 大黃, 黃柏, 硝石各四兩, 梔子十五枚

15-20. 黃疸病에 **小便色不變**하고 **欲自利**하나 **腹滿而喘**하면 **不可除熱**이어늘 **熱除**면 **必噦**이라. **噦者**는 **小半夏湯主之**라 (方見痰飮中)

解 : 小便色不變者에 可知其好轉之兆가 不見也라

欲自利者는 欲小便이나 未得者也니 腹滿而喘이 其候也라

此際에 梔子大黃湯類로 下之而除熱하면 因爾小便利어늘

若其人 必噦者는 但除熱이오 而未除濕故也니 小半夏湯主之라

15-21. 諸黃에 **腹痛而嘔者**는 **宜柴胡湯**이라 (必小柴胡湯 方見嘔吐中)

解 : 古醫之於諸黃에 其方意는 不過解鬱熱而利小便也라

服小柴胡湯에 或吐 或發汗 或下屎 或下血 或利小便하야

因爾病毒排泄하면 病症自愈하니 此所謂 '不期然而然者'也라

譯 : 황달병으로 소변색이 변하지 않고 自利하려고 하나 복만하면서 숨이 차면 열을 없애는 약을 쓰면 안 된다. 열을 없애는 약을 쓰면 반드시 딸꾹질이 난다. 딸꾹질을 하면 小半夏湯으로 치료한다.(처방은 痰飮篇에 보인다.)

解 : 小便色이 변하지 않았다는 것을 근거로 병세가 호전되는 조짐이 보이지 않은 사실을 알 수 있다.

自利하려고 한다는 것은 비록 小便을 잘 보려고 하나 아직 그렇지 않은 것이니 腹滿而喘이 바로 그 증후이다.

이 경우에 梔子大黃湯類로 下하여 除熱하면 이로 인하여 소변도 편해지는데 만약 이 사람이 반드시 噦하는 것은 단지 열만 제거되고 습은 제거되지 않았기 때문이니 小半夏湯으로 치료한다.

譯 : 제반 황달로 배가 아프면서 구토하면 柴胡湯이 적당하다.

(小柴胡湯이 분명하니, 처방은 嘔吐篇에 보인다.)

解 : 古醫들이 일체의 황달에 대하여 그 처방의 기준은 解鬱熱하면서 利小便하는 것에 불과하다. 小柴胡湯을 복용하고 나서 혹 吐하고, 혹 發汗하며, 혹 下屎하고, 혹 下血하며, 혹 利小便하여 이로 해서 병독이 배설되면 病症이 저절로 치료되는 것을 '그렇게 되기를 기대하지 않았는데 그렇게 된 것'이라고 말한다.

15-22. 男子黃에 小便自利면 當與虛勞의 小建中湯이라 (方見虛勞中)

解 : 病黃疸에 小便不利어늘 小便自利者에 可知其病勢緩和也나

然而以此로 爲虛勞者는 無乃其徵不足乎잇가

設爲虛勞라도 虛勞之症은 人人不同하니 隨症治之라

竊謂 大病差後에 餘熱未解하야 津液消耗 而虛脫者 不少하니

此際 與其主之小建中湯으론 寧主之梔子豉湯加膠飴라

【附方】

【瓜蒂湯】 治諸黃 (方見暍病中)

『千金』【麻黃醇酒湯】 治黃疸麻黃三兩

譯 : 남자가 황달이 있지만 소변이 잘 나오면 마땅히 虛勞를 치료하는 小建中湯을 줄만하다. (처방은 虛勞篇에 보인다.)

解 : 황달병이 있으면 소변이 편하지 않는데 小便이 自利한 것으로 보아 병세가 다소 완화한 것을 알 수 있으나 이것으로 虛勞의 증상으로 여기는 것은 증거가 부족한 것이 아닌가? 설령 虛勞라 하더라도 虛勞의 증상은 사람마다 같지 않으니 증상에 따라 치료해야 한다. 개인적인 생각에 열병(황달)과 같은 병증이 차도가 있더라도 여열이 완전히 해소되지 않아 진액이 소보되어 허탈한 경우가 적지 않으니 이 경우에 小建中湯으로 치료하기보다는 차라리 梔子豉湯加膠飴로 치료하는 것이 낫다.

16. 驚悸吐衄下血胸滿瘀血病脈證幷治第十六

16-1. 寸口脈 動而弱하면 動卽爲驚이오 弱卽爲悸라

解 : 若如條文하면 則脈振動之甚者는 爲驚하고 微者는 爲悸나

然驚者는 以情緖而言이오 悸者는 以心動而言이니

心所以驚者는 卽以悸也일세 故有心悸면 則驚在其中이라

夫然則 驚, 悸는 非必分別之症이어늘

'動卽爲驚 弱卽爲悸' 若是之云은 其無乃牽强附會乎잇가

驚悸는 若發汗 若吐下 若被火 加溫針後에 而或作焉이나

未經誤治逆治어도 如其症者가 多見焉호니

柴胡龍骨牡蠣湯 炙甘草湯 桂枝去芍藥加蜀漆牡蠣龍骨湯主之라

16-2. 師曰 尺脈浮하고 目睛暈黃하고 衄未止라가 暈黃去하야 目睛慧了하면 知衄今止라

解 : 古之所謂目睛暈黃者는 雖不知今之何症이나

若如條文 則所以目睛暈黃者는 以衄血未止也니

然則 其或不以一瞬貧血乎아 暫待高見호라

譯 : 촌구맥이 動하면서 弱한 경우 동은 驚이 되고 약은 悸가 된다.

解 : 만약 條文의 내용과 같다면 脈의 振動이 심한 경우 驚하고 진동이 미약하면 悸가 되나, 驚은 정서적으로 말한 것이라면 悸는 心動으로 말한 것으로 마음이 驚惕한 이유는 바로 動悸 때문이니 心悸가 있으면 驚惕은 그 가운데에 있는 것이다.

그러므로 驚과 悸는 반드시 구별할 필요가 없는 증상인데 '動卽爲驚 弱卽爲悸'와 같은 말은 억지로 끼워 맞춘 것이 아니겠는가?

驚悸는 若發汗 若吐下 若被火 加溫針한 후에 간혹 발생하나 이러한 誤治나 逆治를 경험하지 않고도 이와 같은 증상이 많이 나타나니 柴胡龍骨牡蠣湯 炙甘草湯 桂枝去芍藥加蜀漆牡蠣龍骨湯으로 치료한다.

譯 : 師曰 척맥이 浮하고 검은 눈동자 주위를 누런 띠가 감싸고 코피가 멈추지 않다가 누런 띠가 제거되어 눈동자가 맑아지면 코피가 지금 멎음을 안다.

解 : 예전 사람이 말한 目睛暈黃이 비록 오늘날 어떤 증상인지 비록 알 수 없으나 조문과 같다면 目睛暈黃이 발생한 원인은 코피가 멈추지 않기 때문이다.

그렇다면 혹시 일시적인 빈혈 때문이 아닌가? 잠시 좋은 의견을 기다린다.

16-3. 又曰 從春至夏히 衄者는 太陽이오 從秋至冬히 衄者는 陽明이라

解 : 若夫此條者는 無根之說也니 但察其病勢輕重하야

而治之어늘 何必以季節之時로 歸屬太陽, 陽明病乎아

16-4. 衄家는 不可汗하니 汗出하면 必額上陷하고

脈이 緊急하며 直視不能眴하야 不得眠이라

解 : 所謂衄家者는 平素喜衄者也니 此際에 當不可發汗이어늘

纔發汗에 如其症者가 見焉하면 則本是其人은 果何如人乎아

16-5. 病人 面無色하고 無寒熱하나 脈沈弦者는 衄하고

脈浮弱하야 手按之絶者는 下血하며 煩咳者는 必吐血이라

解 : 大凡病人 面無色 無寒熱하면 則脈沈微어늘 反脈沈弦하니

潛伏之熱이 壓迫於鼻일세 故衄也라 條文未備하야

雖未知夫所以衄血, 下血, 吐血이나 然過多出血하면 則其病症病脈이

豈但止此리오 煩咳所以爲吐血者는 卽以潮熱發作也일세니

此際 方意는 不在止吐血이오 但在解煩咳라

譯 : 또 말하기를 봄에서 여름 사이에 발생하는 코피는 太陽에 속하고, 가을에서 겨울 사이에 발생하는 코피는 陽明에 속한다.

解 : 이와 같은 조문은 근거없는 설로 단지 병세의 경중을 살펴서 치료할 뿐인데 하필 계절의 시기에 따라 태양병, 양명병으로 귀속시키는가?

譯 : 평소에 코피를 자주 흘리는 사람은 땀을 내서는 안 되는데 땀을 내면 반드시 이마가 함몰되고 맥이 緊急하며 直視할 뿐 눈을 깜박이지 못하여 잠을 잘 수가 없다.

解 : 이른바 衄家는 평상시에 코피를 자주 흘리는 사람으로 이런 경우에 發汗하면 안되는데 만약 발한하자마자 이와 같은 증상이 보인다면 본래 이 사람은 어떤 부류의 사람인가?

譯 : 환자의 얼굴에 혈색이 없고 오한과 발열이 없으나 맥이 沈弦한 경우는 코피가 나고, 맥이 浮弱하여 손으로 눌러서 끊어지는 경우는 下血하며, 煩躁와 咳嗽가 있으면 반드시 吐血한다.

解 : 대체로 환자의 얼굴에 혈색이 없고 오한과 발열이 없으면 脈沈微하기 마련인데 도리어 脈沈弦한 것은 潛伏한 熱이 鼻로 압박하였기 때문에 코피를 흘린 것이다.
조문이 미비하여 비록 衄血, 下血, 吐血한 원인을 알 수 없으나 과다 출혈하면 그 病症과 病脈이 어찌 이 정도로 그치겠는가? 煩咳가 토혈을 유발한 이유는 潮熱이 발작한 때문이니 이 경우에 처방의 기준은 토혈을 멈추게 하는 데 있지 않고 煩咳를 해결하는 데 있다.

16-6. 夫吐血하고 咳逆上氣하며 其脈數 而有熱하야 不得臥者는 死라

解 : 衄血은 雖常事나 吐血은 不常事라

其所以吐血者는 其或不以 '飮酒過度'乎잇가

雖未可知나 然脈數 而有裏熱하니 其危急者를 可知也라

萬若 大病差後에 脈數 而有裏熱하면 則津液消耗하야

因爾燥痰上衝하고 咳逆發作하며 不得臥而欲死에

竊謂 此際에 白虎湯加阿膠麥門冬 竹葉石膏湯主之라

16-7. 夫酒客咳者는 必致吐血하니 此因極飮過度所致也니라

解 : 不節飮酒하면 必致咳逆上氣, 酒疸, 吐血하야 將至其劇하니 束手待斃라

16-8. 寸口脈 弦而大하면 弦則爲減이오 大則爲芤며 減則爲寒이오 芤則爲虛라 寒虛相擊을 此名曰革이니 婦人則半産漏下하고 男子則亡血이라

解 : 難分之脈者를 辨之하고 難明之因者를 明之하니

要略之病痛處가 多在此類라

譯 : 피를 토하고 咳逆 상기하며 그 맥이 數하고 열이 있어 눕지 못하는 경우는 死證이다.

解 : 코피를 흘리는 것은 비록 일반적인 일이나 吐血은 일반적인 상황이 아니다.
吐血하는 원인이 혹 '지나친 飮酒로 인한 것'이 아니겠는가?
비록 알 수 없으나 脈數하면서 裏熱하니 위급한 상황임을 알 수 있다.
만약 大病이 차도가 있고 나서 여전히 脈數하면서 裏熱이 있으면 津液이 소모되고 이로 인해 燥痰이 上衝하고 咳逆이 발작하며 눕지 못하여 죽을 것만 같은 경우에는 白虎湯加阿膠麥門冬이나 竹葉石膏湯으로 치료한다.

譯 : 술을 좋아하는 사람으로 咳嗽가 있으면 반드시 吐血하니 과도한 음주 때문이다.

解 : 飮酒를 절제하지 않으면 반드시 咳逆上氣하거나 酒疸 또는 吐血하여 장차 위험에 처하니 속수무책이라.

譯 : 촌구맥이 弦하면서 大한 경우 현은 減이 되고 대는 芤가 되며 감이 寒이 되고 규는 虛가 된다. 寒과 虛가 서로 부딪히면 이를 革이라고 하니 부인이면 流産이나 漏下하고, 남성이면 亡血한다.

解 : 구분하기 어려운 脈狀을 구분하고 규명하기 어려운 病因을 규명하니 要略의 가장 큰 문제점은 대부분 이와 같은 종류에 있다.

其症狀이 雖相似나 其脈狀은 或不相似하고

其脈狀이 雖相似나 其症狀은 或不相似하니

故一症而定脈者도 未可也며 一脈而論症者도 未可也라

芤脈 半產漏下에 四物湯加減主之하고 男子亡血에 腎氣丸主之라

16-9. 亡血엔 不可發其表오 汗出하면 卽寒慄而振이라

解 : 衄血, 下血, 吐血 而亡血者엔 宜不可發汗이어늘

'汗出 卽寒慄而振'者는 誤治後 身振振而動搖也니

此際에 茯苓四逆湯 眞武湯 "人蔘養榮湯 十味溫膽湯"[1]類主之라

但古所謂亡血者는 非必今所謂血不足者也니 良察之하라

16-10. 病人胸滿하고 脣痿舌靑하며 口燥나 但欲漱水不欲嚥하고 無寒熱하며 脈微大來遲하고 腹不滿이어늘 其人言我滿이라하면 爲有瘀血이라

解 : 胸滿 口燥 但欲漱水 不欲嚥者는 三陽三陰病에 皆有之하니

無故 而乃以此로 爲瘀血上衝之候者 其無乃一偏乎잇가

醫按診에 腹不滿이어늘 其人言我滿者는 或非小腹滿之兆乎아

不敢自信하나 若如條文 則有是症者는 瘀血上衝之候也니

竊謂 此際에 宜桃仁承氣湯 小柴胡湯加當歸, 川芎, 芍藥호라

1) 人蔘養榮湯 十味溫膽湯 :『傷寒全生集』

症狀이 같더라도 그 脈狀은 간혹 같지 않은 경우가 있고, 脈狀이 같더라도 그 증상은 간혹 같지 않기 때문에 하나의 증상으로 脈을 규정하는 것도 옳지 않고 하나의 脈狀으로 症을 논하는 것도 옳지 않다.

대체로 芤脈으로 半産漏下인 경우에 四物湯에 가감하고 남자의 亡血에는 腎氣丸으로 치료한다.

譯 : 亡血엔 표를 발산하면 안 되는데 땀을 내면 오한하고 전율하면서 떨게 된다.

解 : 衄血, 下血, 吐血로 인하여 亡血인 경우에는 당연히 發汗해서는 안 되지만 '땀을 흘리면 惡寒하면서 전율한다.'는 것은 誤治 후에 몸이 떨면서 동요하는 것이니 이 경우 茯苓四逆湯 眞武湯 "人蔘養榮湯 十味溫膽湯"類로 치료한다. 다만 옛날의 亡血은 반드시 오늘날의 血不足을 말하는 것이 아니므로 잘 살펴야 한다.

譯 : 환자가 흉만하고 입술에 윤기가 없으며 舌靑하고 口燥하나 그저 물로 입가심만 할 뿐 삼키지 못하고 寒熱은 없으며 맥이 약간 大하면서 遲하고, 복부가 滿하지 않은데도 환자 자신이 복만하다고 말하면 瘀血이 있기 때문이다.

解 : 胸滿하여 口燥하나 그저 물로 입가심만 할 뿐 삼키지 못하는 증상은 삼양병과 삼음병에서 모두 나타는데 아무런 단서도 없이 이 증상으로 어혈이 상충하면서 나타나는 증후로 판단하는 것은 지나친 편견이 아닌가? 의사가 복진하였더니 복부가 滿하지 않았는데 환자는 복부가 滿하다고 말한 것은 혹 소복만의 조짐이 아닌가? 감히 자신할 수 없지만 조문과 같다면 이와 같은 증상은 어혈의 상충에 의한 반응이니 개인적으로 이 경우 桃仁承氣湯과 小柴胡湯에 當歸, 川芎, 芍藥을 加하여 사용한다.

16-11. 病者 如熱狀하야 煩滿하고 口乾燥而渴하나 其脈 反無熱하면此爲陰伏으로 是瘀血也니 當下之라

解 : 大凡煩滿 口乾燥而渴者는 留飮, 潮熱, 瘀血之候니

其病毒이 發作之時엔 發熱 脈弦數하나

然潛伏하면 則無熱 脈沈微라

所謂無熱者 熱在裏也니 然則陰伏者는 瘀血未發作之謂也라

但瘀血之腹症이 不備로대 猶云云曰 '陰伏' '瘀血' '當下之'라 하니

其人 小腹苦滿者를 可知也니 此際 桃仁承氣湯主之라

16-12. 火邪者는 桂枝去芍藥加蜀漆牡蠣龍骨救逆湯主之라

解 : 火邪者에 非必桂枝去芍藥加蜀漆牡蠣龍骨救逆湯主之오

火邪後 奔豚 煩躁 驚狂者에 可與本方主之라

此所謂無其症而有其方者也라

【桂枝救逆湯方】桂枝三兩, 甘草二兩, 生薑三兩, 牡蠣五兩, 龍骨四兩, 大棗十二枚, 蜀漆三兩

譯 : 환자가 만약 열이 있는 듯하여 煩滿하고, 입이 건조하고 갈증이 있으나 그 맥에 오히려 熱狀이 없으면 이는 陰伏으로 瘀血이니 당연히 攻下해야 한다.

解 : 대체로 煩滿 口乾燥하면서 渴한 것은 留飮, 潮熱, 瘀血의 증후이니, 그 病毒이 발작하는 상황엔 發熱 脈弦數하나 潛伏한 경우엔 無熱 脈沈微하다.
소위 無熱이라고 것은 熱이 裏位에 잠복해 있다는 것이다. 陰伏은 아직 어혈이 발작하지 않았다는 것을 말한다. 다만 어혈에 의한 腹症이 조문에 갖추어져 있지 않는데 오히려 '陰伏' '瘀血' '當下之'라고 말하니 이 사람이 小腹苦滿한 상태임을 어느 정도 알 수 있으니 이 경우에 桃仁承氣湯으로 치료한다.

譯 : 火邪로 인한 경우는 桂枝去芍藥加蜀漆牡蠣龍骨救逆湯으로 치료한다.

解 : 火邪로 인한 경우에 반드시 桂枝去芍藥加蜀漆牡蠣龍骨救逆湯으로 치료하는 것이 아니라 火邪한 후에 奔豚 煩躁 驚狂이 있는 경우에 本方으로 치료한다.
이것이 증상은 전해지지 않지만 처방이 남아있는 경우라고 한다.

16-13. 心下悸者는 半夏麻黃丸主之라

解 : 大凡心下悸者는 留飮痰飮의 振動之候니

可與生薑, 茯苓, 半夏主之 宜矣나

麻黃之徵이 不見하고 或麻黃이 助長心悸하니 惑甚焉이어늘

東洞曰 "心下悸 喘而嘔에 本方主之"라하니

如此然後에 條文之惑이 始解焉이라 竊謂 二陳湯加麻黃主之라

【半夏麻黃丸方】 半夏, 麻黃等分

16-14. 吐血不止者는 柏葉湯主之라

解 : 吐血之因이 不類어늘 柏葉湯主之하니 必有以也나

然其徵不足하니 暫蓋闕之라

【柏葉湯方】 柏葉, 乾薑各三兩, 艾三把

16-15. 下血호대 先便後血하면 此遠血也니 黃土湯主之라

16-16. 下血호대 先血後便하면 此近血也니 赤小豆當歸散主之라 (方見狐惑中)

譯 : 心下가 두근거리면 半夏麻黃丸으로 치료한다.

解 : 대체로 心下悸는 留飮이나 痰飮의 진동에 의한 증후로 生薑, 茯苓, 半夏로 치료하는 것이 당연하나 조문에 麻黃의 증거가 보이지 않고, 혹 마황이 심계를 조장하니 의혹이 심하게 드는데 이에 대해 東洞은 "心下悸에 喘하고 嘔하면 본방으로 치료한다"고 하니 이와 같은 연후에 조문의 의혹이 비로소 해결되었다.

개인적으로 二陳湯加麻黃으로 치료한다.

譯 : 吐血이 멈추지 않는 경우에는 柏葉湯으로 치료한다.

解 : 吐血의 원인이 다양한데 柏葉湯으로 치료한 것은 반드시 이유가 있을 것이나 그 증거가 부족하므로 잠시 덮어둔다.

譯 : 下血할 때 먼저 대변이 나온 후에 혈이 나오면 이는 遠血이니 黃土湯으로 치료한다.

譯 : 하혈할 때 먼저 혈이 나온 후에 대변이 나오면 이는 近血이니 赤小豆當歸散으로 치료한다. (처방은 狐惑篇에 보인다.)

解 : 先便後血과 先血後便으로 以爲遠血 近血하니

於是乎 其觀察之善者를 可見焉호라

出血이 遠於肛門者를 謂之遠血이오

近於肛門者를 謂之近血이라 하니

以今追古컨대 遠血은 或屬大腸癌하고 近血은 多因痔疾하니

竊謂 此際에 取其意하나 而不取其方호라

【黃土湯方】 甘草, 乾地黃, 白朮, 附子, 阿膠, 黃芩各三兩, 竈中黃土半斤

16-17. 心氣不足하야 吐血 衄血엔 瀉心湯主之라

解 : 心氣不足者는 內經所謂君火不足乎아

否則 吐血 衄血 故心血不足乎아

其徵不足이어늘 奈何以云曰 心氣不足乎아

夫心下痞 心下痞鞭者는 嘗聞之어니와

心氣不足者는 未嘗聞之호라

萬若心氣不足하면 則當補心氣어늘 奈何以瀉心氣乎아

前後牴牾하고 文理不順이 莫甚焉이라

或曰 "心氣有餘 熱盛也"라 하고

或曰 "情緒不安 興奮狀態"之謂心氣不足이라 하니

解 : 먼저 大便이 나온 후에 血이 나오는 것과, 먼저 血이 나온 후에 大便이 나오는 것으로 遠血과 近血로 파악한 것이니 이에 관찰력이 뛰어난 것을 볼 수 있다. 出血이 肛門에서 먼 곳에서 발생한 것을 遠血이라 하고 肛門주위에서 발생한 것을 近血이라고 하니 지금의 관점에서 옛 의안을 논하면 遠血은 혹 大腸癌에 속하고, 近血은 대체로 痔疾에 의한 것이니 개인적으로 조문의 뜻은 취하지만 그 처방은 취하지 않는다.

譯 : 心氣不足하여 吐血, 衄血하면 瀉心湯으로 치료한다.

解 : 心氣가 부족하다는 것은 內經에서 말하는 君火가 不足한 것인가?

아니면 吐血 衄血하여 心血이 부족한 것인가?

그 증거가 부족한데 어떻게 心氣不足이라고 말한 것인가?

心下痞나 心下痞鞕이라는 것은 일찍이 들었지만

心氣不足하다는 말은 일찍이 들어보지 못했다.

만약 心氣不足하다면 마땅히 補心해야 하는데 어째서 瀉心하는가?

앞뒤가 모순이 되고 문리가 순조롭지 못한 것이 이보다 심한 것이 없다.

혹자는 "心氣가 有餘하여 熱이 盛한 것"이라 말하고

혹자는 "情緒가 不安하여 興奮한 상태"를 心氣不足이라고 말하는데

一見妥當하나 然據其方藥而考之하면 則其所以吐血 衄血者는

與其以心氣不足으론 不若以心氣有餘며

與其以心氣有餘 熱盛으론 不若以心下痞 煩熱이니

條文所謂心氣不足은 氣痞,熱痞也라 以此考之컨대

'心下痞 顏面潮紅 或便鞕 嘔逆 而吐血 衄血'에 本方主之라

瀉心湯은 本不爲吐血, 衄血而作이나

然服湯後 心下痞가 乃解에 而吐血, 衄血이 自止하니

非透徹乎古醫之案하면 則其於劇症에 急急然不安者가 不少라

【瀉心湯方】 亦治霍亂 大黃二兩, 黃連, 黃芩 各一兩

일견 타당한 것 같으나 처방의 약물을 근거로 고찰해 보면 吐血하거나 衄血한 원인은 心氣不足보다는 心氣有餘가 나으며 心氣有餘하여 熱盛보다는 心下痞하면서 煩熱한 것이 나으니 조문에서 말한 心氣不足은 氣痞, 熱痞이다. 이것으로 판단하면 '心下痞 顔面潮紅 或便鞭 嘔逆 而吐血 衄血'하는 경우에 本方으로 치료한다. 瀉心湯은 본래 吐血, 衄血을 치료하기 위해 조제된 처방은 아니나 약을 복용한 후에 心下痞가 해소되면 吐血과 衄血이 저절로 그치니 古醫의 의안에 투철하지 않으면 저 劇症에 급급하여 불안해하는 사람이 적지 않을 것이다.

17. 嘔吐噦下利病脈證幷治第十七

17-1. 夫嘔家有癰膿하면 不可治嘔오 膿盡自愈라

解 : 其人素有痰飮으로 而喜嘔吐어늘 未然不祛痰飮하야
或久而腐敗이어나 或挾急性之熱하면 化爲癰膿하니
此際에 驅逐癰膿하면則嘔自愈者는 主症이 在癰膿也일세라
痰飮 雖一毒이나 因其病勢하야 而爲嘔吐, 咳嗽, 肺脹, 肺痿, 肺癰하니
則其於立方에 始條理終條理1)를 可得矣라

17-2. 先嘔却渴者는 此爲欲解오 先渴却嘔者는 爲水停心下니 此屬飮家라 嘔家本渴이어늘 今反不渴者는 以心下有支飮故也일세니 此屬支飮라

解 : 凡先嘔後渴者는 當飮水而解오 先渴後嘔者는 當散飮而解라
嘔家 反不渴者는 與其以心下有支飮으론不若以支飮之未發作이라
支飮은 汚水也니 雖有餘라 渴者에 何益之有리오

---

1) 始條理終條理 : 『孟子 · 萬章』 孔子之謂集大成 集大成也者 金聲而玉振之也 金聲也者 始條理也 玉振之也者 終條理也(孔子를 일러서 集大成하였다고 한다. 집대성은 金으로 소리를 울려냄이 金聲이요, 玉소리를 떨쳐 냄이 玉振이니 金으로 소리를 울려낸다는 것은 條理를 시작함이요, 玉으로 소리를 떨쳐 낸다는 것은 條理를 끝맺음이다.) 중경서와 요략을 병세의 관점에서 보면 병증의 시작과 끝을 잘 표기했다는 의미이다.

譯 : 대체로 구토가 있었던 환자가 癰膿이 있는 경우 구토를 치료하면 안 된다.

옹농이 없어지면 구토는 자연히 낫는다.

解 : 그 사람이 본래 痰飮이 있어 자주 嘔吐하는데 痰飮을 제거하지 않아 혹 오래되어 부패하거나 혹 급성적인 열에 의해 癰膿이 되니, 이 경우에 癰膿을 구축하면 嘔吐는 저절로 치료되는 것은 주증이 옹농에 있기 때문이다.

痰飮이 하나의 독이나 그 病勢에 따라 嘔吐, 咳嗽, 肺脹, 肺痿, 肺癰으로 전환되므로 그 처방을 정하는데 시작과 마침을 얻을 수 있다.

譯 : 먼저 구토를 하다가 도리어 갈증이 나타나면 병이 풀리려는 것이고,

먼저 갈증이 나다가 도리어 구토를 하면 水氣가 心下에 정체된 것이니 飮家에 속한다.

자주 구토하는 환자는 본래 갈증이 나는데 지금 반대로 갈증이 나지 않는 것은 心下에 支飮이 있기 때문이니 이는 지음에 속한다.

解 : 대체로 먼저 구토한 후에 갈증이 있으면 마땅히 물을 마시어 해소하고

먼저 갈증이 나다가 뒤에 구토를 하면 支飮을 散하여 해소한다.

자주 구토하는 환자가 반대로 갈증이 있지 않는 것은 支飮이 心下에 있기 때문이라고 하기보다는 支飮이 발작하지 않은 때문으로 이해하는 것이 낫다.

支飮은 汚水이므로 비록 남음이 있더라도 渴에 무슨 도움이 있겠는가?

17-3. 問曰 病人脈數하면 **數爲熱**이니 **當消穀引食**이어늘 **而反吐者**는 **何也**오

師曰 以發其汗하야 **令陽微**하고 **膈氣虛**하야 **脈乃數**하나 **數爲客熱**하야

不能消穀하니 **胃中虛冷**[2] **故也**일세라

脈弦者는 **虛也**니 **胃氣無餘**하야 **朝食暮吐**하야 **變爲胃反**[3]이라

寒在於上호대 **醫反下之**하니 **今脈反弦**이 **故名曰虛**라

解 : 條文中 '數爲熱, 令陽微, 膈氣虛, 數爲客熱,

胃中虛冷, 脈弦者虛, 胃氣無餘, 變爲胃反, 寒在於上'者는

病因, 病理之說이나 不過後人之註解也라

'師曰 以發其汗~膈氣虛~ 胃中虛冷'者는 非他라

所謂 '胃中空虛 客氣動膈 心中懊憹也'라

'病人脈數 當消穀引食 而反吐者는 發汗過多故也일세며

脈弦 朝食暮吐者는 下之太早故也'일세라

誤治逆治後에 設亡血亡津液하야 壞病之謂虛症者는

使其後人으로 不知識間에 助長扶陽하니 其未可夫인저

竊謂 此際에 梔子豉湯이나 半夏瀉心湯主之라

---

2) 胃中虛冷 : 梔子豉湯 조문 가운데 胃中空虛 客氣動膈 心中懊憹의 뜻과 연계해서 이해해야 한다.

3) 胃反 : 오늘날 관점에서 혹자는 胃癌이라고 추정하기도 하니 이 또한 하나의 해석으로 볼 수 있으나 朝食暮吐 暮食朝吐하는 것을 胃反이라고 부르는 것이 조문의 뜻이다.

譯 : 問曰 환자가 맥이 數한 경우 삭맥은 열이 있어 마땅히 소화가 잘되고
음식이 당기는 경향이 있는데 반대로 (먹지 못하고) 토하는 것은 왜 그런가?
師曰 발한하였더니 陽氣가 微하게 되고 흉격의 氣가 虛해져 맥이 數해졌으나
이 경우 삭맥은 客熱로 음식을 잘 소화시키지 못하니 胃中이 虛冷하기 때문이다.
맥이 弦한 것은 虛이니 胃氣가 남음이 없어서 朝食暮吐하여 胃反證으로
변하게 된 것이다. 寒이 상부에 있는데 의사가 반대로 하법을 써서 맥이 반대로
弦하게 된 것을 虛라고 한 것이다.

解 : 조문 중에 '數爲熱, 令陽微, 膈氣虛, 數爲客熱, 胃中虛冷, 脈弦者虛, 胃氣無餘,
變爲胃反, 寒在於上' 등은 病因과 病理의 해설이지만 후인의 주해문자에 불과하다.
'師曰 以發其汗~膈氣虛~ 胃中虛冷'은 다른 뜻이 아니다.
소위 '胃中空虛 客氣動膈 心中懊憹也'와 같은 뜻이다.

'病人脈數 當消穀引食 而反吐하는 것은 發汗 過多 때문이며, 脈弦 朝食暮吐하는 것은
下시키는 것을 너무 앞질렀기 때문이다.'
誤治와 逆治한 후에 설령 亡血하고 亡津液하여 나타난 壞病을 가리켜 虛症이라고
하는 것은 후인들에게 부지식간에 扶陽을 조장하는 것이므로 옳지 못한 표기이다!
개인적인 생각에 梔子豉湯이나 半夏瀉心湯으로 치료한다.

17-4. 寸口脈 微而數하면 微則無氣오 無氣則營虛니 營虛則血不足하고 血不足則胸中冷이라

解 : 若夫此條者 其若三段論法이나 未免臆論하니
胸中冷은 胸中留飮也니 以此로 其有嘔吐, 咳嗽者를 可朕也라
方意는 不在無氣, 營虛, 血不足이오 實在嘔吐, 咳嗽어늘
若迷於血不足하면 則鮮不以四物湯主之하니 此際에 小半夏湯類主之라

17-5. 趺陽脈 浮而澀하면 浮則爲虛오 虛(趙本-澀)則傷脾라 脾傷則不磨하야 朝食暮吐하고 暮食朝吐하야 宿穀不化를 名曰胃反이라 脈緊而澀하면 其病難治라

解 : "趺陽之滑脈으로 候胃氣實하고 趺陽之緊脈으로 候脾氣强하며
少陰之脈으로 候腎氣"[4]라 하니 若夫此論者는 當時之醫案者也라
又名曰 '傷脾, 胃反' 者는 其一人之命名者也라
夫當時之醫案과 一人之命名者는 隋時隨人而變焉하나
然彼病症者는 自古于今히 不變也라
然則 讀仲景書, 要略條文에 一於實證而判之者는 以此也니
條文之意 非他라 '朝食暮吐 暮食朝吐 脈緊而澀하면 則難治'라

4) 『仲景全書 · 辨脈法 平脈法』에 보인다.

譯 : 촌구맥이 微하면서 數하면 미는 氣가 없어진 것이고 기가 없으면 營氣가 虛해지고, 영기가 虛하면 血이 부족해지고, 혈이 부족하면 흉중이 냉해진다.

解 : 이와 같은 조문은 소위 三段論法을 취하고 있지만 억지 논리로 胸中冷은 胸中留飮을 말하는 것이니 이것으로 嘔吐와 咳嗽가 있다는 것을 짐작할 수 있다. 처방의 기준은 無氣, 營虛, 血不足에 있지 않고 실로 嘔吐, 咳嗽에 있는데 만약 血不足이라는 말에 미혹되면 四物湯으로 치료하지 않는 사람이 적지 않으니 이 경우에 小半夏湯類로 치료한다.

譯 : 부양맥이 浮하면서 澁한 경우 부맥은 虛가 되고 삽맥은 脾臟이 손상된 것이다. 비장이 상하면 음식을 소화시키지 못하므로 朝食暮吐하고 暮食朝吐하여 水穀을 소화시키지 못한 것을 胃反이라 한다. 맥이 緊하면서 澁한 경우는 병을 치료하기 어렵다.

解 : "趺陽의 滑脈으로 胃氣의 實를 파악하고, 趺陽의 緊脈으로 脾氣의 强을 증거하며, 少陰의 脈으로 腎氣의 상태를 인지한다."고 하니 이와 같은 논리는 당시의 의안이다.
또한 '傷脾, 胃反'이라고 말한 것은 개인이 명명한 것이다.
當時의 의안과 개인적인 명명은 시대와 사람에 따라 변화하지만 病症은 예나 지금 변하는 것은 아니다.
그러므로 仲景書와 要略의 조문을 읽을 때 오로지 實證(사실적인 증거인 症狀)을 근거로 판단해야 하는 것은 바로 이 때문이다.
조문의 뜻은 다른 것이 아니다. '朝食暮吐 暮食朝吐 脈緊而澀 則難治'이다.

17-6. 病人欲吐者는 不可下之라

解 : 大凡欲吐者는 心下有支飮之故로 當不可下之어늘

特書不可下者는 警戒乎陰病下之太早故也일세라

若下之하면 則其爲心下痞者를 不言可知也라

17-7. 噦而腹滿하면 視其前後의 知何部不利하야 利之則愈라

解 : 非獨此症이오 傷寒雜病이 莫不蓋然하니 何則고 非他라

排泄不利하면 則萬病始作하야 而至其劇이라 以此考之컨대

若生理病理가 古今不變인덴 汗吐下之法은 不爲古存하고 不爲今無라

17-8. 嘔而胸滿者는 茱萸湯主之라

解 : 吳茱萸湯의 嘔而胸滿者는 以其寒水痞塞於心下也라

夫心下痞塞而嘔者는 恰似小柴胡湯의 胸脇苦滿 喜嘔하니 要其甚察乎인저

【茱萸湯方】 吳茱萸一升, 人蔘三兩, 生薑六兩, 大棗十二枚

譯 : 환자가 토하려고 하는 경우는 下劑를 쓰면 안 된다.

解 : 대체로 吐하려는 것은 心下에 支飮이 있는 연고이므로 마땅히 下劑를 사용하면 안 되는데 不可下라고 특별히 기술한 것은 음병에 下劑를 지나치게 빨리 사용하는 것을 경계하기 위함이다. 만약 下劑를 쓰면 心下痞가 되는 것을 말하지 않아도 알 수 있다.

譯 : 噎膈하고 복만이 있으면 대소변의 상태를 보아 어떤 부위가 不利한지를 살피어 利케 하면 낫는다.

解 : 이 증상에만 해당하는 것이 아니라 傷寒과 雜病이 모두 그렇지 않음이 없으니 왜냐하면 다른 이유가 아니다. 배설기능의 조절이 온전하지 않으면 갖가지 병증이 발생하여 극증에 도달한다. 이것으로 보아 만약 인체의 생리, 병리가 古今에 변하지 않았다면 한토하 수법은 옛 사람에게만 적용되는 것도 아니고 오늘날 사람에게는 필요 없는 것도 아니다.

譯 : 구토하면서 흉만이 있으면 茱萸湯으로 치료한다.

解 : 吳茱萸湯의 嘔하면서 胸滿한 것은 心下부위에 寒水가 痞塞한 연유이다. 心下가 痞塞하면서 嘔하는 증상은 小柴胡湯의 胸脇苦滿 喜嘔와 흡사하므로 깊이 관찰해야 한다!

17-9. 乾嘔 吐涎沫하고 頭痛者는 茱萸湯主之라 (方見上)

解 : 乾嘔 吐涎沫 頭痛者는 寒水痰飮의 發作之候니

二陳湯類主之호대 不治어든 而乃吳茱萸湯主之라

17-10. 嘔而腸鳴하고 心下痞者는 半夏瀉心湯主之라

解 : 嘔는 病症也며 腸鳴은 病情也며 心下痞는 病根也니

一言而略之曰 水飮變調之症也라

條文雖簡하나 病症, 病情, 病根을 具備하니 可以爲成文이라

【半夏瀉心湯方】 半夏半升, 黃芩, 乾薑, 人蔘各三兩, 黃連一兩, 大棗十二枚, 甘草三兩

17-11. 乾嘔而利者는 黃芩加半夏生薑湯主之라

解 : 君藥이 不在半夏祛痰하고 在黃芩解熱하니

條文에 雖不見하나 其爲熱痞之甚者를 可知也라

但酌情況하야 而擇君藥은 在其人眼目如何라

【黃芩加半夏生薑湯方】 黃芩三兩, 甘草二兩, 芍藥二兩, 半夏半升, 生薑三兩, 大棗十二枚

譯 : 乾嘔하면서 涎沫을 토하고 머리가 아프면 茱萸湯으로 치료한다.(方은 앞에 보인다.)

解 : 乾嘔 吐涎沫 頭痛은 寒水와 痰飮이 發作하는 증상이므로 二陳湯類로
치료해 보고 치료가 잘 안 되면 吳茱萸湯으로 치료한다.

譯 : 구토와 함께 腸鳴이 있고 心下가 痞滿하면 半夏瀉心湯으로 치료한다.

解 : 嘔는 病症이며 腸鳴은 病情이며 心下痞는 病根이니 한마디로 간략하게 말하면
水飮變調의 증상이다.

조문이 비록 간략하지만 病症, 病情, 病根을 구비하여 成文이라고 할 수 있다.

譯 : 乾嘔하면서 下利가 있으면 黃芩加半夏生薑湯으로 치료한다.

解 : 君藥이 半夏의 祛痰에 있지 않고 黃芩의 解熱에 있으니 조문에 비록
보이지 않지만 熱痞가 심한 것임을 알 수 있다.

다만 그 정황을 짐작하여 君藥을 선택하는 것은 개인의 안목에 달려있다.

17-12. 諸嘔吐와 穀不得下者는 小半夏湯主之라 (方見痰飮中)

解 : 諸嘔吐에 主之小半夏湯者는 猶可也어니와

然穀不得下에 主之小半夏湯者는 未可也니

竊謂 此際에 小半夏湯加厚朴, 枳實이어나 加麥芽, 神曲主之라

17-13. 嘔吐而病在膈上하야 後思水者는 解니 急與之라 思水者는 猪苓散主之라

解 : 嘔吐者에 知其胃內停水, 留飮也니

病在膈上者는 胸中留飮也라 條文之意는 非他라

因嘔吐 而津液不足일세故思水者에 少少與飮水하면

則自解하니 此際에 水者는 天然之白虎湯이라

萬若 嘔吐不解하고 小便不利 而思水者는

尙有留飮而發作하면 則思水나

飮之면 則水逆하니 此際에 利水之라

若不然則 奈何以猪苓散으로 而利水乎哉리오

其名은 憑藉猪苓湯이나 其實은 類似五苓散이니 參考之하라

【猪苓散方】 猪苓, 茯苓, 白朮 各等分

譯 : 일반적으로 구토와 음식이 잘 소화되지 않으면 小半夏湯으로 치료한다.

解 : 일반적인 嘔吐에 小半夏湯으로 치료하는 것은 오히려 옳지만
음식물이 소화되지 않는 경우에 小半夏湯으로 치료하는 것은 옳지 않으니
개인적으로 이 경우에 小半夏湯에 厚朴, 枳實을 加하거나 麥芽, 神曲을 加한다.

譯 : 구토로 병이 흉격 상부에 있어 구토가 완전히 그친 후에 물을 찾으면 병이
풀리는 것이니 급히 물을 준다. 구토가 그치기 전에 물을 찾으면 猪苓散으로 치료한다.

解 : 嘔吐를 통해 胃內停水와 留飮이 있음을 알 수 있으니 病이 膈上에 있다는 것은
胸中留飮이다. 조문의 뜻은 다름이 아니라 嘔吐로 인하여 津液이 부족한 것이므로
물을 마시고 싶어 하는 사람에게 조금씩 물을 주면 병증이 저절로 해소되니 이 경우에
水는 천연의 白虎湯이라고 할 수 있다.
만약 구토가 해소되지 않은 상태에서 소변이 불리하며 물 마시려는 것은 아직
잔류한 留飮이 발작하면 물 마시고 싶어 하나 마시자마자 거부하는 것이니
이 경우에 利水해야 한다.
만약 그렇지 않으면 어찌 猪苓散으로 利水하겠는가?
본방의 이름은 猪苓湯을 빙자했지만 그 실제의 약력은 五苓散과 유사하니 참고하라.

17-14. 嘔而脈弱하고 小便復利하며 身有微熱호대 見厥者는 難治니 四逆湯主之라

解 : 條文之意 非他라 胃中有水氣일세 故嘔나
然小便復利하고 身有微熱者는 病症乃解之兆로대
萬若四肢厥冷者는 亡陽之兆니 四逆湯主之라

【四逆湯方】 附子一枚, 乾薑一兩半, 甘草二兩

17-15. 嘔而發熱者는 小柴胡湯主之라

解 : 是大綱之法이니 小柴胡湯條文에 已辯之나
槪略曰 夫治法은 始於汗吐下三法하야 而擴於和解法하니
汗吐下藥力이 未達之處者를 謂之半表半裏病也라
夫嘔者는 不可發汗, 不可下之症이니 宜和解之라
'寒熱往來 胸脇苦滿 黙黙不欲飮食 心煩喜嘔'의
此必然之症에 但見一症하면 有柴胡症이니 不必悉具라

【小柴胡湯方】 柴胡半斤, 黃芩三兩, 人蔘三兩, 甘草三兩, 半夏半斤, 生薑三兩, 大棗十二枚

譯 : 구토하면서 맥이 弱하고 소변마저 다시 利하며 몸에 미열이 있는데 厥이 보이면 치료하기 어렵다. 四逆湯으로 치료한다.

解 : 조문의 뜻은 다른 것이 아니다. 胃中에 水氣가 있어 嘔吐하는 중에 小便이 다시 수월해지고 몸에서 微熱이 있는 것은 병증이 해소되려는 조짐인데 만약 四肢가 厥冷한 것은 亡陽의 조짐이니 四逆湯으로 치료한다.

譯 : 구토와 함께 발열이 있으면 小柴胡湯으로 치료한다.

解 : 이것은 대강의 법이니 小柴胡湯 조문에 이미 변론했으나 대략 말하면 治法은 汗吐下三法에서 시작하여 和解法으로 확대된 것이니 汗吐下의 藥力이 미치는 못하는 영역을 半表半裏의 病이라고 말한다. 대체로 嘔吐는 發汗 瀉下해서는 안 되는 증상이므로 마땅히 和解해야 한다. '寒熱往來 胸脇苦滿 黙黙不欲飮食 心煩喜嘔'의 이 필연적인 증상 가운데 단지 하나의 증상만 보여도 柴胡症을 갖춘 것이니 반드시 모두 갖출 필요가 없다.

17-16. 胃反嘔吐者는 大半夏湯主之라

『千金』云 治胃反不受食 食入卽吐 『外臺』云 治嘔 心下痞硬者

解 : 不受食하고 食入卽吐之謂胃反이라 하니

於是乎 其嘔吐之甚者를 可知焉이나

然方意는 不在胃反이오 但在嘔吐라

竊謂 此際에 四君子湯加半夏黃芩主之라

【大半夏湯方】 半夏二升, 人蔘三兩, 白蜜一升

17-17. 食已卽吐者는 大黃甘草湯主之라 (『外臺』方 又治吐水)

解 : 其徵不足하야 非得已 據方藥하면 則君大黃臣甘草하니

或便鞕腹滿而吐이어나 或心下急痛而吐者에 本方主之라

【大黃甘草湯方】 大黃四兩, 甘草一兩

譯 : 胃反證으로 구토하면 大半夏湯으로 치료한다.

(『千金方』에서는 胃反證으로 음식을 받아들이지 못하고 먹으면 토하는 경우를 치료한다고 했다.

『外臺秘要』에서는 嘔吐證으로 心下가 痞硬한 경우를 치료한다고 했다.)

解 : 음식을 받아들이지 못하고 먹으면 토하는 것을 胃反이라고 하니 이것으로 嘔吐가 심한 것을 알 수 있으나 처방의 기준은 胃反에 있는 것이 아니라 다만 嘔吐에 있다. 개인적인 생각으로는 四君子湯에 半夏, 黃芩을 加하여 치료한다.

譯 : 음식을 먹자마자 토하면 大黃甘草湯으로 치료한다.

(『外臺秘要』에서는 吐水 또한 치료한다고 했다.)

解 : 증거가 부족하여 부득이 처방의 약물을 근거하면 大黃을 군약으로 甘草를 신약으로 한 것으로 보아 혹 便鞭腹滿으로 吐하거나, 혹 心下急痛하여 吐하는 경우에 本方으로 치료한다.

17-18. 胃反하야 吐而渴欲飮水者는 茯苓澤瀉湯主之라

解 : 所謂胃反이 雖未知夫今之何病이나

古醫之於胃反에 但因其嘔吐情況하야 而治之하니

察其大半夏湯 小柴胡湯 大黃甘草湯 茯苓澤瀉湯하면

則可知其情況이라 茯苓澤瀉湯은 卽五苓散加生薑이니

非但爲吐而渴欲飮水오 而亦治動悸眩冒라

【茯苓澤瀉湯方】『外臺』云 治消渴脈絶 胃反吐食之 有小麥一升 茯苓半斤,

澤瀉四兩, 甘草二兩, 桂枝二兩, 白朮三兩, 生薑四兩

17-19. 吐後에 渴欲得水而貪飮者는 文蛤湯主之라

兼主微風 脈緊 頭痛이라

解 : 重出 不復釋

【文蛤湯方】文蛤五兩, 麻黃三兩, 甘草三兩, 生薑三兩, 石膏五兩,

杏仁五十枚, 大棗十二枚

譯 : 胃反證으로 구토하고 갈증이 나며 물을 자꾸 마시려고 하면 茯苓澤瀉湯으로 치료한다.

解 : 소위 胃反이 어떤 병증인지 비록 잘 모르지만 고의들은 위반에 대해서 단지 구토의 정황에 따라 치료하니 大半夏湯 小柴胡湯 大黃甘草湯 茯苓澤瀉湯을 살펴보면 (胃反으로 인한) 구토의 정황을 짐작할 수 있다. 茯苓澤瀉湯은 五苓散에 生薑을 加한 것이므로 단지 구토하고 갈증이 나며 물을 자꾸 마시려는 것을 치료하는 것뿐 아니라 또한 動悸와 眩冒를 치료한다.

譯 : 구토증으로 토한 다음에 갈증이 나 물을 찾는데 갈증을 참지 못하면 文蛤湯으로 치료한다. 문합탕은 아울러 가벼운 傷風證으로 맥이 緊하고 머리가 아픈 증에 쓴다.

解 : 앞에서 언급된 것으로 다시 해석하지 않는다.

17-20. 乾嘔 吐逆 吐涎沫하면 半夏乾薑散主之라

解 : 如其症者는 不過痰飮之候니 非必本方主之오

二陳湯類主之하고 服湯已에 仍不解어든 吳茱萸湯主之라

【半夏乾薑散方】 半夏, 乾薑等分

17-21. 病人 胸中이 似喘不喘하고 似嘔不嘔하며 似噦不噦하야 徹心中憒憒然無奈者는 生薑半夏湯主之라

解 : '似喘不喘하고 似嘔不嘔하며 似噦不噦'者는 非他라

卽爲 '徹心中憒憒然無奈'之情況也니 同類之言이라

竊謂 如其症者는 不過痰飮之兆니 二陳湯主之호대

身熱하면 加石膏竹茹梔子主之라

【生薑半夏湯方】 半夏半升, 生薑汁一升

譯 : 乾嘔로 逆氣가 심하고 涎沫을 토하면 半夏乾薑散으로 치료한다.

解 : 이와 같은 증상은 痰飮에 의한 증후에 불과하므로 반드시 本方을 고집할 필요가 없고 二陳湯類로 치료해 보고 복용한 후에도 여전히 해소되지 않으면 吳茱萸湯으로 치료한다.

譯 : 환자가 흉중이 천식 같은데 천식도 아니고 구토 같은데 구토도 아니고 噎膈(음식을 잘 먹지 못하고 토하는 증상) 같은데 열격도 아닌 것이 心中에 무엇으로 꿰인 듯 괴로워 어찌할 수 없으면 生薑半夏湯으로 치료한다.

解 : '천식 같은데 천식도 아니고 구토 같은데 구토도 아니고 噎膈 같은데 열격도 아닌 것'은 다른 것이 아니다.

바로 '心中에 무엇으로 꿰인 듯 괴로워 어찌할 수 없는' 정황과 같은 말이다.

개인적으로 이와 같은 증상은 담음의 조짐에 불과하므로 二陳湯으로 치료하되 身熱이 있으면 石膏, 竹茹, 梔子를 더하여 치료한다.

17-22. 乾嘔 噦호대 若手足厥者는 橘皮湯主之라

解 : 吾聞之하니 "噦與乾嘔, 呃逆는 無異"라호라

手足厥이 甚于乾嘔, 噦이나 擬諸方藥而考之하면

則乾嘔 噦者는 主症이고 手足厥者는 客症이니

立方意는 不在手足厥이오 但在乾嘔 噦이라

手足厥者는 或以熱鬱 或以食滯 或以寒水 或以氣鬱이니

此條 乾嘔, 噦者는 多少有水氣也오 而未至於痰飮之成일세

故半夏不加焉이나 藿香正氣散 香砂六君子湯主之라도 何有리오

【橘皮湯方】 橘皮四兩, 生薑半斤

17-23. 噦逆者는 橘皮竹茹湯主之라

解 : 噦은 卽乾嘔也라 醫宗金鑑 解曰 "噦逆屬氣上逆爲病"이라 하고

湯本求眞은 本方之橘은 以氣逆爲主오 水毒上迫爲客也라호라

竊謂氣分者는 未至於水飮이오 水飮者는 未至於痰飮이니

然則其噦逆者는 自氣分으로 歷水飮하야 而至于痰飮之逆이라

譯 : 건구로 딸꾹질을 하는데 손발이 궐랭하면 橘皮湯으로 치료한다.

解 : 듣기로는 "噦과 乾嘔, 呃逆은 크게 다르지 않다."고 한다.

手足厥이 乾嘔, 噦보다 심한 증상이나 처방의 약물을 헤아려 고찰해 보면 乾嘔와 噦는 主症이고 手足厥은 客症이니 처방의 기준을 세우는 것은 手足厥에 있지 않고 단지 乾嘔와 噦에 있다.

手足厥은 혹 熱鬱, 혹 食滯, 혹 寒水, 혹 氣鬱 때문에 생기는데 이 조문에서 乾嘔와 噦는 다소 水氣가 있으나 아직 痰飮에까지 이른 것이 아니어서 半夏를 加하지 않았지만 藿香正氣散이나 香砂六君子湯으로 치료하더라도 무슨 문제가 있겠는가?

譯 : 噦逆은 橘皮竹茹湯으로 치료한다.

解 : 噦는 즉 마른 구역감이다. 醫宗金鑑 주해에서 말하기를 "噦逆은 氣上逆으로 된 病에 속한다"고 하고, 湯本求眞은 本方의 橘皮는 氣逆을 主로 삼고 水毒이 上迫하는 것을 客으로 삼는다고 했다.

개인적인 생각에 氣分은 아직 水飮에 이르지 않은 것이며 水飮은 아직 痰飮에 이르지 않은 것이므로 噦逆은 氣分에서 시작하여 水飮을 지나 痰飮의 逆에 이른 것이다.

橘皮湯症에 胸中痺而吃逆이어든 橘皮竹茹湯主之라

察其病症之輕重, 寒熱하야 而任意加減之오 非必固執方名이니

此際에 四君子湯加竹茹橘皮主之라

竹茹(竹葉) : 主治 淸虛熱 降逆氣

【橘皮竹茹湯方】 橘皮二斤, 竹茹二斤, 大棗三十枚, 生薑半斤, 甘草五兩, 人參一兩

17-24. 夫六腑氣가 絶于外者는 手足寒하고 上氣하고 脚縮하며 五臟氣가 絶于內者는 利不禁하고 下甚者는 手足不仁이라

解 : 若夫此條者는 牽强附會也라 謂予不信컨대 請自反問하라

以手足寒 上氣脚縮으로 爲六腑氣絶于外者가 丁寧可乎아

以利不禁下甚 而手足不仁으로 爲五臟氣絶于內者가 可乎아

奈何之徵으로 而知其五臟六腑之氣 絶于內外乎아

何況其所謂五臟六腑之氣는 何臟何腑之氣乎아 是不可知事라

條文之意 非他라

手足寒 上氣 脚縮者는 輕症也며 利不禁 下甚者는 重症也니

其表症也에 桂枝湯類主之하고 其裏症也에 四逆湯類主之하니

此所謂 '先溫其裏하고 乃攻其表'라

橘皮湯症에 胸中이 痺하고 吃逆하면 橘皮竹茹湯으로 치료한다. 그 병증의 輕重과 寒熱을 살펴서 任意的으로 가감하면 되므로 반드시 처방의 명칭을 고집할 필요가 없다. 이 경우에 四君子湯에 竹茹, 橘皮를 추가하여 치료한다.

譯 : 대체로 六腑의 氣가 外에서 끊어진 경우는 手足이 차며 상기하고 다리가 오그라든다. 五臟의 氣가 內에서 끊어진 경우는 下利가 멈추지 못하고 下가 심해지면 手足不仁 증상이 나타난다.

解 : 이와 같은 조문은 억지로 끼워 맞춘 글이다. 내 말이 믿기 어렵거든 한번 반문해 보기 바란다! 手足이 차갑고 上氣하며 다리가 오그라드는 것을 六腑의 氣가 外에서 끊어져 그렇게 된 것으로 여기는 것이 정말로 옳은 것인가? 下利가 멈추지 못하고 下가 심해져 手足不仁한 것을 五臟의 氣가 內에서 끊어져 그렇게 된 것으로 여기는 것이 정말로 옳은 것인가? 무슨 증거로 五臟과 六腑의 氣가 內와 外에서 끊어진 것을 분별한 것인가? 하물며 五臟과 六腑의 氣라는 것이 어떤 臟, 어떤 腑의 氣라는 것인가?

이것은 알 수 없는 일이다. 조문의 뜻은 다른 것이 아니다.

手足寒 上氣 脚縮이 輕症이라면 利不禁 下甚은 重症으로

그 表症인 경우에 桂枝湯類로 치료하고, 裏症인 경우에 四逆湯類로 치료하니

이것을 소위 '먼저 溫其裏하고 나서 攻其表한다.'는 것이다.

雖然 是亦二分論으로 據病勢而觀之면

則 '手足寒 上氣 脚縮 下利 手足不仁'者는

亡陽之候니 宜四逆湯이라

溫其裏에 表症乃解나 若不愈어든 宜桂枝湯이라

17-25. 下利 脈沈弦者는 下重하고 脈大者는 爲未止하며

脈微弱數者는 爲欲自止니 雖發熱不死라

解 : 症이 得其脈者는 常例也나 不得其脈者는 變例也라

大凡下利하면 則脈沈微細者는 卽以寒水니 是常例라면

下重하고 脈沈弦, 脈大 而爲未止者는 卽以挾熱이니 是變例라

萬若 下利 脈微數에 發熱者는 病勢緩和之兆者也니라

17-26. 下利手足厥冷하고 無脈者에 灸之호대 不溫하고

若脈不還하고 反微喘者는 死라 少陰 負趺陽者는 爲順也라

解 : 下利로 因爾手足厥冷하고 無脈者는 脫津液而屬亡陽이니

灸之不溫인댄 四逆湯類主之하야 若脈還하고 而手足微溫하면 乃愈라

但 "少陰 負趺陽者 胃氣回復之兆 爲順也"

是無徵之說이니 未可足信者也라

그러나 이 또한 二分的 논리이므로 病勢를 근거로 보면 '手足寒 上氣 脚縮 下利 手足不仁'은 亡陽의 증후이니 四逆湯이 마땅하다. 溫其裏하면 표증도 해소되기 마련인데 만약 치료되지 않으면 桂枝湯으로 치료한다.

譯 : 下利로 맥이 沈弦한 경우에는 뒤가 무지근하고, 맥이 大한 경우는 下利가 그치지 않은 것이며, 맥이 微弱한데다 數한 경우는 하리가 자연히 멎으려는 것이므로 비록 발열이 있더라도 죽지 않는다.

解 : 증상이 그에 맞는 맥상을 얻은 것은 常例이지만 그에 맞는 맥상을 얻지 않은 것은 變例이다. 대체로 下利하면 脈이 沈微細한 것은 寒水때문으로 常例라면, 뒤가 무지근하고 脈이 沈弦하거나 脈이 大하면서 下利가 그치지 않은 것은 바로 挾熱 때문이니 變例이다. 만약 下利한데 脈이 微數하면서 發熱하는 것은 病勢가 완화되는 조짐이다.

譯 : 하리로 手足厥冷하고 無脈에 뜸을 떠도 따뜻해지지 않고 맥이 돌아오지 않으며 반대로 약간의 천식이 있으면 죽는다. 소음맥이 부양맥에 지는 경우는 順證이다.

解 : 下利로 手足이 厥冷하고 無脈인 것은 津液이 소모되어 亡陽으로 귀속된 것이니 만약 뜸을 떠도 따뜻해지지 않으면 四逆湯類로 치료하여 脈이 돌아오고 手足이 조금 따뜻해지면 병이 낫는다. 다만 "少陰이 趺陽보다 약한 것은 胃氣가 회복되는 조짐으로 順證이 되는 것"은 근거 없는 가설이므로 믿을 만한 것이 못된다.

17-27. 下利에 有微熱而渴하고 脈弱者는 今自愈라

解 : 大凡下利하면 則手足厥冷하고 脈沈微어늘

反有微熱而渴하고 脈弱者 陽氣回復之兆니

未幾에 自愈라 萬若不愈어든 眞武湯主之라

17-28. 下利脈數하고 有微熱 汗出하면 今自愈오 設脈緊爲未解라

解 : 或曰 下利脈數者는 有熱 故自愈오

脈緊者는 有寒 故下利不止라하니

若是之解 據脈狀하야 而合條文이나 然是文字上說로 未得本意라

17-29. 下利하나 脈數而渴者는 今自愈라 設不差면 必圊膿血은 以有熱故也일세라

解 : 陰病進行之中에 而煩渴者는 回陽之兆니 漸次自愈라면

陽病轉變之際에 而煩渴者는 潮熱之作이니 病勢急迫이라

若下利 脈數而渴이라도 便膿血者는 挾熱之候니 白頭翁湯主之라

譯 : 하리로 微熱과 함께 갈증이 있고 맥이 약하면 자연히 나으려는 것이다.

解 : 대체로 下利하면 손발이 차고 맥은 沈微한데 도리어 微熱과 함께 갈증이 있고 脈弱한 것은 陽氣가 회복되는 조짐으로 조만간에 저절로 낫는다. 만약에 낫지 않으면 眞武湯으로 치료한다.

譯 : 하리로 맥이 數하며 미열과 汗出이 있으면 자연히 나으려는 것이다. 만일 맥이 緊하다면 병이 풀리지 않는다.

解 : 大塚敬節은 下利脈數은 熱이 있어 저절로 낫지만 脈緊은 寒이 있어 下利不止라고 말하니 이와 같은 해석은 脈狀을 근거하여 조문에 부합한 것 같으나 다분히 문자적인 해설로 본의를 이해하지 못한 것이다.

譯 : 하리하나 맥이 數하면서 갈증이 나면 자연히 나으려는 것이다. 만약 낫지 않으면 반드시 대변에 膿血이 섞여 나오는 것은 腸에 열이 있기 때문이다.

解 : 陰病이 진행하는 가운데 煩渴이 있는 것은 回陽의 조짐으로 점차로 낫는 것이라면 陽病이 전변하는 가운데 煩渴이 나타나면 潮熱이 발작하는 것이니 病勢가 급박한 것이다. 만약 下利에 脈數하면서 渴하더라도 膿血의 大便을 보는 것은 挾熱한 증후니 白頭翁湯으로 치료한다.

17-30. 下利 脈反弦하고 發熱身汗者는 自愈라

解 : 大凡下利에 脈微 厥冷이어늘 意外로 脈弦 而發熱身汗일세
故特書反字하야 以病勢之轉換을 可告也라

17-31. 下利氣者는 當利其小便이라

解 : 吾聞之하니 下利氣者는 所謂氣利로 欲下利而不利也라
此際에 當利其小便者는 必有憑據로대 其徵不足하니 暫蓋闕之라

17-32. 下利에 寸脈反浮數이어늘 尺中自澀者는 必圊膿血이라

解 : 本是條文은 '下利 脈浮數 而圊膿血者 以有熱也'니
此所謂 "不以辭害志 以意逆志 是爲得之"者也라
一有主脈狀 而必膿血하면 則其於本意에 違矣라

譯 : 하리에 맥이 반대로 弦하고 열이 나면서 전신에 땀이 나면 자연히 나으려는 것이다.

解 : 대체로 下利에 脈微하고 厥冷하는데 의외로 脈弦하고 發熱하면서 身汗하므로 反字를 특별히 기술하여 病勢가 전환된 것을 알려준 것이다.

譯 : 하리로 방귀만 나오는 경우는 반드시 소변을 利하게 해야 한다.

解 : 듣기로는 下利로 방귀만 나오는 것을 소위 氣利라고 하니 대변을 보려 해도 잘 보지 못하는 것이다. 이 경우에 마땅히 小便을 편하게 해야 한다는 것은 반드시 어떤 근거가 있겠지만 그 증거가 부족하여 잠시 덮어둔다.

譯 : 하리에 촌맥은 반대로 浮數하고 尺中은 그대로 澁한 경우는 반드시 대변에 膿血이 섞여 나올 것이다.

解 : 본래 조문은 '下利 脈浮數 而圊膿血者 以有熱也'니 이것이 맹자가 말한 "문자로 본문의 뜻을 해쳐서는 안되고 이성적인 판단으로 뜻을 이해해야 얻을 수 있다."는 것이다.

만약 脈狀을 근거하여 반드시 膿血의 대변을 본다고 단정하면 본의에 위반된다.

17-33. 下利清穀하면 不可攻其表어늘 汗出하면 必脹滿이라

解 : 下利清穀에 宜四逆湯이오 不宜桂枝湯이나

服桂枝湯에 猶汗出 而脹滿이어든 其人은 果何人乎아

下條(36條) 詳辯之

17-34. 下利로 脈沈而遲호대 其人面少赤하고 身有微熱하나 下利清穀者는 必鬱冒일세니 汗出而解하나 病人必微厥하면 所以然者는 其面戴陽하나 下虛故也라

解 : 此條所以難澁 而不明者는 非徒重言復言이오 而亦脈症相負也라

面少赤은 病症也오 鬱冒는 病因也며 其面戴陽 下虛者는 病理也나

'其人面少赤' '鬱冒' 及 '其面戴陽'者는 同類之意며

'下利'와 '下利清穀'者는 同類之症이니 是非重言復言而何며

'脈沈而遲호대 其人面少赤 身有微熱'하니 是非脈症相負而何오

本是條文 '下利清穀하야 脈沈而遲호대 其人面少赤하고 身有微熱'이나

然曲節5)在焉하고 而微意6)伏焉하니 可不深慮而熟思乎아

---

5) 曲節 : 脈과 症이 서로 맞지 않는 경우에 어떤 경우 脈을 의존하고 症을 의존하지 않거나 어떤 경우 症을 취하고 脈을 취하지 않는 때가 있다. 이 조문은 맥을 의존하고 증상을 의존하지 않는 경우이다.
6) 微意 : 太陽脈似少陰 少陰症似太陽 경우가 있는데 이 조문은 소음증이 태양증과 유사한 경우이다.

譯 : 하리로 설사에 소화되지 않은 밥알이 섞여 나오는 경우는 表를 공격하면 안 되는데 발한하면 반드시 脹滿이 된다.

解 : 下利淸穀에 四逆湯이 마땅하고 桂枝湯이 마땅하지 않지만 桂枝湯을 복용하고 오히려 땀을 흘리고 복부가 脹滿하다면 그 사람은 과연 어떠한 사람인가? 아래 조문(36條)에 상세히 변론했다.

譯 : 하리로 맥이 沈하고 遲한데 환자의 얼굴이 약간 붉고 몸에 微熱이 있으나 소화되지 않은 밥알이 섞여 나오는 설사를 하는 것은 반드시 鬱冒한 것이므로 발한하면 해소되나 (만약) 환자가 반드시 손발이 약간 궐랭하면 그 이유는 얼굴에 戴陽症이 있으나 아래는 虛하기 때문이다.

解 : 이 조문이 난삽하고 불분명한 이유는 이미 한 말을 자꾸 되풀이한 것뿐만이 아니라 또한 맥과 증상이 서로 맞지 않기 때문이다. 面少赤은 병증이며, 鬱冒는 병인이며, 其面戴陽 下虛는 病理나 '其人面少赤'과 '鬱冒'와 '其面戴陽'은 같은 종류의 뜻이며, '下利'와 '下利淸穀'은 같은 부류의 증상이니 이것이 중언부언이 아니면 무엇이며, '脈沈而遲한대 其人面少赤하고 身有微熱'하니 이것이 맥과 증상이 서로 어긋난 것이 아니면 무엇인가? 본래 조문은 '下利淸穀하여 脈沈而遲나 其人面少赤하고 身有微熱'이나 이 조문에는 여러 복잡한 사정이 있고 미묘한 의미가 담겨 있으므로 깊이 생각하지 않을 수 있겠는가?

竊謂 其人少陰病에 偶然風寒之感하야 因爾鬱冒로

陽氣蒸越이 形於頭面肌膚之間하야 聚赤而不散할세

故面少赤하고 身有微熱하며 而煩躁라

此所謂 '少陰病似太陽'[7]으로 不可服大青龍湯이어늘

服之호대汗出하야 而陽氣怫鬱之症이 乃解나

然微厥[8] 而筋惕肉瞤者는 下虛伏飮故也니라

此際에 茯苓四逆湯이나 眞武湯主之라

17-35. 下利後 脈絶하고 手足厥冷이라가 晬時脈還하야 手足溫者生하고 脈不還者死라

解 : 若夫此條者 不待辯言이라도 而可知回陽之兆也라

17-36. 下利 腹脹滿하고 身體疼痛者는 先溫其裏하고 乃攻其表라 溫裏엔 宜四逆湯하고 攻表엔 宜桂枝湯이라

7) 少陰病似太陽 : 『傷寒全生集 · 論第十一』太陽脈似少陰 少陰病似太陽

8) 微厥 : 『仲景書讀法講解』25條-太陽中風 脈浮緊 發熱惡寒 身疼痛 不汗出而煩躁者 大青龍湯 主之 若脈微弱 汗出惡風者 不可服 服之則厥逆 筋惕肉瞤 此爲逆也

개인적인 생각에 이 사람은 少陰病이 있던 차에 우연히 風寒에 노출되어 鬱冒로 陽氣가 鬱蒸하여 發越한 것이(땀으로 배출되지 못하고) 다만 頭面과 肌膚에서 형성되어 여기에 모인 붉은 氣가 흩어지지 않아, 얼굴이 약간 붉고 몸에 미열이 나면서 煩躁한 것이다. 이것이 바로 '소음병으로 태양병과 유사한 것'으로 大靑龍湯을 복용해서는 안 되는데 복용하였더니 땀을 흘리고 나서 陽氣의 怫鬱한 증상(戴陽症)이 해소되었으나, 손발이 약간 궐랭하고 근육이 놀라고 떨리는 것이니 下虛伏飮 때문이다. 이 경우에 茯苓四逆湯이나 眞武湯으로 치료한다.

譯 : 하리 후에 맥이 끊기고 수족궐랭 하지만 두어 시간 지나 맥이 돌아오고 손발이 따뜻해지면 살고, 맥이 돌아오지 않으면 죽는다.

解 : 이와 같은 조문은 변론을 기다리지 않아도 回陽의 조짐이라는 것을 알 수 있다.

譯 : 하리로 배가 창만하고 온몸이 쑤시고 아픈 경우는 먼저 裏를 따뜻하게 하고 나서 표를 공격해야 한다.

溫裏에는 四逆湯이 적합하고 攻表에는 桂枝湯이 적당하다.

解 : 仲景書 條文[9]에 已辯之라 略曰

大凡下利하면 則腹不滿이어늘 猶脹滿하니

是非爲熱實之滿者니 不可下之라

但過信 '攻表 宜桂枝湯'하면

則以桂枝湯 爲亡其陽[10]하니 其未可夫인저

桂枝湯方意는 外而解肌膚邪氣하고 內而散腹中水飮하니

桂枝湯藥力이 未及於下利淸穀之不止者는 可也나

不宜於下利淸穀之不止者는 未可也며

四逆湯藥力이 未及於身體痛者는 可也나

不宜於身體痛者는 未可也라

條文之意 非他라 下利腹脹滿 身重疼痛者는 四逆湯主之호대

若身重疼痛 不解者는 宜桂枝湯이라

竊謂 此際에 主之桂枝合四逆湯이라도 何不可之爲리오

【四逆湯方】 方見上

【桂枝湯方】 桂枝三兩, 芍藥三兩, 甘草二兩, 生薑三兩, 大棗十二枚

---

9) 『仲景書讀法講解』 60條 傷寒醫下之 續得下利 淸穀不止 身疼痛者 急當救裏 後身體痛 淸便自調者 急當救表救裏 宜四逆湯 救表 宜桂枝湯

10) 以桂枝湯 爲亡其陽 : 『仲景書讀法講解』 18조~反與桂枝湯 欲攻其表 此誤也 … 作甘草乾薑湯 與之以復其陽

解 : 중경서 조문에 이미 변론하여 간략하게 말하면 대체로 下利하면 복부가 脹滿하지 않는데 오히려 창만하니 이는 熱實에 의한 창만이 아니므로 下해서는 안 된다. 다만 '攻表 宜桂枝湯'이라는 내용을 지나치게 믿으면 桂枝湯으로 亡陽하는 약제로 여기게 되므로 옳지 못하다!

桂枝湯의 方意는 外로는 肌膚의 邪氣를 해소하고, 內로는 腹中의 水飮을 해산하니, 桂枝湯의 藥力이 下利淸穀이 不止하는데에 미치지 못한다는 것은 맞지만 下利淸穀이 不止하는데에 (사용하는 것이) 부당하다는 것은 옳지 않으며 四逆湯의 藥力이 身體痛에 미치지 못한다는 것은 맞지만 身體痛에 부당하다는 것은 옳지 않다.

조문의 뜻은 다른 것이 아니다. 下利로 腹脹滿하고 身重疼痛한 경우에 四逆湯으로 치료하고 만약 身重疼痛이 낫지 않은 경우에는 桂枝湯으로 치료한다. 개인적인 생각에 桂枝湯과 四逆湯을 합방해도 어찌 잘못된 것이 되겠는가?

17-37. 下利호대 三部脈皆平하나 按之心下堅者는 急下之니 宜大承氣湯이라

解 : 大凡下利者는 少陰病之候니 四逆湯主之어늘

此際 不取下利하고 但據心下堅者는 以其急迫也일세니

"急下急溫者는 病勢危篤하야 將有變也니 非若常病의 可緩也"[11]라호라

下利호대 心下痞, 心下滿者는 可與生薑瀉心湯이오

心下堅者는 甚於心下痞일세 故一但急下之니 宜大承氣湯이라

但心下堅, 心下痞, 心下滿者는 雖仲景도 或有難分하니

須據心下堅이오도 參 '口燥咽乾'[12]이라야 可得其方이라

17-38. 下利로 脈遲而滑者는 實也니 利未欲止라도 急下之니 宜大承氣湯이라

解 : 或[13]曰 '下利는 虛症也오 脈滑은 實脈也'라 하니

但以脈滑로 爲實者는 憑據不足하니 不足以信者也라

若夫此條者는 脈症相負之際에 憑脈不憑症之例者也나

然大承氣湯症에도 猶脈遲而微者가 間或有之하니

知其所以急下者는 與其在脈狀之如何으론 不若察內實之病症이라

---

11)『傷寒全生集』

12) 口燥咽乾 :『仲景書讀法講解』170조 少陰病 得之二三日 口燥咽乾者 急下之 宜大承氣湯 171조 少陰病 自利淸水 色純靑 心下必痛 口乾燥者 可下之 宜大承氣湯

13)『金匱要略』에 대한 최초의 注繹은 元, 明시대 趙良仁의『금궤요략연의』『개정금궤요략주』等이 유명하다.

譯 : 하리에 촌관척 삼부의 맥이 모두 정상이나 복부를 按診해 보니 심하가 단단한 경우는 급히 下해야 하니 大承氣湯이 적합하다.

解 : 일반적으로 下利한 경우는 少陰病의 증후니 四逆湯으로 치료하는데 이 경우 下利를 취하지 않고 단지 心下堅을 근거한 것은 급박한 상황이기 때문이다. "急下나 急溫하라고 한 것은 병세가 위급하여 조만간에 어떤 변화가 있을 수 있는 것이므로 일상적인 병의 완만한 변화와는 같지 않다."고 한다.
下利하는데 心下痞하거나 心下滿한 경우에는 生薑瀉心湯을 주어보고 心下堅은 心下痞보다 심한 증상이니 일단 급히 下해야 하므로 大承氣湯이 합당하다.
다만 心下堅, 心下痞, 心下滿은 비록 仲景도 간혹 구분하기 어려운 경우가 있으므로 반드시 心下堅을 근거하면서 '口燥와 咽乾'을 참고하여야 그 처방을 정할 수 있다.

譯 : 하리로 맥이 遲하면서 滑하면 실증이니 설사가 아직 그치지 않더라도 급히 下해야 한다. 大承氣湯이 적합하다.

解 : 혹자가 말하기를 '下利는 虛症이며 脈滑은 實脈이다'라고 하는데 단지 脈滑로 實症으로 여기는 것은 증거가 부족하여 믿을 만한 것이 못된다.
이와 같은 조문은 脈과 症이 서로 맞지 않는 가운에 脈을 참고하고 症을 참고하지 않은 사례나 大承氣湯症에도 오히려 脈이 遲하면서 微한 경우가 간혹 있으니 급히 下해야 하는 이유를 아는 것은 脈狀이 어떤가에 달려 있기보다는 內實의 病症을 살피는 것이 낫다.

但脈遲而滑者는 其或不以心下堅, 心下痛乎잇가

大凡條文은 簡略是主일세 故或取脈狀하고 或據腹症하니

可以互文 而讀之라야 文意始通하고 可立方意라

若未通於其理하면 則强心臟之人이라도 上條之症에도

莫能與之大承氣湯이온 而況此條之脈狀가

17-39. 下利호대 脈反滑者는 當有所去하니 下乃愈라 宜大承氣湯이라

解 : 大凡下利하면 則脈沈微어늘 脈滑者는 必有以也일세

故特書反字하야 以使其後人으로 着眼焉이라

若夫此條者 所謂少陰病似太陽病脈者也나

但其徵不足하야 不敢臆測이나 其或不以潮熱之作乎아

條文所謂 下之者는 非必爲下燥屎也어늘

是之不察하고 嫌惡大承氣湯者는 知其一 而不知其二者[14]也라

17-40. 下利已差로대 至其年月日時하야 復發者는 以病不盡故也라 當下之니 宜大承氣湯이라

解 : 不待至其年月日時하고 而復發者어든 本方主之라

14) 知其一 而不知其二者 : 大承氣湯은 燥屎를 배출하기도 하지만 경우에 따라서는 潮熱을 치료하면서 津液을 생하기도 한다.

다만 脈이 遲하면서 滑한 것은 혹 心下堅이나 心下痛 때문이 아니겠는가?

대체로 조문은 간략한 문체를 위주하기 때문에 어떤 경우는 脈狀을 취하고 어떤 경우는 腹症을 근거하므로 서로 글을 바꾸어 읽어야 문의가 비로소 통하고 처방의 기준을 세울 수 있다.

만약 이치에 통하지 못하면 아무리 강심장인 사람이라도 위 조문의 증상에서도 능히 大承氣湯을 사용하기 어려운데 하물며 이 조문의 맥상에 있어서야!

譯 : 하리 하지만 맥이 반대로 滑한 경우는 제거해야 할 무엇이 있기 때문이므로 下해야 낫는다. 大承氣湯이 적합하다.

解 : 대체로 下利하면 脈이 沈微한데 脈滑한 것은 반드시 이유가 있기 때문에 反字를 특별히 기술하여 후인들에게 눈여겨보도록 한 것이다. 이와 같은 조문은 소음병이면서 태양병의 맥상과 비슷한 경우인데 그 증거가 부족하여 감히 억측할 수 없으나 潮熱의 발작 때문이 아니겠는가? 條文에서 소위 下해야 한다는 것은 반드시 燥屎를 배출하기 위함이 아닌데 이것을 살피지 않고 大承氣湯을 혐오하는 사람은 하나만 알고 둘은 모르는 사람이다.

譯 : 하리 증상이 어느 정도 차도가 있다가 어떤 해나 달이나 날만 되면 재발하는 경우는 병이 깨끗이 낫지 않았기 때문이다. 下해야 하니 大承氣湯이 적당하다.

解 : 어떤 해나 달이나 날을 기다리지 말고 재발하는 경우에는 本方으로 치료한다.

17-41. 下利에 譫語者는 有燥屎也니 小承氣湯主之라

解 : 譫語는 脫液之徵也며 潮熱之候也니

乃以此로 爲胃內有燥屎가 非不可라

然譫語는 非獨爲承氣湯症이오 猶多作於白虎湯, 小柴胡湯症이라

須據 '大便鞕 腹滿 潮熱'하야 以爲燥屎之兆한 然後에 可也라

【小承氣湯方】大黃四兩, 厚朴二兩, 枳實大者三枚

17-42. 下利 便膿血者는 桃花湯主之라

解 : 大凡便膿血者 屬熱이나

然觀其方하면 則其爲裏寒滑脫者를 可知也라

【桃花湯方】赤石脂一片, 乾薑一兩, 粳米一升

17-43. 熱利下重者는 白頭翁湯主之라

解 : 熱利下重者는 熱迫於腸胃로 急迫之際也라

【白頭翁湯方】白頭翁二兩, 黃蓮, 黃柏, 秦皮各三兩

譯 : 하리에 譫語가 있는 것은 腸에 燥屎가 있기 때문이니 小承氣湯으로 치료한다.

解 : 譫語는 脫液의 증후이며 潮熱의 반응이므로 譫語로 胃內에 燥屎가 있다는 증거로 여기는 것이 잘못은 아니다. 그러나 譫語는 오직 承氣湯症만이 아니라 오히려 白虎湯이나 小柴胡湯症에서도 많이 나타난다. 반드시 '大便鞭 腹滿 潮熱'을 근거로 燥屎의 조짐으로 삼은 뒤에야 옳다.

譯 : 하리에 膿血이 섞여 나오면 桃花湯으로 치료한다.

解 : 대체로 농혈변을 보는 경우는 열에 속하나 처방을 보면 裏寒에 의해 腸滑하여 농혈이 나오는 것을 알 수 있다.

譯 : 熱性 하리로서 아래가 무지근하면 白頭翁湯으로 치료한다.

解 : 熱利로 뒤가 무지근한 것은 熱이 腸胃로 압박한 것이니 급박한 상황이다.

17-44. 下利後에 更煩하나 按之心下濡者는 爲虛煩也니 梔子豉湯主之라

解 : 更煩者는 下利以前에 已有煩躁일세 故特書更字라

竊謂 心下堅而煩躁에 急下之호대 按之心下濡 而煩하면

於是乎 其病勢緩和者를 可知也니 梔子豉湯主之라

夫胸中煩熱之未甚엔 梔子로 可以治之나

然已甚엔 非黃連黃芩大黃이면 難以治之라

心下濡者는 未及乎心下堅痛일세 故云曰 虛煩也라

不然則 下利而煩에 可與甘草乾薑湯하니 難矣哉라 吾醫之術이여

陰陽虛實之分이 間或在於毫釐之間하니 非病症之通變이면 其孰能與於此리오

【梔子豉湯方】 梔子十四枚, 香豉四合

17-45. 下利清穀호대 裏寒外熱하고 汗出而厥者는 通脈四逆湯主之라

解 : 仲景書 通脈四逆湯條文에 已辯之니 不復釋호라

裏寒者는 下利清穀 脈微欲絶이오

外熱者는 不惡寒 其人面赤色이라

萬若 '裏寒外熱'과 '戴陽下虛'에

若惑於面赤 煩躁하면 則不以爲熱實者가 不少하니

方意는 不在面赤煩躁오 實在下利清穀이라

譯 : 하리 후에 다시 煩하나 복부를 按診해 보니 심하가 물렁한 경우는 虛煩이니 梔子豉湯으로 치료한다.

解 : 다시 煩하다는 것은 下利 이전에도 이미 煩躁가 있었기 때문에 更字를 특별히 기술한 것이다.

개인적인 생각에 心下堅하면서 煩躁하면 급히 下해야 하지만 按診해 보니 心下濡하고 煩하면 그 病勢가 완화된 것을 알 수 있으므로 梔子豉湯으로 치료한다.

胸中의 煩熱이 아직 심하지 않은 경우에는 梔子로 치료할 수 있으나 이미 심한 경우에는 黃連, 黃芩, 大黃이 아니면 치료하기 어렵다.

心下濡는 아직 心下堅痛에 미치지 못한 것이기 때문에 虛煩이라고 말한 것이다.

그렇지 않다면 下利로 煩한 경우에 甘草乾薑湯을 줄 수 있으니 어렵구나 우리 의술이여!

陰陽虛實의 구분이 간혹 작은 터럭 사이에 있으니 병증의 변화에 통하지 않으면 그 누가 이 상황에 적응할 수 있겠는가?

譯 : 하리로 설사에 소화되지 않은 밥알이 섞여 나오는데 속은 차고 겉은 뜨거워 땀이 나고 손발이 싸늘하면 通脈四逆湯으로 치료한다.

解 : 仲景書 通脈四逆湯의 조문에 이미 변론하여 다시 해석하지 않는다.

裏寒은 下利淸穀하고 脈微欲絶한 것이고, 外熱은 不惡寒하고 其人面赤色을 말한다.

만약 '裏寒外熱'과 '戴陽下虛'에 面赤 煩躁에 미혹되면 熱實로 인식하지 않는 사람이 적지 않으니 처방의 기준은 面赤과 煩躁에 있지 않고 실로 下利淸穀에 있다.

【通脈四逆湯方】附子大者一枚, 乾薑三兩, 甘草二兩

17-46. 下利肺痛하면 紫參湯主之라

解 : 自古云曰 此條脫簡하야 不釋이라 하니 吾亦從之라

【紫參湯方】紫參半斤, 甘草三兩, 疑非仲景方

17-47. 氣利는 訶梨勒散主之라

解 : 醫宗金鑑 註解[15)]가 有理일세 故取之나

然其方은 疑非仲景方이라하니 參考之호라

訶梨勒 : 主治 斂肺澀腸 久咳失音

【訶梨勒散方】訶梨勒十枚 疑非仲景方

15) 氣利所下之氣穢臭 所利之物稠粘 則爲氣滯不宣 或下之 或利之 皆可也 若所利之氣 不臭 所下之物不粘 則謂氣陷腸滑 故訶梨勒散以固腸 或用補中益氣以擧陷 (氣利는 배출되어야 할 氣가 더러운 냄새에 오염되고 배출해야 할 糞이 끈적하게 달라붙어 기가 체하여 발선하지 못한 것이니 下하거나 利하는 것 모두 괜찮다. 배출해야 할 氣가 냄새나지 않고, 배출되어야 할 糞이 끈적이지 않으면 氣가 陷하고 腸은 活한 것이니 訶梨勒散으로 固腸하거나 補中益氣하여 擧陷한다.)

譯 : 하리로 肺부위가 아프면 紫參湯으로 치료한다.

解 : 예로부터 이 조문은 빠진 부분이 있어 해석하지 않는다고 하므로 나 또한 따른다.

譯 : 氣性 하리는 訶梨勒散으로 치료한다.

解 : 醫宗金鑑의 주해가 설득력이 있어 잠시 취하나 그 처방은 중경방이 아니라고 의심하니 참고만 한다.

18. 瘡癰腸癰浸淫病脈證幷治第十八

18-1. 諸浮數脈은 應當發熱이어늘 而反洒淅惡寒하고 若有痛處하면 當發其癰이라

解 : 吾嘗讀春秋左傳에 瘡癰而死者가 非一非再하고
歷覽玉篇에 瘡癰文字가 不爲不多하야 惑滋深焉이라가
旣而古代에 癰之爲病 其類多하고 而其危者를 可知也라
當今이라도 或衛生不良이어나 或營養不足이어나
或濕熱鬱結이어나 或貪食膏粱하면 則癰疽作焉하니
諸脈浮數 發熱 而洒淅惡寒者는 非必爲風寒客形之故라

18-2. 師曰 諸癰腫에 欲知有膿無膿인댄 以手掩腫上하야 熱者는 爲有膿이오 不熱者는 爲無膿이라

解 : 手掩腫上하야 不熱者는 爲無膿이니
補中益氣湯으로 未然豫防하면 或不至於有膿이라
若爲有膿하면 則托裏消毒飮 內托散類主之나
然主之小柴胡湯加黃芪라도 何不可之爲리오

譯 : 대체로 맥이 浮數한 경우는 응당 열이 나는데 도리어 오싹오싹 惡寒하고
만약 특정한 자리가 아프다면 癰이 솟으려는 것이다.

解 : 일찍이 春秋左傳을 읽는 중에 瘡癰으로 사망하는 경우가 비일비재하고
玉篇을 열람하면 瘡癰에 해당하는 文字가 매우 많은 것을 보고 의혹이 심했는데
얼마 지나지 않아 古代에 癰의 병증이 다양하고 그 위험성을 알게 되었다.
현대사회에서도 혹 衛生상태가 不良하거나, 혹 營養상태가 부족하거나,
혹 濕熱이 鬱結하거나, 혹 기름진 음식을 너무 자주 먹으면 癰疽가 발생하므로
맥이 浮數하면서 열이 나고 오싹오싹하면서 寒氣를 싫어하는 것은 반드시
풍한에 노출되어 그런 것은 아니다.

譯 : 師曰 일반적으로 癰腫에 고름이 있는지 없는지를 알려면 손으로
옹종 부위를 덮어서 열감이 있으면 농이 있는 것이고,
열감이 없으면 농이 없는 것이다.

解 : 손으로 癰腫 부위를 덮어서 열감이 없는 것은 膿이 아직 없는 것이니
보중익기탕으로 미연에 예방하면 膿이 형성되지 않을 수도 있다.
만약에 膿이 형성되면 托裏消毒飮이나 內托散類로 치료하지만
小柴胡加黃芪湯으로 치료하더라도 어찌 불가하다고 할 수 있겠는가?

18-3. 腸癰[1])之爲病은 其身甲錯하고 腹皮急하나 按之濡 如腫狀하야 腹無積聚하고 身無熱 脈數하면 此爲腸內有癰膿이니 薏苡附子敗醬散主之라

解 : 腸癰은 癰毒이 熱結於腸府니 所謂闌尾炎, 盲腸炎, 蟲垂炎也라

此條病症 其若逼眞하니 擬諸仲景正文 而較之라도 無甚軒輊[2])이라

但癰疽者는 人人可見之病症이나 然腸癰(肺癰)은 推論之病名이니

條文之意는 非他라 '其身甲錯 腹皮急 按之濡 如腫狀

腹無積聚 身無熱 脈數'者에 始知其 '腸內有癰膿'이라

身無熱者는 非必謂之無熱이오 尙有微熱也니 何以知之오

有癰膿 則微熱이오 有微熱 則脈數일세 故特書脈數也라

此際 薏苡附子敗醬散主之하니

據方藥[3])而考之하면 則其爲陰症之膿毒者를 可知也라

【薏苡附子敗醬散方】 薏苡仁十分, 附子二分, 敗醬五分

---

1) 腸癰 : 대한한의학회 표준한의학용어집-[병증] 大腸癰과 小腸癰의 통칭. 濕熱, 氣滯, 血瘀 등이 腸中에 留注되어 기혈이 鬱阻된 소치라고 한다.

2) 無甚軒輊 : 軒은 수레 앞의 높은 부분 輊은 수레 앞의 낮은 부분으로 高低의 차이가 없다는 뜻

3) 方藥 : 薏苡仁-寒能除熱 利腸胃破毒腫, 敗醬-善排膿破血, 附子-逐水回陽

譯 : 腸癰의 병증은 전신의 피부가 나무껍질처럼 까칠하고 복부의 피부가 팽팽하나 (국부적으로 종기가 있는 것처럼 부어 있으나) 이것을 눌러보면 물렁물렁하여 부종과 유사한데 뱃속에 積聚가 없고 몸에 열이 없으며 맥이 數하면 이것은 뱃속에 癰膿이 있다는 것이니 薏苡附子敗醬散으로 치료한다.

解 : 腸癰은 癰毒이 腸府(대장, 소장)에 熱結된 것이니 闌尾炎, 盲腸炎, 蟲垂炎으로 불린다. 이 조문의 기술된 병증은 진실에 가까울 정도여서 仲景의 正文과 빗대어 비교해도 큰 차이가 없다.

다만 皮膚의 癰疽는 누구나 볼 수 있는 病症이나 腸癰(肺癰)은 추론적인 병명이니 조문의 뜻은 다른 것이 아니다. '其身甲錯 腹皮急 按之濡 如腫狀 腹無積聚 身無熱 脈數'한 것을 근거로 비로소 '장내에 癰膿이 있다.'는 것을 알 수 있다.

身無熱은 열이 없다는 것이 아니라 오히려 微熱이 있다는 것이니 어떻게 아는가? 癰膿이 있으면 微熱이 있기 마련이고 微熱이 있으면 脈數하기 때문에 특별히 脈數을 기술한 것이다.

이 경우에 薏苡附子敗醬散으로 치료하니 처방의 약물을 근거로 판단해 보면 어느 정도 음증의 膿毒을 치료한다는 것을 알 수 있다.

18-4. 腸癰者는 小腹腫痞하야 按之卽痛如淋하나
小便自調하며 時時發熱 自汗出하고 復惡寒이라
其脈遲緊者는 膿未成하니 可下之니 當有血이오
脈洪數者는 膿已成하니 不可下也라 大黃牧丹湯主之라

解 : 小腹腫痞 按之卽痛如淋者에 可知其爲腸癰이라
按之卽痛如淋 小便自調者는 其壓痛이 放散於膀胱尿道部나
非眞淋病일세 故尿利無變化[4]라
不書發熱惡寒하고 特書 '時時'發熱 '復'惡寒者는
卽以化膿未膿之間也니 是察於兆朕하니 可不着眼가

脈遲緊者는 膿未成하니 大黃牧丹湯下之하면 下瘀血而治矣나
脈洪數者는 膿已成하니 不可以本方下之하고
薏苡仁敗醬散 排膿湯主之[5]라호라
然則 '大黃牧丹湯主之' 七字는 當在 '可下之'之下니 何以知之오
大黃牧丹湯方意가 其非可下之方而何오 是以 吾亦從之호라
'脈洪數者 膿已成 不可下也'[6]는 是經驗之事니 絶不可忽也라

---

4) 尿利無變化 : 『皇漢醫學』 주해
5) 薏苡仁敗醬散 排膿湯主之 : 『皇漢醫學』 주해
6) 大塚經節은 蟲垂炎인 경우에 大黃牧丹湯으로 치료하면 腹膜炎이 일어나서 사망할 수 있다고도 한다.

譯 : 장옹은 소복이 붓고 단단한 結塊가 있어 按診하면 아프고 淋症과 유사하나
소변은 평상시처럼 잘 보며 때때로 열이 오르고, 저절로 땀이 있다가 다시 오한한다.
맥이 遲緊한 경우는 농이 아직 형성되지 않은 상태이므로 攻下해야 하니
(大黃牧丹湯으로 치료하면) 당연히 대변에 汚血이 있을 것이다.
맥이 洪數한 경우는 농이 이미 형성되었으므로 공하해서는 안 된다.

解 : 小腹이 붓고 단단한 結塊가 있어 按診하면 아프고 淋症과 유사한 것을 근거로
腸癰이 된 것을 알 수 있다. 按診하면 아프고 淋症과 유사하나 소변은 평상시처럼
잘보는 것은 그 압통이 膀胱尿道部로 뻗어나가지만 진짜 淋病이 아니기 때문에
소변보기가 이전에 비해 변화가 없다. 發熱惡寒이라고 기술하지 않고 '時時'發熱
'復'惡寒이라고 특별히 기술한 것은 化膿 未化膿의 단계 때문이니 이것은
그 조짐에서 관찰한 것이므로 주의를 기울여야 하지 않겠는가?

脈이 遲緊한 상태는 膿이 아직 형성된 것이 아니므로 大黃牧丹湯으로 下하면 瘀血이
배출되면서 치료되나 脈이 洪數한 경우는 膿이 이미 형성된 것이므로 本方으로
下하면 안되고 薏苡仁敗醬散이나 排膿湯으로 치료한다고 한다.
그러므로 '大黃牧丹湯主之'이 七字는 마땅히 '可下之' 아래에 있어야 하는데
어떻게 그 사실을 아는가? 大黃牧丹湯의 方意가 攻下하는 처방이 아니면 무엇인가?
이런 이유로 湯本求真의 견해를 따른다. '脈洪數者 膿已成 不可下也'는 경험적
사실이므로 절대로 소홀히 여겨서는 안 된다.

瓜子 : 主治 排膿消癰

【大黃牧丹湯方】 大黃四兩, 牧丹一兩, 桃仁五十個, 瓜子半升, 芒硝三合

18-5. 問曰 寸口脈 浮微而澁하면 法當亡血이어나 若汗出이라

設不汗者는 云何오

答曰 若身有瘡하면 被刀斧所傷하야 亡血故也일세라

解 : 寸口脈 浮微而澁者는 若發汗若吐若下에 亡血亡津液之候나

未經汗吐下어도 若有金瘡 而亡血하면 則如其脈狀者가 或作焉이라

18-6. 病金瘡에는 王不留行散主之라

解 : 金瘡者는 被刀斧所傷者也니 此際 王不留行散主之나

然隨其金瘡之情況과 寒熱之定度와 瘡癰之有無하야 而治之니

非必固執本方이라

王不留行 : 主治 活血通經 下乳消腫

【王不留行散方】 王不留行十分, 蒴藋細葉十分, 桑東南根白皮十分, 甘草十八分,

川椒三分, 黃芩二分, 乾薑二分, 厚朴二分, 芍藥二分

譯 : 問曰 촌구맥이 微하고 澁하면 대체로 亡血이거나 아마도 땀을 냈을 것이다.

만일 환자가 땀을 내지 않았다면 왜 그런 것인가?

答曰 만약에 몸에 종기가 있다면 칼이나 도끼에 다쳐서 亡血한 때문이다.

解 : 촌구맥이 微하고 澁한 것은 한토하를 시행한 후에 亡血 亡津液의 반응이나 한토하법을 하지 않았더라도 金瘡으로 망혈이 있다면 이와 같은 맥상이 나타날 수 있다.

譯 : 金瘡(외상에 의한 상처)인 경우라면王不留行散으로 치료한다.

解 : 金瘡은 칼이나 도끼에 상처를 입은 外傷으로 이 경우에 王不留行散으로 치료하나 그 상처의 정황과 한열의 정도와 瘡癰의 유무에 따라 치료하면 되므로 반드시 本方을 고집할 필요가 없다.

18-7. 浸淫瘡[7]이 從口하야 流向四肢者는 可治오 從四肢하야 流來入口者는 不可治라

解 : 可治難治者는 是經驗之得이니 須察其病勢之始終이나 竊謂 此際에 黃連解毒湯主之라

18-8. 浸淫瘡은 黃連粉主之라 (方未見)

解 : 浸淫瘡 鴉口瘡에 黃連粉主之라 所謂舌炎咽喉炎에 黃連湯液을 少少弄而飲之하면 則漸次消炎矣라

7) 浸淫瘡 : 『諸病源候論』小兒五臟有熱 熏發皮膚 外爲風濕所折 濕熱相搏身體 其瘡初出甚小 後有膿汁 浸淫漸大 故謂之浸淫瘡也 (小兒五臟에 열이 발생하여 피부로 훈증하면서 외로 풍습에 영향을 받아 濕熱이 신체에서 서로 치고 받은 것이다. 종기가 처음에 조그맣게 나오다가 뒤에 가서 농즙이 생기면서 점차로 번지기 때문에 浸淫瘡이라고 한다.)

譯 : 浸淫瘡으로 종기가 입에서 사지로 퍼지는 것은 치료할 수 있지만,

사지로부터 입으로 들어가면 치료할 수 없다.

解 : 치료할 수 있는 것과 치료하기 어렵다는 것은 경험적 사실이니 반드시 그 병세의 시작과 끝을 살펴야 하나 개인적으로 이 경우에 黃連解毒湯으로 치료한다.

譯 : 침음창은 黃連 가루로 치료한다.(처방은 보이지 않는다.)

解 : 浸淫瘡과 鵝口瘡에 黃連粉으로 치료한다.

소위 설염과 인후염에 황련 끓인 물을 조금씩 핥아 마시면 점차 염증이 소실된다.

19. 趺蹶手指臂腫轉筋陰狐疝蚘蟲病脈證幷治第十九

19-1. 師曰 病趺蹶하야 其人 但能前하고 不能却하면 刺腨호대 入二寸이니 此太陽經傷也라

解 : 趺蹶은 病名也오 太陽經傷은 病理也며
但能前不能却은 病症也니 病名病理을 一切莫論하고
有其症者에 刺足太陽經 承筋穴하야 入二寸하라

19-2. 病人이 常以手指臂腫動하며 此人 身體瞤瞤者는 藜蘆甘草湯主之라

解 : 夫肌膚瞤動之所來者는 非一非再나 古醫之案에 有二焉하니
或發汗過多 筋肉失所養也며
或未嘗發汗過多나 其人所稟血少也라
或曰 "情緒不安 手指臂腫動 身體瞤瞤者는 甘麥大棗湯主之하고
不愈어든 本方主之하야 使吐而愈"[1]라하나
竊謂 情緒不安하야 興奮之時에 發作此症하더라도
因其病毒如何하야 而治之하니 苓桂朮甘湯, 大柴胡湯, 眞武湯,
十全大補湯, 人蔘養榮湯類主之라

【藜蘆甘草湯方】: 未見

1) 『金匱要略講話』 본조문에서 淺田宗伯의 주장

譯 : 師曰 趺蹶病으로 환자가 단지 앞으로만 걸을 수 있고 뒤로는 걷지 못하면

장딴지에 2촌 깊이로 침을 놓는데 이것은 태양경이 손상된 것이다.

解 : 趺蹶은 병명이며 太陽經傷은 病理며 단지 앞으로만 걸을 수 있고 뒤로는 걷지 못하는 것은 병증이다. 병명과 병리를 일체 논하지 말고 이런 증상이 있으면 足太陽經의 承筋穴에 2촌 깊이로 침을 놓는다.

譯 : 환자의 손가락과 팔이 항상 붓고 떨리며 이 환자가 몸이 씰룩씰룩 떨리는 경우는 藜蘆甘草湯으로 치료한다.

解 : 대체로 피부와 근육이 떨리며 씰룩씰룩 떨리는 증상이 발생하는 경로는 하나 둘이 아니지만 고의들의 의안에는 두 가지 정도이다.

發汗過多한 후 근육에 영양공급이 소실되거나, 일찍이 발한과다하지 않았어도 타고나기를 血少한 경우이다.

혹자는 말하기를 "情緖가 불안하여 손가락과 팔이 항상 붓고 떨리며 몸이 씰룩씰룩 떨리는 경우에는 甘麥大棗湯으로 치료하고 낫지 않으면 本方으로 치료하여 토하게 하면 낫는다."고 하나 개인적인 생각에 情緖가 불안하여 흥분할 경우 이 증상이 나타나더라도 그 병독의 상태에 따라 치료하니 苓桂朮甘湯, 大柴胡湯, 眞武湯, 十全大補湯, 人蔘養榮湯과 같은 종류로 치료한다.

19-3. 轉筋之爲病은 其人臂脚直하고 脈上下行하며 微弦이라

轉筋入腹者는 鷄屎白散主之라

解 : 轉筋之爲病은 臂脚直, 腹直 脈微弦하니 痲木, 痲痺之甚者也라

竊謂 此際에 桂枝加芍藥湯, 芍藥甘草湯, 四物湯類主之라

【鷄屎白散方】 鷄屎白

19-4. 陰狐疝氣[2])者는 偏有小大하고 時時上下하니 蜘蛛散主之라

解 : 陰狐疝氣者는 今所謂Inguinal hernia也니

但取其症하고 而不取其方호라

竊謂 此際에 桂枝加黃芪湯, 補中益氣湯主之라

【蜘蛛散方】 蜘蛛十四枚, 桂枝半兩

2) 陰狐疝氣 : 산증(疝症)의 하나. 창자가 음낭 속으로 내려왔다 들어갔다 하며 아픈 병이다.

譯 : 轉筋의 병은 환자의 팔과 다리가 뻣뻣해지고 맥이 촌부에서 척부까지 뻣뻣하면서 약간 弦하다. 전근이 뱃속까지 미치면 鷄屎白散으로 치료한다.

解 : 轉筋의 병증은 팔과 다리가 뻣뻣해지고 복직근이 경직하며 脈이 微弦한 것으로 痲木, 痲痺가 심한 경우이다.

개인적인 생각에 桂枝加芍藥湯, 芍藥甘草湯, 四物湯類로 치료한다.

譯 : 陰狐疝氣는 음낭 한쪽이 작아지고 커지며 때때로 오르내리니 蜘蛛散으로 치료한다.

解 : 陰狐疝氣는 오늘날 말하는 Inguinal hernia(탈장증)이니 다만 그 증상은 취하고 그 처방은 취하지 않는다.

개인적인 생각에 桂枝加黃芪湯이나 補中益氣湯으로 치료한다.

19-5. 問曰 病腹痛有蟲하면 其脈을 何以別之오

師曰 腹中痛은 其脈이 當沈若弦이어늘 反洪大하면 故有蚘蟲일세라

解 : 病腹痛有蟲者는 至于今히 間或有之나

然腹中痛 脈洪大하면 則有蚘蟲者는

恰似下燥屎하고 而乃知胃中有燥屎者也라

若不然則 奈何以知病腹痛有蟲乎아

19-6. 蚘蟲之爲病은 令人吐涎心痛하고 發作有時하니

毒藥不止하면 甘草粉蜜湯主之라

解 : 吐涎心痛하고 發作有時에 毒藥不止[3]者는

"非積之痛이오 乃蚘蟲之痛일세 故不能止"[4]라호라

異哉라 毒藥劇劑라도 其病症不止어늘 而況甘草粉蜜湯乎아

吾聞之하니 "蚘得甘則動은 其性喜故也일세 胡粉有毒能殺蟲"[5]이라호니

其事實與否 雖不可知 然讀古書호대 須斟案當時하야 而解之라

【甘草粉蜜湯方】 甘草二兩, 粉一兩, 蜜四兩

---

3) 『醫宗金鑑』에 따르면 治氣 治血 攻寒 逐積藥으로도 그치지 않음

4) 5) 『醫宗金鑑』 註解, 集解

譯 : 問曰 배가 아픈데 蟲이 있는 경우 맥으로는 어떻게 알 수 있는가?

師曰 뱃속이 아플 때는 그 맥이 당연히 沈하거나 弦해야 하는데

도리어 洪大하면 회충이 있기 때문이다.

解 : 배가 아픈데 蟲이 있는 경우는 지금도 간혹 있으나 腹中痛하고 脈洪大하면 회충이 있다고 판단하는 것은 燥屎를 배출하고 나서 胃中에 燥屎가 있다는 것을 안 것과 흡사하다. 만약 그렇지 않다면 어떤 연유로 배가 아픈데 蟲이 있는 것을 알 수 있겠는가?

譯 : 회충으로 인한 병증은 환자가 涎沫을 토하면서 심장부위가 아픈 증상이 수시로 발작하니 毒藥을 썼는데도 그치지 않으면 甘草粉蜜湯으로 치료한다.

解 : 涎沫을 토하면서 심장 부위가 아픈 증상이 수시로 발작하는데 毒藥을 썼는데도 그치지 않는 것은 "積으로 인한 통증이 아니라 회충에 의한 통증이므로 그치지 않은 것이라고 하였다."

이상하다! 약성이 강한 약제로도 병증이 그치지 않았는데 하물며 甘草粉蜜湯과 같이 순한 약에 있어서랴?

듣기로는 "회충이 단맛을 만나면 움직이는 것은 회충이 본래 단맛을 좋아하므로 胡粉의 毒이 능히 회충을 죽인다."고 하는데 그 사실 여부를 비록 알 수 없으나 古書를 읽을 때 반드시 당시의 시대적 상황을 감안하여 이해해야 한다.

19-7. 蚘厥者는 **當吐蚘**어늘 **令病者 靜而復時煩**하면 **此爲臟寒**일세
蚘上入膈하야 **故煩**이라 **須臾復止**하며 **得食而嘔**하고 **又煩者**는
蚘聞食臭出이니 **其人當自吐蚘**라

19-8. 蚘厥者는 **烏梅丸主之**라

解 : 厥陰病條文 已辯之 蓋略曰 條文之意는 非他라
其人手足厥冷하고 煩躁者는 藏厥蚘厥 有二焉하니
蚘厥로 揭之厥陰病者는 卽以厥也나 助長偏見하니 不爲編制所惑하라
蚘厥者는 因蛔蟲搖動으로 而或靜或動하나 藏厥者는 躁無暫安時라
但此條는 胃中虛冷臟寒하야 飢不能食하고 食則蚘聞食則出하야
蚘入胸할세 故乍靜乍煩하고 須臾復止하니 此際에 烏梅丸主之라
以今追古컨대 其若fantastic小說이라

【烏梅丸方】 烏梅 三百箇, 黃連十六兩, 乾薑十兩, 細辛, 附子, 桂枝,
人蔘, 黃蘗 各六兩 當歸, 蜀椒, 各四兩

譯 : 蛔厥(회충으로 수족이 궐랭)을 앓으면 반드시 회충을 토한다. 지금 환자가 안정되었다가 다시 때때로 煩하는 것은 이는 藏寒 때문에 회충이 위로 올라 膈으로 들어가므로 煩하는 것이다.

조금 있으면 다시 그치는데 음식을 먹고서 구토하고 또 번하는 것은 회충이 음식 냄새를 맡고 기어 나오기 때문이니 환자가 당연히 회충을 토하게 된다.

蛔厥은 烏梅丸으로 치료한다.

解 : 厥陰病 조문에서 이미 변론하였지만 대략 말하자면 조문의 뜻은 다른 것이 아니다.

手足이 厥冷하고 煩躁한 것은 藏厥과 蚘厥 두 종류가 있으니 蚘厥을 厥陰病으로 귀속시킨 것은 厥 때문이나 편견을 조장할 뿐이니 편제에 미혹되어서는 안 된다.

蚘厥은 회충이 요동치는 것에 따라 혹 靜, 혹 動하는 반면에 藏厥은 번조하여 잠시도 편안할 때가 없다.

다만 이 조문은 胃가 虛冷하고 臟이 寒하여 공복상태에서도 음식을 잘 먹지 못하고 음식을 먹으면 회충이 음식 냄새를 맡고 기어 나와 흉부로 들어가기 때문에 잠깐 안정되었다가 잠깐 번조하고 얼마 안 되어 다시 멈추는 경우에는 烏梅丸으로 치료한다는 것이다. 현대의 관점에서 논하면 거의 환상적인 소설과 같다.

20. 婦人姙娠病脈證幷治第二十

20-1. 師曰 婦人이 **得平脈**이어나 **陰脈小弱**호대 **其人渴**하고 **不能食**하며

無寒熱하면 **名姙娠**이니 **桂枝湯主之**라 (方見下利中)

於法에 **六十日**이면 **當有此證**이라

設有醫治逆者라도 **却一月**에 **加吐下者**는 **則絶之**니라

解 : 有陰脈하면 則必有陽脈하고 有陽脈하면 則必有陰脈하니

若夫然則 其所謂陰脈 陽脈者는 果然何位之脈가

陰脈은 尺脈乎며 陽脈은 寸脈乎아

否則 大, 浮, 數, 動, 滑者를 謂之陽脈乎며

沈, 澁, 弱, 弦, 微者를 謂之陰脈乎아

或以陰脈을 爲尺脈이라 하니 此所謂 '耳懸鈴鼻懸鈴'이라

但以此症으로 爲姙娠之徵者은 其亦過論也라

此條 "文義 斷續不純 其中必有脫簡"[1)]이라 하니 未必强解라

夫立方호대 當求之於可徵之處하고 莫索之於難徵之處하라

---

1) 『醫宗金鑑』 註解

譯 : 師曰 부인이 平脈이 나타나거나 陰脈만 약간 약한 경우 갈증이 나고

음식을 먹지 못하는데 惡寒發熱이 없으면 임신이니 桂枝湯으로 치료한다.

일반적으로 임신 60일이 되면 당연히 이러한 증상이 나타난다.

만일에 의사의 誤治가 있었던 경우라도 한 달 내에도 나타날 수 있는데,

구토와 설사가 더해지면 바로 치료를 중단하라.

解 : 陰脈이 있으면 반드시 陽脈이 있으며 陽脈이 있으면 반드시 陰脈이 있기 마련이니

만약 그렇다면 소위 陰脈 陽脈은 과연 어느 부위의 脈인가?

陰脈은 尺脈이며, 陽脈은 寸脈인가? 아니면 大, 浮, 數, 動, 滑을 陽脈이라 하며,

沈, 濇, 弱, 弦, 微를 陰脈이라고 말하는가?

혹자는 陰脈을 尺脈이라고 하니 이것을 가리켜 '귀에 걸면 귀걸이 코에 걸면

코걸이라고 한다.'

단지 이 증상만으로 姙娠의 증거로 여기는 것은 이 또한 지나친 논리이다.

이 조문은 "文義의 연결이 끊어져 불순하므로 중간에 반드시 빠진 글이 있다."고

하므로 억지로 해석할 필요가 없다. 처방을 정하는데 마땅히 증거 되는 곳에서 구하고

증거가 되기 어려운 곳에서 모색해서는 안 된다.

20-2. 婦人 宿有癥病하고 經斷未及三月에 而得漏下不止하며

胎動在臍上者는 爲癥痼害라

妊娠六月動者는 前三月經水利時는 胎也오

下血者는 後斷三月은 衃也라 所以血不止者는 其癥不去故也일세라

當下其癥이니 桂枝茯苓丸主之라

解 : 或曰 '妊娠六月動者~其癥不去故也'三十六字는 是後人之註解也라하야

自古 註解家 皆曰 "此條 文意不純 其中必有闕文

故存其理可也"[2)]라하니 此言有理일세 不可强解라

程林曰 "此有癥病에 而懷胎者 雖有血漏不止는 皆爲癥痼之害오

非胎動胎漏之證이니 下其癥痼라도 妊娠自安"이라 하니

若是之解[3)]는 當時非得已之案이나 于今에 多少未安이라

夫血塞之謂癥이니 癥痼者는 或結塊(子宮筋腫)며 或瘀血之症也니

血不止者도 以瘀血也며 血塞者도 以瘀血也라

據方藥而考之하면 本方藥力은 非必止於下其徵痼오

可與 '經水有變 動悸而疼痛과 腹直筋拘攣과 心下悸 而眩暈과 產後惡露'라

【桂枝茯苓丸方】 桂枝, 茯苓, 牧丹, 芍藥, 桃仁 各等分

---

2) 必有闕文 : '六月動者 前三月經水利時~~後斷三月 衃也 二十二字 當有闕文'

3) 若是之解 : 『素問 · 六元正紀大論』 有故無殞 亦無殞也 (약을 사용해야 할 이유가 있어서 사용하면 모체를 손상하지 않고 태아도 손상하지 않는다.)

譯 : 부인이 오래전부터 癥病을 가지고 있는데 월경이 끊어진 지 3개월이 못 되어 자궁에서 下血이 멈추지 않고 胎動이 배꼽 위쪽에서 촉지되는 경우는 징병이 나쁜 영향을 끼쳤기 때문이다. '임신 6개월째에 태동이 발생한 경우 이전 3개월에 월경이 정상인 경우는 태동이고, 지금 월경이 끊어진 지 3개월이 되려고 하는 때에 또 하혈이 있는 것은 어혈이다. 결국 하혈이 멎지 않았던 것은 징병이 없어지지 않았기 때문이다.' 마땅히 그 징병을 下해야 하니 桂枝茯苓丸으로 치료한다.

解 : 혹자는 말하기를 '妊娠六月動者~其癥不去故也' 36글자는 후인의 주해라고 하여 예로부터 주해가들이 말하기를 "이 조문의 문의가 순조롭지 못한 것은 그 중에 반드시 빠진 글이 있기 때문이나 그래도 그 이치를 그대로 남겨두는 것이 옳다"고 하였는데 이 말이 설득력이 있어 억지로 해석하지 않는다. 정림이 말하기를 "부인이 오래전부터 癥病을 가지고 있던 중에 임신을 하여 출혈이 멈추지 않는 것은 모두 癥痼의 害이고胎動과 胎漏의 증상이 아니므로 그 징고를 下해도 태아는 안전하다"는 것이다. 이와 같은 해석은 당시 상황에 어쩔 수 없는 방법이었겠지만 오늘날 우리 입장에서는 다소 편하지 않은 방법이다. 대체로 血이 막힌 것을 가리켜 癥이라 하니 癥痼는 혹 結塊(子宮筋腫)이며 혹 瘀血에 의한 증상이다. 血이 멈추지 않는 것도 瘀血 때문이며, 血이 막힌 것도 瘀血 때문이다. 처방의 약물을 고려하면 본방의 약력은 반드시 癥痼를 치료하는데 그치지 않고 '생리이상이나 動悸하면서 疼痛이 있는 경우와 腹直筋拘攣과 心下悸로 眩暈이 있거나 産後惡露'에도 사용할 수 있다.

20-3. 婦人 懷娠六七月에 **脈弦發熱**하고 **其胎愈脹**하며 **腹痛惡寒者**는 **小腹如扇**하니 **所以然者**는 **子臟開故也**일세니 **當以附子湯**으로 **溫其臟**이라 (方未見)

解 : 子臟은 卽子宮也니 條文之意 非他라

其人 本是陽虛로 因子臟이 開未能闔하야 寒邪侵入할세

故小腹如扇風하니 溫其臟이니 當以附子湯主之라

所以然以下者는 後人推論之理也라

當今에 順劑도 未適於懷娠이온 而況猛劑乎아

但取其症하고 而不取其方호라

20-4. 師曰 婦人有漏下者하고 **有半産後**에 **因續下血**이 **都不絶者**하며 **有妊娠下血者**하니 **假令妊娠腹中痛**은 **爲胞阻**니 **膠艾湯主之**라

解 : 瘀血은 非常之血이니 當去之나 下血은 定常之血이니 當止之라

考諸方藥而觀之하면 則四物湯加阿膠艾葉이니

所謂婦人病症에 四物湯類主之로대 或挾熱어어든 加黃連解毒湯이라

但出産前後 下血不絶하야 而當危急者는 吾醫之力으로 難以治之라

譯 : 부인이 임신한 지 6, 7개월에 맥이 弦하면서 열이 나고 胎가 더욱 단단해지며 배가 아프고 오한이 드는 것이 소복이 부채질하듯이 차갑다. 그 이유는 자궁이 열렸기 때문이다. 마땅히 附子湯으로 자궁을 따뜻하게 해야 한다.(처방은 보이지 않는다.)

解 : 子臟은 즉 子宮이니 조문의 뜻은 다른 것이 아니다. 이 사람은 본래 陽虛로 인하여 자궁문이 열리고 능히 닫히지 않아 寒邪가 침입한 까닭에 小腹이 부채질하듯이 차가우므로 자궁을 따뜻하게 해야 하니 마땅히 附子湯으로 치료한다는 것이다. 所以然 이하는 후인의 추론적인 병리이다. 오늘날 임신한 상태에서는 순한 약도 적절하지 않은데 맹독성인 약물은 어떠하겠는가? 다만 조문의 증상은 취하고 처방은 취하지 않는다.

譯 : 師曰 부인이 조금씩 계속해서 하혈을 하는 경우가 있고, 유산 후로 계속해서 하혈이 도무지 그치지 않는 경우가 있으며, 임신 중에 하혈을 하는 경우가 있다. 만일 임신 중 뱃속이 아픈 것은 胞阻(임신 중에 소복통)이니 膠艾湯으로 치료한다.

解 : 瘀血은 비정상적인 혈액이므로 당연히 배출해야 하지만 下血은 정상적인 혈액이므로 당연히 멈추게 해야 한다. 처방의 약물을 살펴서 보면 四物湯에 阿膠, 艾葉을 추가한 것이니 소위 婦人 病症에 四物湯類로 치료하면서 혹 挾熱한 경우에는 黃連解毒湯을 추가한다. 다만 출산 후에 하혈이 그치지 않아 위급한 상황에 처해서는 한의학으로 치료하기 어렵다.

【芎歸膠艾湯方】一方加乾薑一兩, 胡氏治婦人胞動 無乾薑, 芎藭, 阿膠, 甘草各二兩, 艾葉, 當歸各三兩, 芍藥四兩, 乾地黃四兩

20-5. 婦人懷妊에 腹中疞痛하면 當歸芍藥散主之라

解 : 疞痛之疞는 或云緩攣之義라하고 或云急攣[4]之義라하니

疞痛은 卽腹內攣痛也라

大凡婦人이 腹中疞痛에 當歸芍藥散主之라

註解家曰 "未詳其義 必是錯簡"이라 하니 此言是之라

據其方而照其症하면 則本方과 與芎歸膠艾湯은 其主治가 相似나

然當歸芍藥散은 未及於芎歸膠艾湯의 止血作用[5]이나

猶效於胃內有停水로 而 '冒眩, 心悸, 心下悸, 肉瞤筋惕, 小便不利'[6]라 하니

竊謂 此際 八物湯類主之어도 非不可라

【當歸芍藥散方】當歸三兩, 芍藥一斤, 芎藭半斤, 茯苓四兩, 白朮四兩, 澤瀉半斤

4) 急攣 : 『皇漢醫學』 주해에서 腹內攣痛이라함
5) 止血作用 : 芎歸膠艾湯에 乾地黃, 阿膠, 艾葉이 포함된 것은 止血作用을 위한 것이라 생각함
6) 當歸芍藥散의 茯苓 白朮 澤瀉을 근거로 『皇漢醫學』에서 제시한 증상을 인용함

譯 : 부인이 임신 중에 뱃속이 당기고 아프면 當歸芍藥散으로 치료한다.

解 : 㽲痛의 㽲는 혹자는 완만하게 당긴다는 뜻이라 하고,

혹자는 급하게 당긴다는 뜻이라고 하니

㽲痛은 즉 腹內가 당기면서 아픈 것이다.

대체로 부인이 腹中이 당기면서 아픈 경우에 當歸芍藥散으로 치료한다.

주해가들이 말하기를 "그 뜻이 자세하지 않으니 반드시 글이 섞인 것이다."고

하는데 이 말이 옳다.

처방을 근거로 증상을 대조해면 本方과 芎歸膠艾湯은 그 主治가

서로 비슷하나 當歸芍藥散은 芎歸膠艾湯의 지혈작용에는 미치지 못하다.

오히려 胃內의 停水로 인한 '冒眩, 心悸, 心下悸, 肉瞤筋惕, 小便不利'에는

효과가 더 좋다고 하는데 개인적으로 이 경우에 八物湯으로 치료해도

잘못된 것은 아니라고 본다.

20-6. 姙娠嘔吐不止하면 乾薑人蔘半夏丸主之라

解 : 姙娠嘔吐之謂惡阻니 古醫以爲惡阻者는 胃中素有寒飮也어늘

或以此로 爲脾胃虛弱者는 實不知本方之意者也니라

大凡嘔吐에 乾薑人蔘半夏丸主之하니 非必拘於姙娠嘔吐不止라

是臨機應變之方이니 竊謂 此際에 四君子湯加半夏主之라

【乾薑人蔘半夏丸方】乾薑, 人蔘各一兩, 半夏二兩

20-7. 姙娠에 小便難호대 飮食如故하면 當歸貝母苦蔘丸主之라

解 : "方證不合하니 必有脫簡이라 不釋"이라 하니 吾亦從之나

或以爲 "胎兒之頭가 壓迫於膀胱할세 故小便難"이라 하니 參考之라

【當歸貝母苦蔘丸方】男子加滑石半兩, 當歸, 貝母, 苦蔘各四兩

20-8. 姙娠有水氣로 身重하고 小便不利하며 洒淅惡寒하고 起卽頭眩하면 葵子茯苓散主之라

譯 : 임신 중에 구토가 멈추지 않으면 乾薑人蔘半夏丸으로 치료한다.

解 : 임신 중에 구토하는 것을 가리켜 惡阻라 하니 古醫들은 惡阻를 胃中에 본래 寒飮이 있기 때문으로 여겼는데 오저를 脾胃가 허약한 것으로 여기는 것은 사실 본방의 뜻을 모르는 사람이다.

일반적으로 嘔吐에는 乾薑人蔘半夏丸으로 치료하므로 반드시 임신으로 구토가 그치지 않는 경우에만 한정할 필요가 없다. 이것은 임기응변의 처방이니 개인적으로 四君子湯에 半夏를 加하여 치료한다.

譯 : 임신 중에 소변보기가 어려운데 음식의 섭취가 예전과 같으면 當歸貝母苦蔘丸으로 치료한다.

解 : "처방과 증상이 서로 맞지 않으니 반드시 빠진 부분이 있어 해석하지 않는다."고 하니 이것을 따르지만 혹자는 "태아의 머리가 방광을 압박하여 소변보기가 어려운 것이다."라고 하는데 참고한다.

譯 : 임신 중 水氣가 있어서 몸이 무겁고 소변불리하며 오싹오싹 오한이 나고 일어서면 머리가 어지러운 경우는 葵子茯苓散으로 치료한다.

解 : 身重 小便不利 起卽頭眩者에 可知姙娠有水氣也니

其或非今所謂妊娠中毒症乎아

小便不利者는 非獨以留飮之不利也오 而亦以鬱熱之淋瀝也니

何以知之오 以葵子也일세라

然則此際에 專以淸熱利水爲主하니 葵子茯苓散主之라

或主之當歸芍藥散加葵子 五苓散加葵子[7]라

葵子 : 主治 利水通淋 滑腸通便 通乳 淸熱排膿

【葵子茯苓散方】 葵子一斤, 茯苓三兩

20-9. 婦人姙娠엔 宜常服當歸散主之라

解 : 或曰 "妊娠無病 不須服藥 若其人 瘦而有熱

恐耗血傷胎 宜常服此 以安之"[8]라 하고

又曰 "黃芩白朮 爲安胎聖藥"[9]者는 非他라

"去其濕熱 故其胎自安"[10]이라호라

【當歸散方】 當歸, 黃芩, 芍藥, 芎藭各一斤, 白朮半斤

---

7) 當歸芍藥散加葵子 五苓散加葵子 : 대총경절의 견해
8) 『醫宗金鑑』 주해
9) 朱震亨의 견해
10) 尤怡의 주해

解 : 身重 小便不利 起卽頭眩을 근거로 姙娠중에 水氣의 변조가 있음을 알 수 있으니
이것은 혹 오늘날 말하는 임신중독증이 아니겠는가?
小便不利는 단지 留飮으로 인한 불리 때문이 아니라 또한 鬱熱에 의해 소변이
방울방울 떨어지는 것이니 어떻게 그 사실을 아는가 하면 葵子의 약성 때문이다.
그러므로 이 경우에 오로지 淸熱利水를 위주로 하므로 葵子茯苓散으로 치료한다.
혹자는 當歸芍藥散加葵子나 五苓散加葵子로 치료한다고 한다.

譯 : 부인이 임신했을 때에는 마땅히 當歸散을 상복해야한다.

解 : 혹자는 말하기를 "임신 중에 병이 없으면 약을 복용할 필요가 없으나 만약
그 사람이 마르고 열이 있으면 자칫 혈액이 소모되고 태아에도 나쁜 영향을
미치므로 편안하게 해주어야 한다."고 하며 또 말하기를 "黃芩과 白朮이
태아를 편안하게 하는 뛰어난 약이다."라는 것은 다른 뜻이 아니라 "濕熱을
제거하여 태아가 저절로 편안해지는 것이다."고 하였다.

20-10. **姙娠養胎**에 **白朮散主之**라

解 : 其徵不足일세 故不敢臆測이나

考諸方藥而觀之하면 則其人 素有停水而驚悸라

此際 養母하면 則未始不養胎라

【白朮散方】 見『外臺』 白朮四分, 芎藭四分, 蜀椒三分, 牡蠣二分

但苦痛 加芍藥 心下毒痛 倍加芎藭

心煩吐痛 不能食飮 加細辛一兩 半夏大者二十枚.

20-11. **婦人傷胎**(玉函 作傷寒)에 **懷身腹滿**하야 **不得小便**하고 **從腰以下重**하야 **如有水氣狀**은 **懷身七月**에 **太陰**이 **當養**하야늘 **不養**하면 **此心氣實**이라 **當刺瀉勞宮及關元**하야 **小便微利則愈**라

解 : 婦人傷胎 ~~ 從腰以下重者는 水氣變調之候니

今所謂姙娠中毒症으로 可足以信其症也라

但 '懷身七月에 太陰이 當養이어늘 不養者는 此爲心氣實'은

是臆測之論이니 不足以信其案者也라

刺勞宮及關元하야 微利小便者는 雖不知其以나 參考之라

譯 : 임신 중에 태아를 기르기 위해서는 白朮散으로 치료한다.

解 : 그 증거가 부족하여 감히 억측할 수 없으나 처방의 약물을 고려하여 보면 그 사람은 본래 停水가 있어 驚悸하는 것이다. 이 상황에 養母하면 養胎하기 마련이다.

譯 : 부인이 임신 중에 상한으로 복만하여 소변이 잘 통하지 않고 허리로부터 그 아래가 마치 水氣가 있는 것처럼 무겁게 느껴지는 것은 임신해서 7개월째에는 太陰이 당연히 (주도적으로) 養해야 하는데, 養하지 못하는 것은 心氣가 實하기 때문이다.

마땅히 勞宮과 關元혈에 자침하여 소변을 조금 편하게 하면 낫는다.

解 : 부인이 임신 중에 傷寒으로 腹滿하여 소변이 잘 통하지 않고 허리로부터 그 아래가 마치 水氣가 있는 것처럼 무겁게 느껴지는 것은 水氣의 변조로 인한 증후이니 오늘날 말하는 임신중독증으로 믿을 만한 증상이다.

다만 '임신해서 7개월째에는 太陰이 당연히 養해야 하는데, 養하지 못하는 것은 心氣가 實하기 때문이다.'라는 것은 억지 논리로 믿을 만한 의안이 못된다.

勞宮과 關元穴에 자침하여 조금 소변을 편하게 하는 것은 비록 그 이유를 잘 모르지만 참고한다.

21. 婦人産後病脈證幷治第二十一

21-1. 問曰 新産에 **婦人有三病**하니

一者는 **病痓**이오 **二者**는 **病鬱冒**[1]오

三者는 **大便難**하니 **何謂也**오

師曰 新産에 **血虛 多汗出**하야 **喜中風**하니 **故令病痓**하고

亡血復汗하야 **寒多**하니 **故令鬱冒**하고

亡津液하야 **胃燥**하니 **故大便難**이라

解 : 不書項背强하고 特書痓者는 必有以也나 若如條文하면

則痓病之因은 與其以破傷風으론 不若以血虛 多汗出이니

夫然則病痓은 不過項背强急이라 但其症恰似할세 故借其名하니

其若古之所謂瘧者 非必今之所謂虐疾者也니라

鬱冒之謂 "物蒙罩其首[2]하고 而結胸痞硬"者는 猶可也나

然 '肝氣鬱結 心氣不足 心膽虛怯'[3]者는 未可也라

條文之意 非他라 産後에 不經汗吐下어도 或亡血亡津液하면

則百病蜂出이어늘 但首出三病者는 據其産候之特徵이니 隨症治之라

---

1) 鬱冒 : 鬱冒를 현대에서는 산후 우울증으로 보는 견해가 있다.

2) 物蒙罩其首 : 어떤 물건을 머리에 뒤집어 쓴 것 같은 것으로 恍惚不省人事 比之眩昏更重 頭痛眩冒의 증상이 나타난다.

3) 肝氣鬱結 心氣不足 心膽虛怯과 같은 용어가 올바르지 못한 이유를 『仲景書讀法講解 · 虛辭之亂』에서 참고 바란다.

譯 : 問曰 부인이 해산하고 세 가지 병이 있으니,
첫째는 痙이요, 둘째는 鬱冒요,
셋째는 大便難이니 무슨 뜻입니까?
師曰 해산 후로 血이 虛한데 땀을 많이 흘리면
風에 맞기 쉬우므로 痙病을 앓게 된다.
亡血이 된 데다 다시 땀을 내면 寒이 많으므로 울모가 된다.
진액이 亡하면 胃가 燥해지므로 대변이 難하다.

解 : 項背强이라고 기술하지 않고 痙이라고 특별히 기술한 것에는 반드시 어떤 이유가 있겠지만 조문의 내용과 같다면 痙病의 원인은 破傷風이라기보다는 血虛하고 땀을 많이 흘린 연유이므로 病痙은 項背强急에 불과한 것이다.
다만 증상이 흡사하기 때문에 그 병명을 차용한 것이니 마치 옛날에 학질이라고 말한 것이 반드시 오늘날 말하는 학질이 아닌 것과 같다.

鬱冒를 가리켜 "어떤 물건이 머리를 감싸고 흉부에 痞硬과 같은 것이 묶여 있는 것이다."라고 하는 것은 그래도 옳지만 '肝氣鬱結 心氣不足 心膽虛怯'이라고 하는 것은 옳지 못하다.
조문의 뜻은 다른 것이 아니다. 産後에 汗吐下법을 시행하지 않아도 간혹 亡血하고 亡津液하면 온갖 병증이 발생하는데 단지 이 세 가지 병증을 가장 앞에 제기한 것은 산후의 특징적인 증상 때문이니 증상에 따라 치료하면 된다.

21-2. 産婦鬱冒에 其脈微弱하고 嘔不能食하나 大便反堅하며

但頭汗出하니 所以然者는 血虛而厥하고 厥而必冒라

冒家欲解인댄 必大汗出이라

以血虛下厥로 孤陽上出할세 故頭汗出이라

所以産婦喜汗出者는 亡陰血虛하야 陽氣獨盛할세

故當汗出하야 陰陽乃復이라

大便緊하고 嘔不能食엔 小柴胡湯主之라 (方見嘔吐中)

解 : 産婦鬱冒에 嘔不能食하고 但頭汗出者는 大便堅之候니

此症候者는 不以其血虛오 卽以潮熱也라

然則 産婦 脈微弱 喜汗出者는 潮熱潛伏之候也며

但頭汗出者는 潮熱이 不得外越하고 而壓迫於頭故也일세라

竊謂 本是條文은 '産婦鬱冒로 脈微하고 嘔不能食하며

大便堅 而但頭汗出者에 小柴胡湯主之면 或振振 却發熱汗出而解'4)라

所以然 以下 "血虛下厥 孤陽上出 亡陰血虛 陽氣獨盛 陰陽乃復"者는

後人揑造之案으로 非但前後牴牾오 而亦不合方意하니 適足以亂眞者也니라

是以 吾嘗曰 "數千歲後 知其訓 而提其要

則接于僞托 而不迷 當于僭補 而不惑"5)이라호라

---

4) 『仲景書讀法講解』65조-復與柴胡湯 必蒸蒸而振 却發熱汗出而解

5) 『仲景書讀法講解 · 自序辯 2』

譯 : 산부가 울모로 맥이 미약하고, 구역질로 음식을 먹지 못하나 대변이 반대로 굳으며, 머리에서만 땀이 나는 것은 血이 虛하여 厥하고, 厥하면서 반드시 冒하기 때문이다. 울모를 앓는 환자가 병이 풀리려고 할 때에는 반드시 땀이 많이 난다. 이는 혈이 허하고 하초가 厥하여 양기가 홀로 위로 치밀어 머리에서 땀이 나는 것이다. 그러므로 산부가 쉽게 땀을 흘리는 것은 亡陰하고 血虛한데 양기가 홀로 성하기 때문이니 마땅히 땀이 나와 음양을 회복하려 하는 것이다. 대변이 굳고, 구역질로 음식을 먹을 수 없는 경우엔 小柴胡湯으로 치료한다. (방은 구토편에 보인다.)

解 : 産婦가 울모로 구역질하며 음식을 먹지 못하고 머리에서만 땀이 나는 까닭은 大便堅의 증후이니 이 증후는 血虛 때문이 아니라 潮熱 때문이다. 그러므로 출산한 부인의 맥이 미약하고 구역질로 음식을 먹지 못하는 것은 조열이 잠복한 증후이며 머리에서만 땀이 나는 것은 조열이 외부로 발설하지 못하고 단지 머리부위로 압박하기 때문이다. 개인적인 생각에 본래 조문은 '産婦鬱冒 脈微 嘔不能食 大便堅而但頭汗出한 경우에 小柴胡湯을 주면 몸을 파르르 떨다가 갑자기 발열하면서 땀을 흘리고 鬱冒가 해소된다.'이다. 所以然 이하의 "血虛下厥 孤陽上出 亡陰血虛, 陽氣獨盛, 陰陽乃復"은 후인들의 날조된 의안으로 앞뒤의 조문과 서로 모순이 될 뿐만 아니라 小柴胡湯의 의도와도 맞지 않아 공연히 본의를 어지럽게 할 뿐이다. 이런 이유로 일찍이 "먼 후세라도 글의 교훈을 이해하고 중요한 관점을 제기하면 조문 가운데 僞托문자를 접하더라도 미혹되지 않고 僭補한 해석을 당해서도 현혹되지 않는다."고 한 것이다.

21-3. 病解能食호대 七八日에 更發熱者는 此爲胃實이니 大承氣湯主之라 (方見痙病中)

解 : 特書七八日經過者는 以發熱로 爲內實潮熱之兆나

胃實者는 不在經過之日이오 實在 '譫語 潮熱 腹滿 而不大便'이라

一有此症之緒하면 男女老少를 一切莫論하고 大承氣湯主之라

21-4. 産後의 腹中㽲痛에 當歸生薑羊肉湯主之라 幷治腹中寒疝과 虛勞不足이라

解 : 㽲痛이 病症也라면 寒疝은 病因病症之合言也라

腹中有寒水者는 未嘗不虛勞하니

此際에 寒水不治하고 乃欲補虛勞者가 未之有也라

大凡補虛者는 治水也오 瀉實者는 解熱也니

其治法이 雖殊나 終歸乎存津液而回陽氣라

21-5. 産後腹痛으로 煩滿不得臥하면 枳實芍藥散主之라

解 : 腹直筋拘攣而腹痛하고 煩滿而不得臥者에 枳實芍藥散主之나

此一時經過之症이니 因煩滿情況 而四物湯加芩連.朴實하고 甚則加大黃이라

【枳實芍藥散方】 枳實, 芍藥等分

譯 : 병증이 해소되어 능히 음식을 먹을 수 있는데 7-8일 뒤에 다시 열이 나는 것은 胃實 때문이니 大承氣湯으로 치료한다. (方은痙病篇에 보인다.)

解 : 7~8일이 경과한 날짜를 특별히 기술한 것은 發熱로 內實潮熱의 조짐으로 여긴 것이나 胃實이라는 증거는 경과한 날짜에 있지 않고 '譫語 潮熱 腹滿 不大便'에 있다. 만약 이 증상의 단서가 있으면 남녀노소를 논하지 말고 大承氣湯으로 치료한다.

譯 : 산후에 배가 갑자기 아프면 當歸生薑羊肉湯으로 치료한다. 當歸生薑羊肉湯은 腹中의 한산(寒疝 : 고환이나 음낭이 커지면서 아프거나 아랫배가 켕기며 아픈 병증)과 虛勞不足도 또한 치료한다.

解 : 疠痛이 병증이라면 寒疝은 병인과 병증을 합성한 말이다. 복부에 寒水가 있는 경우 미상불 虛勞하니 이 경우에 寒水를 치료하지 않고 虛勞를 補하는 경우가 있지 않다. 대체로 虛를 補하는 것은 결과적으로 치수며 實을 瀉하는 것은 해열하는 것이니 그 치법은 비록 다르나 진액을 보존하고 인체의 온기를 회복하는 것으로 귀결된다.

譯 : 산후의 복통으로 煩滿하여 눕지 못하면 枳實芍藥散으로 치료한다.

解 : 腹直筋이 당기면서 복통이 있고 煩滿하여 눕지 못하는 경우에 枳實芍藥散으로 치료하나 이것은 일시적으로 경과하는 중에 나타난 병증이니 번만의 정황에 따라 四物湯에 黃芩, 黃連, 厚朴, 枳實을 加하고 심한 경우에는 大黃을 추가한다.

21-6. 師曰 產婦腹痛에 法當以枳實芍藥散이라
假令不愈者는 此爲腹中有乾血이 著臍下니
宜下瘀血湯主之하고 亦主經水下利라

解 : 產婦腹痛에 一但當歸芍藥散主之하고
猶不愈者는 或以瘀血也니 桃核承氣湯主之하며
仍不愈者는 或以乾血之著臍下也니 宜下瘀血湯主之라
若不然則 奈何以知其腹中有乾血이 著之臍下乎哉리오
按之臍下에 有抵抗而壓痛하면 可以知臍下有乾血也라
竊謂 此際에 驅瘀血劑合四物湯하니 參考6-18條하라

【下瘀血湯方】 大黃二兩, 桃仁二十枚, 䗪蟲二十枚

21-7. 產後七八日에 無太陽證하고 小腹堅痛하면 此惡露不盡이라
不大便하야 煩躁發熱하고 切脈微實하며 再倍發熱하고
日哺時煩躁者는 不食이라 食則譫語라가 至夜卽愈하면
宜大承氣湯主之하니 熱在裏하야 結在膀胱也일세라 (方見痓病中)

譯 : 師曰 산부의 복통은 원칙적으로 枳實芍藥散을 써야 한다.

만약 낫지 않는 경우는 腹中에 乾血이 있어 臍下에 붙어 있는 것이니 마땅히 下瘀血湯으로 치료하고 또한 經水不利도 치료한다.

解 : 출산한 부인이 복통이 있으면 일단 當歸芍藥散으로 치료하고 그래도 낫지 않으면 瘀血 때문이니 桃核承氣湯으로 치료하며, 그래도 여전히 낫지 않으면 혹 乾血이 하복부에 달라붙은 것이라 생각하여 下瘀血湯으로 치료한다.

만약 그렇지 않다면 어떻게 복부에 乾血이 배꼽 아래에 붙은 것을 알 수 있는가?

배꼽 아래를 가볍게 눌러 저항감이 있고 압통이 있으면 어느 정도 하복부에 乾血이 있다는 것을 파악할 수 있다.

개인적으로 瘀血을 구축하는 약제에 四物湯을 합방하니 6-18條를 참고하기 바란다.

譯 : 해산 후 7-8일에 태양증이 없고 아랫배가 단단하고 아프면 惡露가 모두 배출되지 않은 것이다. 거기다 대변을 보지 못하여 煩躁 발열하고 맥상이 微實하며 다시 심하게 발열하고 日晡(오후 3~5시)가 되어 번조하는 경우는 음식을 잘 먹지 못한다. 먹으면 譫語하다가 밤이 되어서 안정이 되면 大承氣湯으로 치료하니 열이 裏에 있어 방광에 結이 있기 때문이다.(처방은 痙病篇에 나온다.)

解 : 本是條文은 '産後七八日 小腹堅痛 不大便 煩躁
日晡時發熱 脈實而譫語에 宜大承氣湯主之'라
所謂 '無太陽證, 惡露不盡, 熱在裏, 結在膀胱'者는
後人이 竄入條文하야 欲辯其症하나 不過贅言이니 何以知之오
小腹堅痛者는 此爲惡露不盡하야 結在膀胱也며
不大便 煩躁發熱 脈微實 而譫語者에 可知無太陽證 而熱在裏也니
若夫此條者 是非重言復言而何며 是非支離滅裂而何오
竊謂 此際 四物湯合大承氣湯主之어나 四物湯合桃核承氣湯主之라

**21-8. 産後風이 續之數十日不解하야 頭微痛 惡寒 時時有熱하고
心下悶 乾嘔에 汗出하면 雖久라도 陽旦證이 續在耳니
可與陽旦湯이라 (卽桂枝湯 方見下利中)**

解 : 頭微痛 惡寒 時時有熱에 桂枝湯主之하고
心下悶하나 未及心下痞에 可與陽旦湯하니 卽桂枝湯加黃芩이라
如其症者 不過水氣上衝之候나
然桂枝湯藥力이 未達於心下悶일세 故加黃芩이라
要略엔 桂枝湯을 以爲復其陽하나 仲景書條文엔 間或以爲亡其陽하니
竊謂桂枝湯方意는 與其亡其陽으론 寧復其陽이라

解 : 본래 조문은 '産後七八日 小腹堅痛 不大便 煩躁 日晡時發熱 脈實 而譫語 宜大承氣湯主之'이다. 소위 '無太陽證, 惡露不盡, 熱在裏, 結在膀胱'은 누군가 몰래 조문에 삽입하여 병증을 변론하려고 했지만 군더더기에 불과하다. 어떻게 아는가? 小腹堅痛한 것은 惡露가 완전히 배출되지 않아 방광 부위에 응결한 것이며, 不大便하고 煩躁發熱 脈微實 譫語를 근거로 太陽證이 없고 熱在裏를 추론할 수 있다. 이와 같은 조문은 같은 말을 계속 반복한 것이 아니면 무엇이며, 지리멸렬한 것이 아니면 무엇인가? 개인적으로 이 경우에 四物湯과 大承氣湯을 합하여 치료하거나 四物湯에 桃核承氣湯을 합하여 치료한다.

譯 : 부인이 산후에 風邪를 맞아서 수십일 동안 풀리지 않아 머리가 약간 아프며 오한하고, 때때로 열감이 있으며, 심하가 답답하여 乾嘔에 땀이 나면 비록 (병이) 오래되었더라도, 陽旦證이 지속되는 것이므로 양단탕(즉 桂枝湯)을 사용할 수 있다.

解 : 머리가 조금 아프고 惡寒하면서 수시로 열이 있는 경우에 桂枝湯으로 치료하고 心下부위가 답답하지만 아직 心下痞에 미치지 않는 경우에 陽旦湯을 줄 수 있으니 즉 桂枝湯에 黃芩을 加한 것이다. 이와 같은 증상은 水氣上衝의 반응이나 桂枝湯의 藥力이 心下悶에는 미치지 못하므로 黃芩을 加한 것이다. 要略에서는 桂枝湯을 復陽하는 약제로 인식한 반면에 仲景書 조문에서는 간혹 亡陽하는 약제로 언급하니 개인적인 생각으로 桂枝湯의 방의는 亡陽보다는 차라리 復陽이라는 것이 낫다.

21-9. 産後中風에 發熱하고 面正赤하며 喘而頭痛하면 竹葉湯主之라

解 : '中風 發熱 面正赤 喘而頭痛'者는 恰似鬱冒하니

其人無汗 而陽氣怫鬱者어든 麻黃湯汗之하고

下虛伏飮 而面戴陽症者어든 眞武湯溫之라

若夫此症者 其或非依違兩間乎아 不敢自信일세 願待高見호라

【竹葉湯方】 竹葉一把, 葛根三兩, 防風, 桔梗, 桂枝, 人參, 甘草各一兩

附子一枚, 大棗十五枚, 生薑五兩

頸項强 用大附子一枚, 嘔者 加半夏半升洗

21-10. 婦人乳에 中虛하야 煩亂嘔逆하면 安中益氣니 竹皮大丸主之라

解 : 吾聞之하니 "婦人乳者는 出産이니 卽難産也"[6]라 하니 參考之라

雖然 夫謀方意는 不以其中虛오 卽以其煩亂嘔逆也니

'中虛' '安中益氣'者는 是僭補文字니 删之可也라

此案이 設符於方藥이어도 知者不取어늘 何況亂眞乎아

---

6) 婦人乳 : 山田業廣『九折堂讀書記』 상한 금궤 천금 외대 중에서 고증하여 婦人乳는 出産으로 난산을 뜻한다고 한다. 대총경절의『金匱要略講話』에서 인용함

譯 : 산후에 풍사를 맞아서 열이 나고 얼굴이 붉고 숨이 차며 머리가 아프면 竹葉湯으로 치료한다.

解 : '中風 發熱 面正赤 喘而頭痛'은 울모와 흡사한 증상이니 그 사람이 땀을 흘리지 않아 양기가 울체되어 소통되지 않은 경우라면 麻黃湯으로 발한해야 하고, 하초가 虛하여 伏飮이 있어 얼굴에 붉은 기가 있는 경우라면 眞武湯으로 온법을 사용한다. 이 조문 같은 증상은 혹시 양쪽 사이에 걸쳐있는 것이 아닌가? 감히 자신할 수 없어 여러분의 의견을 기다린다.

譯 : 부인이 수유 중 中虛하여 심중이 요란하고 嘔逆하면 중초를 안정시키고 氣를 더해야 하니 竹皮大丸으로 치료한다.

解 : 듣기로는 "婦人乳는 出産으로 즉 難産을 뜻한다."고 하니 참고하기 바란다. 비록 그렇다고 하더라도 처방의 기준을 도모하는 것은 中虛 때문이 아니라 바로 煩亂嘔逆 때문이니 '中虛'와 '安中益氣'는 누군가 억지로 보강한 문자이므로 삭제하는 것이 옳다.

이 의안이 설령 처방의 약물에 적합하더라도 아는 사람은 취하지 않는데 하물며 사실을 어지럽히는 것에서랴?

'煩亂嘔逆'이 丁寧心中虛煩之候乎며

'竹皮大丸'이 果然安中益氣之劑乎아

此條煩亂이 未及於大黃, 黃連, 黃芩之症할세 故云云曰 中虛라

病毒未甚者를 謂之虛煩이오 已甚者를 謂之實煩이어늘

乃以中虛로 爲心氣不足, 脾胃虛弱者는 不知本意者也니라

竊謂 此際에 小柴胡湯加減之라

【竹皮大丸方】生竹茹二分, 石膏二分, 桂枝一分, 甘草七分, 白薇一分

有熱者倍白薇, 煩喘者加柏實一分.

21-11. 産後下利로 虛極하면 白頭翁加甘草阿膠湯主之라

解 : 條文未備어늘 奈何之徵으로 而知其爲虛劇乎아

條文之意 非他라 下利而脫津할세 故將至於虛劇이나

然協熱下利하야 便膿血者는 白頭翁主之니라

彼虛劇之僭補者는 非徒助長偏見이오 而亦負於方藥하니 未可足信者也라

設令産後下利로 其人虛極이라도 如其症者가 作焉이어든

一但方意는 不在補虛極이오 但在治熱利膿血이라

熱利解 而膿血止커든 隨症治之니 此外何補리오

'煩亂嘔逆'이 정말로 心中의 虛煩으로 인한 증후이며, '竹皮大丸'이 과연 安中하고 益氣하는 약제인가?

이 조문에서 말한 煩亂이 大黃, 黃連, 黃芩으로 치료되는 증상보다 미치지 못하기 때문에 中虛라고 말한 것이다. 病毒이 아직 심하지 않은 것을 虛煩이라 말하고 상대적으로 심한 것을 實煩이라고 말하는데 中虛를 心氣不足이나 脾胃虛弱으로 인식한 사람은 本意를 알지 못한 사람이다. 개인적으로 小柴胡湯에 가감하여 사용한다.

譯 : 산후에 下利로 虛損이 극심하면白頭翁加甘草阿膠湯으로 치료한다.

解 : 조문이 갖추어져 있지 않은데 어떤 근거로 虛劇하다는 것을 알 수 있는가?

조문의 뜻은 다른 것이 아니다. 下利로 탈진하여 장차 虛劇에 이른다는 것이나 協熱로 下利하면서 膿血이 있는 대변을 보는 경우에는 白頭翁으로 치료한다는 것이다. 저 虛劇이라고 참람하게 보충한 말은 한갓 편견을 조장할 뿐 아니라 또한 처방의 약제에도 맞지 않으니 믿을 만한 것이 못된다.

설령 출산한 후에 설사로 인하여 그 부인이 극도로 허약한 상태일지라도 이와 같은 증상이 보이면 일단 방의는 虛極을 보하는데 있지 않고 단지 熱利의 膿血를 치료하는데 있다. 熱利가 해소되어 膿血이 그치면 증상에 따라 치료하면 되니 이 밖에 무엇을 補하는가?

【白頭翁加甘草阿膠湯方】白頭翁, 甘草, 阿膠各二兩, 秦皮, 黃連, 柏皮各三兩

【附方】

『千金』【三物黃芩湯】治婦人在草蓐, 自發露得風,

四肢苦煩熱 頭痛者與小柴胡湯 頭不痛但煩者 此湯主之

黃芩一兩, 苦蔘二兩, 乾地黃四兩

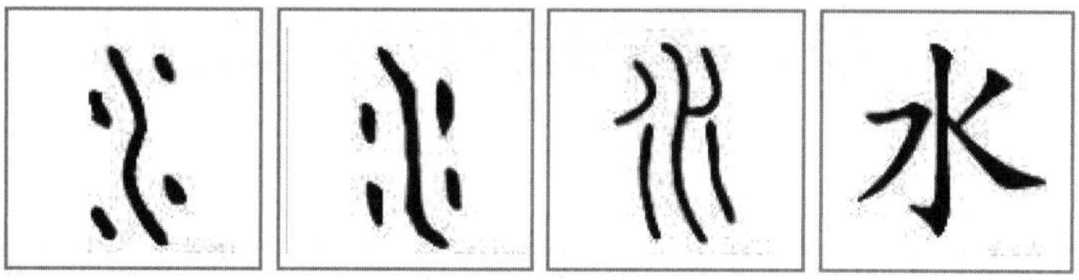

水字의 변화

22. 婦人雜病脈證幷治第二十二

22-1. 婦人中風 七八日에 續來寒熱호대 發作有時하고 經水適斷은 此爲熱入血室로 其血必結일세 故使如虐狀이 發作有時하니 小柴胡湯主之라 (方見嘔吐中)

解 : 此條者 與其太陽蓄血證[1)]과 陽明蓄血證[2)]之間에

雖有輕重하나 然同類之文也라

'熱入血室 熱在膀胱 熱在下焦'者는 是推論之理로 以此考之컨대

當急迫之際에 熱傷血分하야 而瘀血이 結聚於小腹者를 可知也라

但條文之爲顚倒, 重複일세 故多少支離하니 若整之乎인대

'婦人中風 七八日에 續來寒熱로 使如虐狀이 發作有時하며

經水適斷者에 知其熱入血室하야 其血必結일세 故小柴胡湯主之'라

---

1) 太陽蓄血證 : 1-太陽病不解 熱結膀胱 其人如狂 血自下 下者愈 其外不解者 尙未可攻 當先解其外 外解已 但小腹急結者 乃可攻之 宜桃核承氣湯 2-太陽病六七日 表證仍在 脈微而沈 反不結胸 其人發狂者 以熱在下焦 小腹當鞕滿 小便自利者 下血乃愈 所以然者 以太陽隨經 瘀熱在裏故也 抵當湯主之 (1-태양병이 풀어지지 않고 방광에 열이 맺히면 마치 미친 듯하고 하혈을 하는데 내려보내면 낫는다. 태양병이 아직 풀리지 않았으면 攻하기 전에 먼저 밖을 풀어야 한다. 다만 小腹急結에는 攻하여도 되는데 桃核承氣湯을 쓴다. 2-태양병을 6, 7일 앓았는데 表證이 여전히 존재하고 脈象이 微하면서 沈하나 도리어 結胸증상은 없고, 그 사람의 정신이 狂亂한 것은 열이 下焦에 있기 때문이니, 소복 부위가 硬滿할 것이다. 소변이 自利한 것은 하혈하면 낫는다. 그 이유는 太陽本經의 邪熱이 안으로 들어가 瘀結된 때문이니, 抵當湯으로 치료한다.)

2) 陽明蓄血證 : 陽明證 其人喜忘者 必有蓄血 所以然者 本有久瘀血 故令喜忘 屎雖鞕 大便反易 其色必黑者 宜抵當湯下之 (양명증에서 잘 잊어버리는 증상이 있으면 축혈증이다. 원래 오래된 어혈이 있어 잘 잊고 대변이 단단하면서 잘 나오고 색은 검은 경우에 抵當湯으로 내려보내야 한다.)

譯 : 부인이 풍사를 맞은 지 7-8일이 되어 계속 오한과 발열이 일정한 시간에 발작하며, 월경이 때마침 그친 것은 열이 血室에 들어갔기 때문에 그 혈이 반드시 맺혀서 瘧과 같이 일정한 시간에 발작하는 것이니 小柴胡湯으로 치료한다.

(처방은 嘔吐篇에 보인다.)

解 : 이 조문은 '태양축혈증'과 '양명축혈증' 간에 비록 경중의 차이는 있지만 같은 종류의 글이다.

'熱入血室 熱在膀胱 熱在下焦'는 추론적인 병리로 이것을 고려하면 급박한 상황에 熱性이 血分을 손상하여 어혈이 소복에 취결한 것을 알 수 있다.

조문이 전도되고 중복되어 다소 지리하니 정리해 보면 '婦人中風 七八日 續來寒熱 使如虐狀 發作有時 經水適斷을 근거로 熱이 血室에 침범하면 배출되어야 할 월경이 반드시 맺히게 된다는 것을 파악하여 小柴胡湯으로 치료한다.'이다.

續來寒熱者는 往來寒熱로 便是小柴胡湯의 必然之症이니 不必悉具라

'使如虐狀 發作有時'者는 往來寒熱之候也니

方意는 不在熱入血室이오 實在續來寒熱이라 何以知之오

夫小柴胡湯은 本不爲下血, 發汗, 嘔吐, 下屎, 利小便하야 而作호나

然服湯에 或下血結而解3)하고 或却發熱汗出而解4)하며

或得吐而解5)하고 或得屎而解6)하며 或利小便而解也라 何則고 非他라

小柴胡湯은 治半表半裏症일세 故胸脇間病毒이 或由三孔竅 而解라

22-2. 婦人 傷寒發熱에 經水適來하고 晝日明了하나

暮則譫語하야 如見鬼狀者는 此爲熱入血室이니

治之호대 無犯胃氣와 及上二焦하면 必自愈라

解 : '無犯胃氣 及上二焦 必自愈'는 所謂藥理之機轉이니

彼也에 使如虐狀 發作有時라 하고

此也에 譫語 如見鬼狀이라하나 然皆潮熱發作之候라

條文之意 非他라 '婦人 傷寒發熱 經水適來

晝日明了 暮則譫語 如見鬼狀者는 小柴胡湯 主之'라

---

3) 下血結而解 : 본조의 熱入血室 其血必結에 小柴胡湯을 투여하면 하혈하면서 병증이 해소된다.

4) 却發熱汗出而解 : 『仲景書讀法講解』 92조-復與柴胡湯 必蒸蒸而振 却發熱汗出而解

5) 得吐而解 : 조문의 예에서 보이지 않지만 임상에서 心煩喜嘔에 小柴胡湯을 투여하면 鎭嘔하지 않고 오히려 吐하면서 병증이 해소되는 경우가 있다.

6) 得屎而解 : 『仲景書讀法講解』 91조~~大便鞭 脈細者 可與小柴胡湯. 設不了了者 得屎而解

계속 寒熱이 일정한 시간에 발작하는 것은 寒熱이 반복적으로 왕래하는 것으로 바로 이것이 小柴胡湯의 필연적인 증상이므로 모든 증상을 구비하지 않아도 된다. '마치 虐狀같은 것이 수시로 발작하는' 것은 往來寒熱에 의한 증후로 처방의 기준은 熱入血室에 있지 않고 실로 續來寒熱에 있다. 어떻게 그 사실을 아는가? 小柴胡湯은 본래 下血이나 發汗이나 嘔吐나 下屎나 利小便을 위해서 조제된 것은 아니나 약을 복용하고 나면 혹 血結이 배출되면서 병증이 해소되고, 혹 돌연히 발열하면서 땀을 흘리고 해소되며, 혹 토하고 나서 해소되고, 혹 대변을 보고나서 해소되며, 혹 小便이 편해지면서 해소되기 때문이다. 왜냐하면 小柴胡湯은 半表半裏의 병증을 치료하므로 胸脇間의 병독이 간혹 세 공규(피부모공, 입, 항문)를 통해서 해소된 것이다.

譯 : 부인이 상한으로 열이 나는데, 마침 월경이 시작되어 낮에는 정신이 명료하지만 밤에는 귀신을 본 것처럼 헛소리를 하는 것은 열이 血室에 들어간 것이다. 치료할 때에 胃氣 및 상초, 중초를 범하지 않는다면 반드시 저절로 낫게 된다.

解 : '胃氣와 상초 중초를 범하지 않으면 반드시 낫는다.'는 소위 약리의 기전이니 앞 조문에서는 虐狀이 수시로 발작한다 하고, 이 조문에서는 譫語로 헛것을 보는 것 같다고 하는데 모두 潮熱이 발작하면서 나타나는 증후이다. 조문의 뜻은 다른 것이 아니다. '婦人 傷寒發熱 經水適來 晝日明了 暮則譫語 如見鬼狀者 小柴胡湯 主之'이다.

仲景書 小柴胡湯條文에 已辯之하니 概略曰

其熱入血室에 或身體發作하고 或精神昏懜하니

彼此互文이라도 非不可나 經水適來에 發之之症이

未劇於適斷之時라 何則고 非他라

熱入血室에 經水適來하면 則瘀熱이 從血而去矣일세라

萬若病勢甚하면 則轉屬陽明하야 而胃中乾하니 未然 小柴胡湯主之하야

解潮熱하고 而存津液이 此所謂無犯胃氣也라

22-3. 婦人中風에 發熱惡寒호대 經水適來라가 得之七八日에

熱除脈遲하고 身凉和하나 胸脇滿에 如結胸狀하고 譫語者는

此爲熱入血室也라 當刺期門하야 隨其實而取之[7]하라

解 : 熱除脈遲 身凉和者는經水適來에 瘀熱因去하니 病自愈之兆나

病根未去하야 而譫語일세 故不書胸脇苦滿하고 特書胸脇滿이라

此際 一但刺期門하고 不愈어든 小柴胡湯主之나

隨症治之者는 嘗聞之나 然隨其實而取之者는 未嘗聞之라

7) 期門穴에 자침하여 그 實한 것을 따라 취한다는 말은 후인이 침법을 조문에 적용한 것으로 중경의 치법이 아니지만 치료에 도움이 된다는 것은 취한다. 다만 肝이 血을 주관하므로 肝經의 募穴을 瀉하여 熱入血室을 치료한다는 견해는 확인할 수 없는 가설로 취하지 않는다.

仲景書 小柴胡湯 조문에서 이미 변론하였으므로 대략적으로 말하면 熱入血室에 혹 신체가 발작하는 증상이 반응하고 혹 정신이 혼몽한 것으로 반응하니 서로 조문을 바꾸어 보아도 잘못된 것은 아니나, 經水가 때맞추어 나오는 경우 나타나는 증상이 때맞추어 끊어진 경우보다 심하지 않다. 왜냐하면 다른 이유가 아니다. 熱入血室에 생리가 때맞추어 나오면 瘀熱이 血을 따라 배출하기 때문이다. 만약 病勢가 심하면 陽明으로 전속하여 胃中이 건조해지므로 미연에 小柴胡湯으로 치료하여 潮熱을 해소하고 津液을 보존하는 것이 바로 無犯胃氣이다.

譯 : 부인이 풍사를 맞아 발열 오한하는 중에 마침 월경이 시작되어 7-8일이 지나자 열이 사라지고 遲脈이 나타나고 열이 나던 몸이 좋아졌지만 흉협이 滿하여 마치 結胸이 된 것 같고 헛소리를 하는 것은 열이 혈실에 들어간 것이다. 마땅히 期門穴에 자침하여 그 實한 것을 따라 취한다.

解 : 熱이 사라지면서 遲脈이 나타나고 열이 나던 몸이 좋아진 것은 때맞추어 생리가 시작하여 瘀熱이 血을 따라 배출되어 병증이 나으려는 조짐이다. 그런데 病根이 아직 제거되지 않아 譫語가 여전하기 때문에 胸脇苦滿이라고 기술하지 않고 胸脇滿이라고 특별히 기술한 것이다.

이 경우에 일단 期門穴을 刺針해보고 그래도 낫지 않으면 小柴胡湯으로 치료하나 그 症을 따라 치료하라는 말은 일찍이 들었지만 그 實을 따라 취하라는 말은 일찍이 듣지 못했다.

萬若 隨其實而取之者 有之하면 則隨其虛而取之者도 亦有之어늘

吾之於虛實也에 難以辨之어늘 奈何取之아

期門이 雖云曰 足厥陰肝經의 募穴이라하나

刺期門者는 不爲瀉肝病之實이오 但爲解胸脇之滿이라

然或者 以此條之症으로 爲肝病之實하야

乃以刺期門으로 爲瀉肝病之實하니

是非徒沒解古法이오 而尤迷惑空理者也라

發熱惡寒하야 經水適來, 適斷에 知熱入血室者는 猶可也나

然肝熱入血室하면 則經水適來, 適斷者는 未可也라

22-4. 陽明病에 下血譫語者는 此爲熱入血室로 但頭汗出하면 當刺期門하고 隨其實而瀉之하야 濈然汗出者 即愈라

解 : 當經水而適斷과 當不經而下血者는 此爲熱入血室로

本是條文은 不過 '陽明病 下血譫語 但頭汗出'이라

頭汗出者는 餘處無汗하야 鬱熱不得泄越하고 而壓迫於上下일세

故下血譫語하면 當刺期門이어나 小柴胡湯 主之라

萬若 鬱熱이 不得越外하고 不得下血하며 不得大小便하야

而三孔不利하면 則其病症이 豈止譫語리오 必至發狂而幾死라

만약 그 實한 것을 따라 취하는 것이 있다면 그 虛를 따라 취하는 것도 있을 것이다. 그런데 우리들이 저 虛實에 대해 분별하기 어려운데 마침내 어떻게 취할 수 있겠는가?

期門이 足厥陰肝經의 募穴이라고 하지만 期門을 자침하는 것은 肝病의 實을 瀉하기 위해서가 아니라 胸脇의 滿을 해소하기 위해서이다. 그런데 혹자는 이 조문의 증상을 肝病의 實로 여겨 期門을 자침하는 것으로 肝病의 實을 瀉하기 위한 것이라고 하는데 이것은 고법을 이해하지 못한 것뿐 아니라 더욱이 억지 논리에 미혹된 사람이다. 發熱惡寒하면서 經水適來와 適斷을 근거로 熱入血室을 추정하는 것은 그래도 옳지만 肝熱이 血室에 들어가면 經水適來, 適斷하다는 것은 옳지 않다.

譯 : 양명병으로 하혈하며 섬어하는 것은 열이 혈실로 들어간 것으로 다만 머리에서 땀이 나면 마땅히 期門穴에 자침하여 그 實한 것을 따라서 瀉해야 한다. 濈濈하게 땀이 나면 낫는다.

解 : 생리 시점에 때맞추어 생리가 끊어진 경우와 생리 시점이 아닌데 下血하는 경우는 모두 熱入血室 때문이니 본래 조문은 '陽明病 下血譫語 但頭汗出'에 불과하다. 但頭汗出은 신체의 다른 곳에서 땀을 흘리지 않아 鬱熱이 외부로 발산하지 못하고 상하로 압박하기 때문이며 下血譫語가 보이면 期門혈을 자침하거나, 小柴胡湯으로 치료한다. 만약 鬱熱이 피부 밖으로 배출되지 못하고 하혈도 하지 않으며 대소변도 보지 못하여 이 三孔이 막힌다면 그 병증이 어찌 譫語로 그치겠는가! 반드시 發狂하면서 죽을 지경에 이르른다.

此際에 下血 頭汗出者는 其亦排泄이니 “窮則通”之理也라

濈然汗出 振振戰慄而解者는 鬱熱解消之時에 瞑眩反應이라

22-5. 婦人咽中에 如有炙臠하면 半夏厚朴湯主之라

解 : 炙臠은 咯之不出하고 嚥之不下니 梅核氣也라

自古曰 七情鬱氣하야 凝涎而生하니 本方主之라

但不書咽中如有留飮하고 特書炙臠者는 熱蒸之故也일세라

竊謂 此際에 本方, 二陳湯加石膏, 竹茹, 厚朴하고

甚則又加黃芩, 黃連, 大黃이어나 柴胡桂枝加龍骨牡蠣湯主之라

今所謂 ‘憂鬱症 逆流性食道炎’도 準此라

【半夏厚朴湯方】 半夏一升, 厚朴三兩, 茯苓四兩, 生薑五兩, 乾蘇葉二兩

22-6. 婦人臟躁[8)]로 喜悲傷欲哭하고 象如神靈所作하며 數欠伸하면 甘麥大棗湯主之라

8) 臟躁 : 『素問 · 痺論』 陰氣者 靜則神藏 躁則消亡 (음기가 고요하면 정신이 잠기고 조동하면 정신이 소진하게 된다.)

이런 상황에서 그나마 下血하고 頭汗出한 것 또한 배설의 일종으로 "窮하면 通한다."는 이치이다.갑자기 흠뻑 땀을 흘리고 몸을 떨면서 병증이 해소되는 것은 울열이 해소되는 시기에 나타나는 일종의 명현 반응이다.

譯 : 부인이 咽中에 구운 고기가 있는 듯한 것은 半夏厚朴湯으로 치료한다.

解 : 炙臠은 뱉으려 해도 뱉지 못하고 삼키려 해도 삼킬 수 없는 것이니 梅核氣이다. 예로부터 감정이 억눌려 가래 등이 응결하여 생긴 것으로 보고 本方으로 치료했다. 다만 咽中에 留飮이 있는 것 같다고 기술하지 않고 炙臠이라고 특별히 기술한 것은 熱에 담음이 훈증된 연유이다. 개인적인 생각에 本方이나二陳湯에 石膏, 竹茹, 厚朴을 加하여 치료하고 심하면 또 여기에 黃芩, 黃連, 大黃을 추가하거나 柴胡桂枝加龍骨牡蠣湯으로 치료한다. 오늘날 소위 '우울증'이나 '역류성 식도염'에도 이것을 따른다.

譯 : 부인이 藏躁證으로 기쁘거나 슬프거나 하여 울려고 하며 귀신이 들린 듯하여 자주 하품을 하면 甘麥大棗湯으로 치료한다.

解 : 臟은 或曰 心臟也[9]라 하고 或曰 子宮也[10]라 하니

然則臟躁는 病症乎아 病名乎아 否則 病因乎아

臟躁之爲病은 '喜悲傷欲哭 象如神靈所作 數欠伸'이니

以此考之컨대 臟躁者는 今所謂Hysterie症者也라

臟躁之症이 劇則劇하나 區區方藥으로 可以濟之하니

若非透得病源하면 莫能如此之立方也라

大凡方意는 恒因其病性하야 而變之어늘

此條는 但述病情之症하고 不述病毒之性하니 非必固執本方이라

情緖障礙라면 甘麥大棗湯 半夏厚朴湯 柴胡加龍骨牡蠣湯主之하고

瘀血症候라면 大柴胡湯 桃核承氣湯加四物主之라

【甘麥大棗湯方】 甘草三兩, 小麥一升, 大棗十枚

22-7. 婦人 吐涎沫호대 醫反下之하야 心下卽痞나

當先治其吐涎沫하니 小靑龍湯主之하고

涎沫止어든 乃治痞니 瀉心湯主之라

9) 臟은 心臟 : 『醫宗金鑑』 주해

10) 臟은 子宮 : 대총경절 해석-히스테리는 정신적 · 심리적 갈등으로 인해 발생하는 신경증을 의미한다. '히스테리'라는 명칭 또한 자궁을 뜻하는 고대 그리스어 히스테라(Hystera)에서 유래됐다. 의학의 아버지 히포크라테스는 히스테리를 자궁의 병이라고 불렀는데 혹 어혈의 증후라고 보아도 무방하다.

解 : 조문에서 말하는 臟은 혹자는 心臟이라 하고 혹자는 子宮이라고 하는데 그렇다면 臟躁는 병증인가? 병명인가? 아니면 병인인가?

臟躁라는 병증은 '기쁘거나 슬프거나 하여 울고자 하며 귀신이 들린 듯하여 자주 하품을 하는 것'이므로 이것으로 판단해 보면 臟躁는 오늘날 말하는 Hysterie 증상이다.

臟躁의 증상이 심하다면 심하지만 얼마 안 되는 약물로 치료하였으니 만약 병증의 근원을 투철하게 파악하지 못했다면 능히 이와 같은 처방을 할 수 없다.

대체로 처방의 기준은 항상 그 병독의 성향에 따라 변하는데 이 조문은 단지 병정에 해당하는 증상만 기술하고 병독에 해당하는 성질을 기술하지 않았으므로 반드시 本方만을 고집할 필요는 없다.

(개인적으로 이 경우) 정서상 문제라면 甘麥大棗湯, 半夏厚朴湯, 柴胡加龍骨牡蠣湯으로 치료하고, 어혈에 의한 증후라면 大柴胡湯이나 桃核承氣湯에 四物湯을 배합하여 치료한다.

譯 : 부인이 涎沫을 토하는데 의사가 도리어 하법을 써서 心下痞가 되었으나 마땅히 먼저 연말을 토하는 병을 치료하여야 하니 小青龍湯으로 치료한다.

연말이 멎으면 곧 痞를 치료할 수 있으니 瀉心湯으로 주치한다.

解 : 若夫此條者는 所謂 '病發於陰 而反下之 因作心下痞'之例也라

不善讀者는 先治其吐涎沫하고 後治其心下痞하니

非徒未免二分之嫌이오 而亦去本意가 遠矣라 條文之意 非他라

大凡吐涎沫하고 心下痞者는 以胃中有留飮, 寒水也라

此際에 小靑龍湯主之가 非不可나 然服湯已에 涎沫止하면

則痞亦當解어늘 猶痞[11]不解者는 以其藥性之太燥[12]일세

故心下痞, 胸痞者가 種種不解라

然則涎沫止에 乃痞者는 與其以痰飮으론 不若以熱氣니

條文所謂瀉心湯者는 大黃黃連瀉心湯也라

竊謂 吐涎沫 而心下痞에 小靑龍湯加石膏黃芩, 半夏瀉心湯主之나

或胸中痞塞 吐涎沫 而頭痛甚者는 吳茱萸湯主之라

22-8. 婦人之病은 因虛, 積冷, 結氣로 爲諸經水斷絶하야

至有歷年하면 血寒積結胞門하고 寒傷經絡이라

凝堅在上하면 嘔吐涎唾하고 久成肺癰하야 形體損分이라

在中盤結하면 繞臍寒疝하고 或兩脇疼痛하야 與臟相連하고

或結熱中하야 痛在關元하며 脈數無瘡하고 肌若魚鱗하며

時着男子오 非止女身이라

11) 痞 : 心下痞, 胸痞 또는 번조증이 보인다.

12) 藥性之太燥 : 小靑龍湯의 麻黃 桂枝 半夏 細辛의 약성이 경우에 따라 지나치게 조습작용이 강하여 번조증을 일으킨다.

解 : 이와 같은 조문은 '음병인데 의사가 도리어 下하여 心下痞가 나타난' 예이다.

조문을 잘 이해하지 못한 사람은 먼저 吐涎沫을 치료하고 나서 다시 心下痞를 치료할 수 있는데 이것은 이분론적인 혐의를 면하지 못할 뿐 아니라 본의와도 멀다. 조문의 뜻은 다른 것이 아니다.

대체로 가래나 침을 뱉고 心下에 痞가 있는 것은 胃中에 留飮이 있거나 寒水 때문이다. 이 경우에 小青龍湯으로 치료해도 잘못은 아니나 약을 복용하고 나서 가래와 침이 그치면 痞 또한 당연히 해소되어야 하는데 오히려 해소되지 않은 것은 藥性이 너무 燥熱하여 心下痞나 胸痞가 종종 치료되지 않은 것이다.

그러므로 涎沫이 그쳤는데도 痞가 있는 것은 痰飮 때문이기보다는 熱氣 때문이니 조문에서 말하는 瀉心湯은 大黄黄連瀉心湯이다.

개인적으로 吐涎沫하고 心下痞가 있는 경우에는 小青龍湯에 石膏, 黄芩을 加하거나 半夏瀉心湯으로 치료하나 胸中痞塞하고 吐涎沫하며 頭痛이 심한 경우에는 吳茱萸湯으로 치료한다.

譯 : 대체로 부인병은 虛, 積冷, 結氣로 인하여 월경이 끊어진 것을 오랫동안 방치하면 血寒이 胞門에 쌓이게 되어 寒이 경락을 손상시키게 된다.

凝堅이 상초에 있으면 涎唾 구토하고, 오래되면 폐옹이 되어 형체가 손상된다.

중초에 응결하면 배꼽 주위에 寒疝이 생기고, 혹은 양쪽 옆구리의 동통이 臟까지 미치며, 혹은 열이 맺혀서 관원 부위가 아프고, 맥은 數하나 瘡은 없고, 肌膚가 물고기 비늘과 같은데 남자에게도 간혹 있고 부인병에 국한된 것은 아니다.

在下未多하야 **經候不勻**하고 **令陰掣痛**하며 **小腹惡寒**하고

或引腰脊하며 **下根氣街**하야 **氣衝急痛**하고 **膝脛疼煩**하며 **奄忽眩冒**하야

狀如厥癲이라 **或有憂慘 悲傷多嗔**하니 **此皆帶下**오 **非有鬼神**이라

久則羸瘦하고 **脈虛多寒**이라 **三十六病**이 **千變萬端**이나 **審脈陰陽,**

虛實, 緊弦하야 **行其針藥**하면 **治危得安**이라

其雖同病이나 **脈各異源**하니 **子當辨記**하야 **勿謂不然**하라

解 : 此條는 爲婦人雜病提綱[13)]이라하나 徐而察之하면

殆病症病名之類와 病因病理之說이 橫說竪說하야 實則雜文이니

概知其大節하면 則其於小節也에 同異與否라도 何有리오

夫婦人病症이 多變於男子者는 以其有月經也일세니

其月經致病之根源[14)]은 或因其外感, 七情, 內傷으로

而月經困難하야 瘀血潛在焉이라

其所謂虛症者도 以其瘀血也며 實症者도 亦以其瘀血也니

然則 瘀血不逐하고 而乃能治其婦人之病者가 無之라

須據四物湯[15)]하야 而或加解氣劑하고 或加驅瘀血劑하며

或加利水劑하며 或加逐痰飮劑하며 或加下燥屎劑하며

或加淸火劑하며 或加溫熱劑하면 可以除之니 不必强記萬方이라

古醫之法은 與其繁으론 寧簡이라

---

13) 婦人雜病提綱 :『醫宗金鑑』 주해

14) 月經致病之根源~ :『醫宗金鑑』 주해

15) 四物湯 : 후세에는 보혈제로 통용되었지만 확인되지 않는다. 오히려 潤滑한 驅瘀血劑에 가깝다고 생각한다.

하초에 있는 것은 많지는 않으나 월경이 고르지 못하고 陰部가 당기는 듯 아프며 아랫배가 차고, 혹 허리가 당기고, 아래로는 氣街까지 미치어 氣衝부위가 갑자기 아프고 무릎과 정강이가 疼煩하며, 厥이나 癲과 같이 갑자기 어지럽거나 쓰러진다. 혹은 근심걱정으로 심하게 슬퍼하여 몸을 상하거나 자주 화를 내는데 이는 모두 帶下와 관련된 병이지 귀신이 있는 것은 아니다. 이러한 상태가 오래되면 몸이 수척하게 되고 맥이 虛해져 寒證이 많아진다. 부인의 36가지 병이 변화가 다양하나 맥의 음양과 허실, 緊弦 등을 살펴서 鍼藥을 사용한다면 위험한 병을 치료하여 안정을 얻을 수 있다. 비록 같은 병이라도 맥의 근원이 각기 다르므로 마땅히 변별하여 기억하고 그렇지 않다고 말해서는 안 된다.

解 : 이 조문은 婦人 잡병들의 제강이라고 하는데 천천히 살펴보면 거의 병증과 병명의 종류와 병인과 병리에 관한 가설들이 횡설수설한 것으로 사실은 雜文이니 대의를 대략 안다면 부분적인 내용에 대해 자신의 생각과 같거나 다르며 찬성이나 부정해도 무슨 문제가 있겠는가? 대체로 부인의 병증이 남자보다 많은 변증이 있는 것은 月經 때문인데 月經의 병증을 일으키는 근원은 혹 外感이나 七情과 內傷등으로 月經을 어렵게 하여 瘀血이 잠재한다는 것이다. 소위 虛症도 어혈 때문이며 實症도 또한 어혈 때문이니 어혈을 驅逐하지 않고 능히 부인의 병증을 치료하는 경우는 없다. 반드시 四物湯을 기본방으로 삼아 상황에 따라 혹 解氣劑를 加하며, 혹 驅瘀血劑를 加하며, 혹 利水劑를 加하며, 혹 逐痰飮劑를 加하며, 혹 下燥屎劑를 加하며, 혹 清火劑를 加하며, 혹 溫熱劑를 加하면 얼마든지 치료할 수 있으니 수많은 처방을 반드시 기억할 필요가 없다. 古醫들의 법은 번잡하기보다는 차라리 간략하다.

22-9. 問曰 婦人年五十所에 病下利가 數十日不止라가 暮卽發熱하고 小腹裏急하며 腹滿하고 手掌煩熱하며 唇口乾燥는 何也오 師曰 此病屬帶下라 何以故오 曾經半產하야 瘀血在小腹不去라 何以知之오 其證이 唇口干燥일세 故知之라 當以溫經湯主之라

解 : 病下利之利字는 當是血字[16]라 하니 此言有理라

病下血 數十日不止하면 則當小腹未急하고 腹不滿이어늘

猶小腹急滿者는 瘀血이 蓄積胞中故也라

暮卽發熱 手掌煩熱 唇口乾燥者는 非必爲下血瘀血之候오

而亦爲痰飮痞塞[17]之故니 何以知之오 以其方藥之性이라

但只瘀血이 蓄積胞中[18]하면 則驅瘀血劑로 可以濟之어늘

何必加之吳茱萸, 人參, 桂枝, 生薑, 甘草, 半夏乎아

於是 金鑑 註曰 "曾經半產~ 風寒客於胞中하야

爲帶下 爲崩中 爲經水愆期 爲胞寒不孕이어든 均用溫經湯主之"라 하고

又借內經曰 "血氣虛者는 喜溫而惡寒하니

寒則凝澁不流하니 溫則消而去之할세 此湯名溫經~"이라 하니

若是之解者는 但囿於溫經之名하야 不察於病毒之實者也니라

---

16) 當是血字 : 『醫宗金鑑』 주해

17) 痰飮痞塞 : 吳茱萸 人參 桂枝 生薑 甘草 半夏를 쓴다.

18) 瘀血蓄積 : 當歸 芎藭 芍藥 牡丹皮를 쓴다.

譯 : 問曰 50세 정도 된 부인이 하리가 수십일 동안 멎지 않는데, 저녁이 되어 발열하며 아랫배의 안쪽이 당기면서 복만하고 손바닥에 煩熱이 나고 입술 주위가 건조한 것은 어떤 까닭인가?

師曰 이것은 帶下에 의한 것이다. 예전에 유산한 적이 있어서 아랫배에 있는 어혈이 아직 제거되지 않았기 때문이다. 어찌 그것을 알 수 있는가? 이는 입술 주위가 건조한 것을 보고 알 수 있다. 마땅히 溫經湯으로 치료한다.

解 : 病下利의 利字는 당연히 血字라고 하는데 이 말에 설득력이 있다. 下血하는 병증이 수십일 동안 멈추지 않으면 당연히 小腹이 당기지 않고 腹이 不滿해야 하는데 오히려 아랫배가 急滿한 것은 瘀血이 자궁에 축적됐기 때문이다. 저녁이 되어 發熱하며 손바닥에 煩熱이 나고 입술 주위가 건조한 것은 반드시 下血이나 瘀血의 증후만이 아니라 痰飮이 흉부에 막혀있는 연유이기도 하니 어떻게 아는가? 그 처방의 약물의 특성 때문이다. 단지 瘀血이 자궁부위에 축적돼 있다면 驅瘀血劑로 얼마든지 치료할 수 있는데 하필 吳茱萸, 人參, 桂枝, 生薑, 甘草, 半夏를 추가했는가? 금감 주해에서 "일찍이 유산을 경험하고~ 찬바람에 노출되어 자궁으로 침입하여 帶下가 생기거나 하혈하는 중에 생리가 늦어지고 자궁이 寒氣로 임신이 잘 되지 않는 경우에 한가지로 溫經湯으로 치료한다."고 하였고, 또 內經을 차용하여 "血氣가 虛한 경우 따듯한 것을 좋아하고 차가운 것을 싫어하는데 寒하면 혈액이 응결되어 흐르지 못하니 溫하면 응결된 것을 몰아내므로 이 처방의 명칭이 溫經~"이라고 주장하니 이와 같은 해석은 대체로 溫經의 이름에 얽매여 병독의 실체를 살피지 않은 것이다.

本方之名이 雖憑藉溫經이나 然本方之力은 驅瘀血祛痰飮하니

夫溫經之意는 只在其中[19]이라

此際 着手處는 驅瘀血祛痰飮也오 效驗處는 溫經也라

竊謂 此婦人이 素有寒水痞塞胸中하고 瘀血潛在小腹이라가

偶然히 當風寒客形에 素有病毒이 因益發動하야 而病症蜂出이라

條文에 '心下痞塞 吐涎沫 嘔吐 頭痛'이 雖不見이나 多少在焉이라

若不然則 瘀血在小腹에 宜桃核承氣湯主之어나

下血에 芎歸膠艾湯主之어늘 何必主之溫經湯乎아

此條下血者는 曾經半産 按之小腹裏急 腹滿하야

方意가 不專爲止血할세 故本方에 有牡丹皮이라

古醫之於血病에 虛實無問 新舊不考하고 而驅瘀血者는 非他라

不驅逐瘀血宿血하고 而乃止血生血者가 未之有也일세

故溫經湯方의 當歸 芎藭 芍藥은 不以其補血이오 卽以驅瘀血也라

但後醫는 以四物湯으로 爲補血劑라하야

乃曰 生血하면 則瘀血이 自驅逐이라 하니 此一法 彼一法이나

是非古醫之法也라 雖當今이라도 其爲補血劑를 難以立證이라

19) 只在其中 : 瘀血이 구축되고 痰飮이 제거되면 溫經을 바라지 않아도 經은 자연히 溫하게 된다.

본방의 명칭이 비록 溫經이라는 이름을 도용했지만 본방의 약력은 瘀血을 구축하고 痰飮을 제거하니 溫經이라는 뜻은 단지 이 가운데 있는 것이다.
이 경우 착수처는 瘀血을 구축하고 痰飮을 제거하는데 있고 효험처(착수에 의한 결과)가 溫經이다.

개인적인 생각에 이 부인은 본래 寒水가 흉중에 막혀있고 瘀血이 하복부에 잠재해 있다가 우연히 風寒에 노출되면서 본래 가지고 있던 병독이 이로 인하여 더욱 발동되어 병증들이 동시 다발적으로 나타난 것으로 본다. 조문에 '心下痞塞 吐涎沫 嘔吐 頭痛'의 증상이 비록 보이지 않지만 어느 정도 잠재해 있다. 만약 그렇지 않다면 瘀血이 하복부에 있는 경우에는 마땅히 桃核承氣湯으로 치료하거나 下血하는 경우에는 芎歸膠艾湯으로 치료하는데 하필 溫經湯으로 치료했겠는가? 이 조문의 下血은 일찍이 유산을 경험한 사람으로 눌러보면 아랫배의 안쪽이 당기고 복만한 것으로 처방의 의도는 전적으로 止血을 위한 것이 아니므로 本方에 牡丹皮가 있는 것이다.

古醫들이 血病에 대해서 虛實을 문제 삼지 않으며 新舊를 고려하지 않고 瘀血을 구축한 것은 다른 이유가 아니다. 瘀血이나 宿血을 구축하지 않고 止血하고 生血하는 경우가 있지 않기 때문에 溫經湯 처방의 當歸 芎藭 芍藥은 補血 때문이 아니라 바로 瘀血을 구축하기 위해서이다. 다만 後醫들은 四物湯을 補血劑라고 규정하여 말하기를 生血하면 瘀血이 저절로 해소된다고 하는데 이것도 하나의 방법이며 저것도 하나의 방법이지만 보혈제라는 개념은 古醫의 법이 아니다.
비록 오늘 같은 시대라도 사물탕이 補血劑라는 것을 입증하기 어렵다.

【溫經湯方】吳茱萸二兩, 當歸二兩, 芎藭二兩, 芍藥二兩, 人參二兩, 桂枝二兩, 阿膠二兩, 生薑二兩, 牡丹皮二兩, 甘草二兩, 半夏半升, 麥門冬一升

22-10. 帶下로 經水不利하야 小腹滿痛하고 經一月再見者는 土瓜根散主之라

解 : 如其病症에 土瓜根散主之하니 必有憑據나 其徵不足일세
故不敢容喙於其間이라 此際에 四物湯加驅瘀血劑主之라
金鑑 按 "再字는 當是不字니 傳寫之誤"라 하니 吾亦從之라

【土瓜根散方】土瓜根, 芍藥, 桂枝, 蟅蟲各三兩

**22-11. 寸口脈이 弦而大하면 弦則爲減이오 大則爲芤며
減則爲寒하고 芤則爲虛라 寒虛相搏을 此名曰革이니
婦人則半産漏下하니 旋覆花湯主之라**

解 : '爲減 爲芤 爲寒 爲虛 曰革'者는 私案이니 未可足信者也라
所謂半産은 流産也오 漏下는 子宮出血也라
此條는 初出於6-12條하고 再出於16-8條하며 三出於此일세
故不復論解호라 自古此方을 不善用이라하니 參考之하라

譯 : 대하병으로 월경이 不利하여 아랫배가 滿하고 아프며, 한 달에 월경을 두 번 하는 것은 土瓜根散으로 치료한다.

解 : 이와 같은 병증에 土瓜根散으로 치료한 것에는 반드시 어떤 근거가 있겠지만 그 증거가 부족하여 감히 이렇다 저렇다 말할 수 없다. 이 경우에 四物湯에 驅瘀血劑를 추가하여 치료한다.

의종금감 按에 "再字는 마땅히 不字가 옳으니 글자를 베끼는 중에 잘못한 것이다."고 하니 이 말을 따른다.

譯 : 촌구맥이 弦하면서 大하면 弦은 減한 것이며, 大는 속이 빈 것이니, 감하면 寒이며, 속이 빈 것은 虛한 것이다.

寒과 虛가 서로 부딪히는 것을 革이라고 하니 여성의 경우는 유산하거나 자궁출혈이 발생하는데 旋覆花湯으로 치료한다.

解 : '減이 되고, 芤가 되며, 寒이 되고, 虛가 된다거나 革이라고 말하는 것'은 개인적인 의견이므로 믿을 만한 것이 못 된다.

소위 半産은 유산을 말하며漏下는 子宮出血이다.

이 조문은 6-12條에서 처음 보이고 16-8條에서 다시 보이며 여기에서 세 번 거론하므로 다시 논해하지 않는다. 예로부터 이 처방을 잘 사용하지 않는다고 하니 참고하기 바란다.

竊謂 胸膈痞滿하야 咳喘하고 而半産漏下에 旋覆花湯主之하고
不愈어든 桂枝茯苓丸加旋覆花主之라

22-12. 婦人陷經하야 漏下黑不解하면 膠薑湯主之라

(臣億等校諸本 無膠薑湯方 想是前妊娠中膠艾湯)

解 : 或曰 "此條文意 必有缺誤 不知其意"라 하고
或[20]曰 "陷經者는 經血下陷이니 卽今之漏下로 崩中病也"라 하니
據芎歸膠艾湯 而考之하면 則可以爲崩漏라

22-13. 婦人 小腹滿 如敦狀하야 小便微難호대 而不渴이 生後者는 此爲水與血이 俱結在血室也니 大黃甘遂湯主之라

解 : 婦人 小腹滿 如敦狀 小便微難 而不渴者는 病症也오
水與血 俱結在血室者는 推論之案이니 病因也라
不書小腹滿하고 特書小腹滿如敦狀者는 使其後人으로 要着眼於此也니
其所以小腹滿者는 非必以瘀血이오 而以小便微難也라 何以知知오

---

20) 『醫宗金鑑』 주해-陷經은 오늘날 漏下崩中病也라 하고 大塚經節은 그 의미를 알 수 없다는 견해이다.

개인적인 생각에 胸膈痞滿하여 咳喘하고 半産漏下인 경우에 旋覆花湯으로 치료해 보고 낫지 않으면 桂枝茯苓丸加旋覆花로 치료한다.

譯 : 부인이 陷經하여 漏下하는데 검은색이 풀리지 않으면 膠薑湯으로 치료한다.
(臣 임억등이 여러 판본을 교열하였지만 膠薑湯方이 없었습니다. 앞의 임신중에 사용하는 芎歸膠艾湯으로 사려됩니다.)

解 : 혹자는 "이 조문의 뜻에 반드시 빠진 것과 오류가 있어 그 의미를 알 수 없다."라고 하고 혹자는 "陷經은 생리가 아래로 빠진 것이니 즉 오늘날 漏下를 말하며 출혈병이다."라고 말하니 芎歸膠艾湯을 근거하여 고려하면 崩漏(下血, 出血)의 경향으로 생각할 수 있다.

譯 : 부인이 小腹滿하여 쟁반처럼 솟아있는데 소변이 약간 難하나 渴하지 않는 것이 출산 후에 생긴 것은 水와 血이 함께 혈실에 응결한 것이니 大黃甘遂湯으로 치료한다.

解 : 부인이 小腹이 가득 차 쟁반처럼 솟아있는데 小便이 약간 難하나 渴하지 않는 것이 병증이라면 水와 血이 함께 血室에 응결했다는 것은 추론적인 의안이니 병인이다. 小腹滿이라고 기술하지 않고 小腹滿如敦狀이라고 특별히 기술한 것은 후인들에게 이 점을 부각시키려 한 것이니 그 小腹이 滿한 이유는 반드시 어혈 때문만이 아니라 小便이 다소 곤란하기 때문이다. 어떻게 아는가?

夫瘀血은 多歸於小腹일세 故必書 '小腹滿 小腹苦滿 小腹急結'이어늘

反面 水飮所作엔 或書 '大如盤 邊如旋'[21)]하니 以此知之라

當利水之時에 不主之茯苓, 澤瀉, 猪苓, 白朮하고

猶主之大黃, 甘遂者는 其水血之結이 甚固也라

是經驗之得이니 古醫 述症之際에 一有形容於其病症하면

則皆有以也니 草草看過하면 未可也夫인저

【大黃甘遂湯方】 大黃四兩, 甘遂二兩, 阿膠二兩

22-14. 婦人 經水不利下하면 抵當湯主之 (亦治男子 膀胱滿急 有瘀血者)

解 : 經水不利下하면 一但驅瘀血劑主之나

抵當湯藥力은 甚於桃核承氣湯類하고

桃核承氣湯藥力은 甚於當歸芍藥散類하니

觀其方하고 而察其症하면 則其瘀血蓄固之甚者를 可知也라

古醫 無數經驗하고 乃知某藥이 可達某病處하고

某藥이 或未達某病毒이라 以此考之컨대 症之與方을 對照而考之하면

則概知其病位病性病毒과 與藥力藥性藥毒也라

後人이 熟知病勢之始終者는 非他라 未然豫防하야 不至於劇症이라

21) 14편 31, 32조문을 참고하면 敦狀 盤狀은 쟁반이라는 유사한 표현으로 이 표기를 한 것은 水飮을 나타낼 때 사용한 용어로 보인다.

瘀血은 대부분 小腹으로 몰리기 때문에 반드시 '小腹滿 小腹苦滿 小腹急結'이라고 표기하는 반면 수음에 의한 병증에는 '大如盤 邊如旋'이라고 표기하는 경향이 있으니 小腹滿如敦狀으로 알 수 있다.

利水해야 하는 상황에 처하여 茯苓, 澤瀉, 猪苓, 白朮로 치료하지 않고 오히려 大黃, 甘遂를 위주로 한 것은 水血의 응결이 심하게 견고한 이유이다.

이것은 경험을 통해서 얻은 것으로 古醫가 병증을 기술하는 중에 조금이라도 그 병증을 형용하면 대개 이유(병증이 급박함)가 있으니 대충대충 보아서는 안 된다.

譯 : 부인이 經水가 不利하여 내려오지 않는 경우에 抵當湯으로 치료한다.

(또한 남자의 방광에 어혈이 있어, 방광이 차오르고 당기는 것을 치료한다.)

解 : 부인이 經水가 不利하여 내려오지 않는 경우에 일단 구어혈제를 주지만 抵當湯의 약력이 桃核承氣湯類보다 심하고, 桃核承氣湯의 약력은 當歸芍藥散類보다 심하니 그 처방을 보고 그 증상을 살펴보면 瘀血의 蓄固가 얼마나 심한지 알 수 있다.

古醫들이 많은 경험을 하고나서 어떤 약물은 어떤 병처에 미치고. 어떤 약물은 혹 어떤 병독에 미치지 못하는 것을 알게 되었다. 이것으로 판단해 증상과 처방을 대조해 보면 그 病位, 病性, 病毒과 藥力, 藥性, 藥毒을 대략적으로 알 수 있다.

후인들이 病勢의 시작과 끝을 알아야 하는 이유는 다른 것이 아니다. 미연에 예방하여 심한 상태에 이르지 않게 하는 것이다.

【抵當湯方】 水蛭三十個, 虻蟲三十枚, 桃仁二十個, 大黃三兩

22-15. 婦人 經水閉不利하고 臟堅癖不止하며 中有乾血하야 下白物하면 礬石丸主之라

解 : 臟은 卽子宮也오 止字는 當作散이라 하니 此言是之라

經水閉不利者에 知其瘀血宿血也니

然則臟堅癖不散者는 以其子宮有乾血也라

按之臟堅癖不散은 可驗之症也나 中有乾血은 推論之理也라

所謂乾血者는 血分이 潮熱所蒸하야 而凝縮彌固者也니

帶下之中에 血痕不見하면 礬石丸納之라

竊謂 此際에 不主之抵當湯하고 猶納之礬石丸者는 必有以也나

經驗不足하야 暫取註解而代之하니 "礬石 燥濕水 杏仁 潤乾血也"[22]이라호라

【礬石丸方】 礬石三分, 杏仁一分

22-16. 婦人 六十二種風과 及腹中血氣刺痛엔 紅藍花酒主之라

22) 尤怡의 註解

譯 : 부인이 경수가 막혀서 잘 통하지 않고, 자장(子臟-子宮)이 단단해져 癖이 풀리지 않으며, 속에 乾血이 있어 白帶下가 나오는 것은 礬石丸으로 치료한다.

解 : 臟은 즉 자궁이며 止字는 당연히 散字로 해야 한다고 하는데 이 말이 옳다.
생리가 막혀서 잘 통하지 않은 것으로 瘀血宿血이 된 것을 알 수 있다.
그러므로 子宮이 단단해져 癖이 풀리지 않은 것은 자궁에 乾血이 있기 때문이다.
안진하여 子宮이 단단해져 癖이 풀리지 않은 것을 안 것은 경험적인 증상이지만 자궁에 乾血이 있다는 것은 추론적인 의안이다.
소위 乾血은 血分이 조열에 훈증되어 응축된 것이 더욱 심하게 견고해진 것으로 帶下에 혈흔이 보이지 않는 경우에 礬石丸을 자궁 안으로 넣는다.
개인적인 생각에 抵當湯으로 치료하지 않고 오히려 礬石丸을 자궁 안에 넣는 것은 반드시 이유가 있으나 경험이 부족하여 잠시 주해가들의 견해를 취해 대신하니 "礬石은 濕水를 말리고 杏仁은 乾血을 윤활하게 한다."고 한다.

譯 : 부인의 62종 風病과 腹中 血氣의 순환장애로 인하여 복중이 찌르듯이 아픈 것은 紅藍花酒로 치료한다.

解 : 血氣刺痛者는 血結氣塞하야 腹中刺痛也라

其徵不足하야 不敢自信이나或不以瘀血之故乎아

彼六十二種風과 三十六病의 千變萬端을 雖不知라도

終歸於氣血水變調하니 但只察其病毒性向 而治之라

【紅藍花酒方】(疑非仲景方)紅藍花一兩

22-17. 婦人 腹中諸疾痛엔 當歸芍藥散主之라

解 : "旣曰 諸疾痛하면 則寒, 熱, 虛, 實, 氣, 食等

邪皆令腹痛이어늘 豈能以此一方으로 槪治諸疾痛耶"[23)]리오하니

此言有理일세 吾亦從之라 重出하니 不復釋호라

22-18. 婦人 腹中痛엔 小建中湯主之라

解 : 重出 不復釋이나 婦人 裏急腹痛엔 一但小建中湯主之라

23)『醫宗金鑑』註解

解 : 血氣刺痛은 血이 뭉치고 氣가 막혀 복중이 찌르듯이 아픈 것이다.
그러나 증거가 부족하여 감히 자신할 수 없지만 혹시 瘀血 때문이 아닌가?
저 六十二種風과 三十六病의 천가지 만가지 변화의 단서들을 알지 못한다 하더라도 최종적으로 인체에 氣血水의 변조를 발생하게 하므로 단지 그 병독의 성향을 살펴서 치료하면 된다.

譯 : 부인 腹中의 제반 질환과 통증은 當歸芍藥散으로 치료한다.

解 : "이미 모든 질병에 의한 통증이라고 말하면 寒, 熱, 虛, 實, 氣, 食 등의 병사가 모두 腹痛을 일으키는데 어찌 이 하나의 처방으로 모든 질병의 통증을 치료할 수 있는가?"라고 하니 이 말에 설득력이 있어 따른다.
20-5조에서 보이니 다시 해석하지 않는다.

譯 : 부인의 복통에는 少建中湯으로 치료한다.

解 : 앞에서 나왔기 때문에 다시 해석하지 않으나 부인의 裏急한 복통에는 일단 少建中湯으로 치료한다.

22-19. 問曰 婦人病 飮食如故나 煩熱不得臥하고 而反倚息者는 何也오 師曰 此名轉胞[24]니 不得溺也라 以胞系乖戾일세 故致此病이라 但利小便則愈니 宜腎氣丸主之라

解 : 轉胞는 胞系乖戾也니 雖未可知其因이나
然轉胞 故不得溺乎아 否則 不得溺일세 故轉胞乎아
煩熱不得臥 而倚息者는 其因不數어늘 奈何以知其爲轉胞乎아
飮食如故者에 知其病不在中이오 而在下일세 故腎氣丸主之하니
然則 方意는 不在轉胞오 但在小便不利者를 可知也라
臍下急痛 煩熱不得臥하고 而反倚息者는 不得溺之候也어늘
金元以後로 六味丸, 八味丸을 以爲左腎水, 右腎陽之補藥하니 怪哉라

22-20. 蛇床子散方은 溫陰中坐藥이라

解 : 陰寒은 前陰寒也니 當今 自少至老히 形寒飮冷를 不畏不節하야
因爾前陰寒하야 不經而痛 濕疹而癢者가 不少라
當畏形寒節飮冷하고 蛇床子, 艾葉으로 燻蒸而溫中이오도
桂枝加附子吳茱萸湯主之라

---

24) 轉胞 : 臍下急痛으로 小便不通의 증상이 나타난다. 胞는 脬와 통하니 膀胱을 말한다.

譯 : 問曰 부인이 병이 있어 음식은 예전과 같이 먹으나 煩熱로 잘 눕지 못하고
반대로 기대어 숨 쉬는 것은 왜 그런 것인가?

師曰 이는 轉脬證이라 하는데, 소변을 보지 못하여 胞系가 비뚤어지면서 이런
병에 이르게 된 것이다. 단지 소변을 통하게 하면 나으니 腎氣丸으로 치료한다.

解 : 轉胞는 胞系(방광)가 비뚤어진 것이라고 하니 비록 그 원인을 알 수 없으나 轉胞 때문에
소변을 보지 못하는 것인가? 아니면 소변을 보지 못하여 轉胞된 것인가?
煩熱不得臥 而倚息한 원인은 다양한데 어떻게 轉胞 때문이라는 것을 알았는가?
음식을 예전과 같이 먹는 것으로 병이 中焦에 있지 않고 下焦에 있는 것을 알아서 腎氣丸으로
치료한 것이니 方意는 轉胞에 있지 않고 단지 小便不利에 있다는 것을 알 수 있다.
배꼽 아래가 急痛하고 煩熱로 눕지 못하고 기대어 숨쉬는 것은 소변불리의 증후인데
金元시대 이후로 六味丸과 八味丸을 左腎水가 부족한 경우에 水氣를 보강하고,
右腎陽이 부족한 경우에 回陽하는 보약으로 인식하고 있으니 괴이한 일이다.

譯 : 蛇床子散의 方은 陰中울 따뜻하게 하는 坐藥이다.

解 : 陰寒은 前陰이 寒한 것이다. 현대에는 어려서부터 늙을 때까지 몸을 차갑게 하는
것을 두려워하지 않고 냉 음료를 마시는 것을 절제하지 않아 하복부의 온도가
떨어지면서 생리불순으로 통증이 있거나 음부에 습진이 생겨 가려운 경우가 적지 않다.
당연히 냉방에 노출하는 것을 두려워하고 냉 음료수 마시는 것을 절제하고 蛇床子나
艾葉으로 훈증하여 음부를 따뜻하게 해주면서 桂枝加附子吳茱萸湯으로 치료한다.

【蛇床子散方】 蛇床子仁

22-21. 少陰脈이 滑而數者는 陰中卽生瘡일세니 陰中蝕瘡爛者는 狼牙湯洗之라

解 : 陰中生瘡은 問診視診하면 雖庸醫도 可見而知之어늘
何必可見之症을 不取하고 難驗之脈을 取乎아
其不可者 非他라 陰中蝕瘡爛者는 多有脈滑而數이나
然脈滑而數者는 非必有陰中蝕瘡爛故也일세라
陰中蝕瘡爛에 狼牙湯洗之하나
竊謂 此際에 內托散 補中益氣湯加金銀花連翹主之라

【狼牙湯方】 狼牙三兩

22-22. 胃氣下泄[25])하야 陰吹而正喧[26])은 此穀氣之實也니 膏髮煎導之라

解 : 奈何謂之胃氣下泄乎며 奈何謂之穀氣之實乎아
或曰 "胃氣下泄은 謂失氣也오
陰吹而正喧은 謂肛門失氣하야 因及於前陰也며
穀氣之實은 謂消化力之充實也"[27])라 하고

25) 胃氣下泄 : 徐彬 『金匱要略論注』 下泄者 氣從陰門而泄出 故曰陰吹 (下泄은 氣가 陰門을 따라 나가는 것이니 陰吹라 한다.)

26) 陰吹而正喧 : 前陰에서 가스가 排出되는소리가 대단히 떠들썩하다는 뜻이다.

27) 大塚經節의 견해

譯 : 소음맥이 滑하면서 數한 것은 음부에 瘡이 생겼기 때문이니,

음부가 헐고 짓무른 것은 狼牙湯으로 씻는다.

解 : 陰部에 瘡이 생기는 것은 문진이나 시진을 하면 비록 평범한 의사라도 보고 알 수 있는 증상인데 하필 볼 수 있는 증상을 취하지 않고 경험하기 어려운 맥상을 취한 것인가? 옳지 못한 이유는 다른 것이 아니다. 음부가 헐고 짓무른 경우는 대체로 맥이 滑하면서 數하지만 맥이 滑하면서 數하다고 반드시 음부가 헐고 짓무른 것이 아니기 때문이다. 陰部가 헐고 짓무른 것은 狼牙湯으로 씻어주지만 개인적으로 이 경우에 內托散이나 補中益氣湯加金銀花連翹로 치료한다.

譯 : 胃氣가 下泄하여 陰部로 가스가 배출되는 소리가 끊이지 않고 나는 것은

穀氣가 實하기 때문이니 膏髮煎으로 통하게 한다.

解 : 무엇을 일러 胃氣가 下泄한 것이라 하며, 무엇을 일러 穀氣가 實한 것이라 하는가? 혹자는 "胃氣下泄은 방귀 뀌는 것이라 하고 陰吹가 생겨 소리가 끊이지 않는 것은 항문에서 방귀가 前陰까지 미치는 것이며 穀氣의 實은 소화력이 충실한 것이다."고 하고

或曰 "穀氣之實은 謂胃氣實而腎氣虛也"[28]라하나

不據病勢而觀之일세 故皆不得本意라

夫穀氣實者는 與胃家實과 同類也니 條文之意 非他라

大便不通에 腸胃燥氣가 不得外越 而汗出[29]하면

則或迫於胃口 而噫氣어나 或壓於下竅 而陰吹하니

此所謂Balloon effect라

解條文之意라가 得腹壓之理者는 吾醫에 思過半矣라

此際 方意는 實在大便不通하고 不在陰吹而正喧이나

微意 只在此一句일세 故特書之라

但大承氣湯主之라도 可也어늘 何必主之膏髮煎가

吾聞之하니 膏髮煎은 潤腸消瘀하야

治黃疸 小腹急 大便秘結이라하나不敢自信하야 願待高見호라

---

28) 『醫宗金鑑』의 주해

29) 5편 5조문을 참고하기 바란다.

혹자는 "穀氣의 實은 胃氣가 實한 반면에 腎氣가 虛한 것이다."고 하였으나 病勢를 근거하지 않고 논했기 때문에 모두 본의를 이해하지 못했다.

穀氣實은 胃家實과 같은 종류로 조문의 뜻은 다른 것이 아니다.
大便不通으로 腸胃의 燥氣(gas)가 피부로 發越하여 땀으로 배설 되지 않으면 혹 胃口로 압박하여 트림하거나 혹 下竅(前後陰部)로 압박하여 gas가 배출되는 소리가 끊이지 않기 마련이니 이것을 풍선효과라고 한다.

조문의 뜻을 해석하면서 腹壓의 이치를 이해한 사람은 우리 의학에 반 이상은 넘어섰다고 볼 수 있다. 이 경우 方意는 실로 大便不通에 있고 陰吹正喧에 있지 않지만 깊은 의미가 이 一句에 담겨있기 때문에 특별히 기술한 것이다.
다만 大承氣湯으로 치료해도 되는데 하필 膏髮煎으로 치료했는가?
듣기로는 膏髮煎은 潤腸消瘀하여 黃疸 小腹急 大便秘結을 치료한다고 하나 감히 자신할 수 없어 여러분의 좋은 의견을 기다린다.

雜療方第二十三, 禽獸魚蟲禁忌幷治第二十四, 果實菜穀禁忌幷治第二十五
이 세편은 임상에 별 관련이 없어 省略한다.

인용목록

1. 원전자료

柯琴, 傷寒來蘇集, 旋風出版社, 中華民國 62.
江贄, 通鑑節要, 學民文化社, 1989.
吉益東洞, 藥徵, 漢方醫學集成 名著出版
尾臺榕堂, 類聚方廣義, 永樂書房,
唐宋八家, 漢文大系, 學古方, 1982.
脈經, 出版科學總合硏究所, 昭和 54.
司馬遷, 史記, 漢文大系, 學古方, 1982.
四書五經, 漢文大系, 學古方, 1989.
揚雄, 揚子法言, 自由文庫, 1996.
葉橘泉, 康平本, 湖南科學技術出版社, 1986年 5月.
吳謙, 醫宗金鑑, 中國醫學大系, 圖書出版 鼎談, 영인본, 1987.
莊子, 漢文大系, 學古方, 1982.
張仲景, 成本 傷寒論, 大成文化社, 1993.
朱書百選, 晤晟社, 1985.
朱熹, 近思錄, 掃葉山房, 光緖 15年
許浚, 東醫寶鑑, 大成文化社, 1981.
黃帝內經, 中國醫學大系, 여강출판사, 영인본, 1987.
淮南子, 漢文大系, 學古方, 1982.
傷寒全生集 陶節菴先生著 本衛藏版.

2. 단행본

대총경절 금궤요략강화, 의방출판사, 2004.
권순종, 고방약의, 불이학회출판사, 1994.
채인식, 傷寒論譯詮, 고문사, 1985.
湯本求眞 저, 周子敍 역, 皇漢醫學, 동양종합통신교육부, 1972.
이한영, 중경서독법강해, 집문당, 2021.

3. 웹(Google에서 검색)

• 附子, 草烏, 川烏의 기원에 관한 문헌적 고찰
https://papersearch.net› google_link › fulltex

• NAVER Academic > 諸病源候論 中 注病諸候에 對한 研究
https://academic.naver.com› article

• 傷寒論 脾約證의 의미에 대한 小考
https://koreascience.kr›

• 목당(鶩溏) - 한약자원연구센터
https://herba.kr› boncho › k=목당(鶩溏)

• 장구(腸垢) - 한국한의학연구원 한약자원연구센터
https://herba.kr› boncho

• 한센병 - 나무위키 : 대문
https://namu.wiki› 한센병

• 삼부구후(三部九候) - 한약자원연구센터
https://herba.kr› boncho

• 장옹(腸癰) - 한약자원연구센터
https://herba.kr› boncho

• 호산(狐疝) - 한약자원연구센터
https://herba.kr› boncho

• 문합(文蛤)의 기원에 관한 고찰
http://www.koreascience.kr› article › JAKO2019

• 『金匱要略』什 黃疸 研究 - Korea Science
http://www.koreascience.or.kr› article › JAKO20...

• 黃帝內經 에 나타난 脾臟의 기능에 대한 考察
https://koreascience.kr› JAKO201525550548465
http://www.hantopic.com/kjopp/2201/4.pdf

『금궤요략』 강해 후기

지난 20여 년간 글을 읽었고 그 후 20여 년간 글을 써왔다. 그 시간은 자신의 정체성을 찾는 시간이면서 학술을 성찰하는 시간이기도 했다.

여기에 오기까지 많은 고통과 번민을 피할 수 없었지만 출판과 함께 꿈처럼 사라졌다.

宋代(송대) 司馬光(사마광)은 학자들과 資治通鑑(자치통감)을 저술하고 나서 吾 平生精力 盡在此書(오 평생정력 진재차서) "내 평생 정력이 모두 이 책에 있다."고 술회했다. 『중경서독법』 『중경서조문강해』 『금궤요략강해』를 쓰는 동안 이 말에 부끄러움을 느끼지 않으려고 많은 노력을 했다.

의학은 나날이 발전하는 영역이므로 개인이 아무리 정성을 다해도 비판은 따르기 마련이다. 부족한 많은 부분을 또 누군가가 채워주면서 옛 껍질을 벗고 새로운 면모로 거듭나기를 기대한다.

젊은 시절 아무런 대가 없이 漢文學(한문학)을 인도해 주신 晩翠(만취) 魏啓道(위계도) 선생님과 韓醫學(한의학)의 통찰력을 일깨워 주신 宋德善(송덕선) 선생님께 깊은 존경을 올리며, 항상 고비마다 도움과 방향을 제시해준 동료 서광진 원장님, 교정과 질책을 아끼지 않았던 후배 허기회, 방철호, 이병철 원장님께 감사를 드린다.

2023년 8월 이한영

처방 색인